国家出版基金项目
NATIONAL PUBLICATION FOUNDATION

“十三五”国家重点出版物出版规划项目
矿山医学系列丛书

矿山职业流行病学

OCCUPATIONAL EPIDEMIOLOGY IN THE MINING INDUSTRY

国家出版基金项目
NATIONAL PUBLICATION FOUNDATION

“十三五”国家重点出版物出版规划项目
矿山医学系列丛书

矿山职业流行病学

OCCUPATIONAL EPIDEMIOLOGY IN THE MINING INDUSTRY

丛书主编　袁聚祥
分册主编　李小明　武建辉
分册主审　袁聚祥　徐应军
分册副主编　范红敏　王国立
分册编委　（按姓名汉语拼音排序）
陈银苹（华北理工大学公共卫生学院）
范红敏（华北理工大学公共卫生学院）
胡　泊（华北理工大学公共卫生学院）
李小明（华北理工大学公共卫生学院）
王国立（华北理工大学经济学院）
武建辉（华北理工大学公共卫生学院）
肖永红（华北理工大学公共卫生学院）
徐应军（华北理工大学公共卫生学院）
许向辉（华北理工大学校医院）
尹素凤（华北理工大学公共卫生学院）
于立群（华北理工大学公共卫生学院）
袁聚祥（华北理工大学公共卫生学院）
张天哲（华北理工大学公共卫生学院）

北京大学医学出版社

KUANGSHAN ZHIYE LIUXINGBINGXUE

图书在版编目（CIP）数据

矿山职业流行病学 / 李小明，武建辉主编. —北京：北京大学医学出版社，2021. 12
（矿山医学系列丛书 / 袁聚祥主编）
ISBN 978-7-5659-2528-3

Ⅰ. ①矿… Ⅱ. ①李… ②武… Ⅲ. ①矿工 - 职业病 - 研究 Ⅳ. ① R135

中国版本图书馆 CIP 数据核字（2021）第 248358 号

矿山职业流行病学

主　　编：李小明　武建辉
出版发行：北京大学医学出版社
地　　址：（100191）北京市海淀区学院路38号　北京大学医学部院内
电　　话：发行部 010-82802230；图书邮购 010-82802495
网　　址：http://www.pumpress.com.cn
E-mail：booksale@bjmu.edu.cn
印　　刷：北京金康利印刷有限公司
经　　销：新华书店
策划编辑：许　立　陈　奋
责任编辑：袁朝阳　**责任校对**：靳新强　**责任印制**：李　啸
开　　本：889 mm × 1194 mm　1/16　**印张**：18.75　**字数**：500 千字
版　　次：2021 年 12 月第 1 版　2021 年 12 月第 1 次印刷
书　　号：ISBN 978-7-5659-2528-3
定　　价：180.00 元

矿山医学系列丛书
编审委员会

丛书主编简介

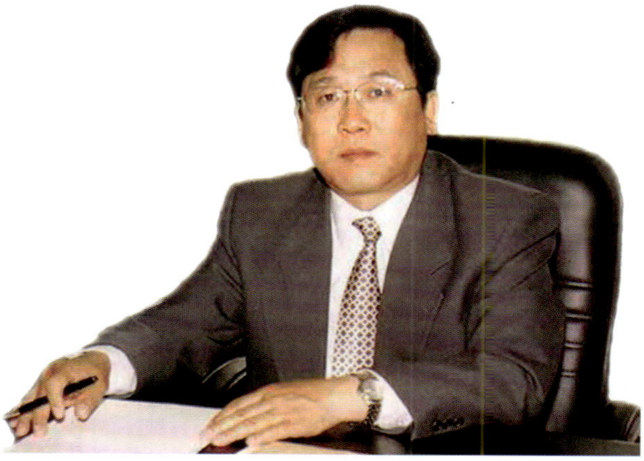

袁聚祥，曾任华北煤炭医学院院长，华北理工大学校长、党委副书记。现任华北理工大学公共卫生学院教授，华北理工大学和中国医科大学博士生导师。享受国务院政府特殊津贴专家，原煤炭部部级专业技术拔尖人才，河北省省管优秀专家，匈牙利佩奇大学名誉教授。任中华预防医学会煤炭系统分会主任委员，中国煤炭教育协会副理事长，河北省健康管理学会副主任委员。

长期从事公共卫生与预防医学领域科学研究、人才培养和社会服务工作。已培养硕士研究生 156 名，博士研究生 12 名。发表论文 170 篇，其中被 SCI 收录 36 篇。主编国家规划教材 3 部，出版专著 5 部，承担国家级项目、行业项目和地方项目 20 余项，获得各级科技进步奖 10 余项。

主要研究方向为职业流行病学，包括对煤矿工人健康危害严重的职业病和工作有关疾病的防治工作。首次提出了尘肺流行病学的概念，创建了尘肺流行病学学科，培养了第一批尘肺流行病学专业硕士研究生。在此基础上，针对行业和地方的需要，对钢铁、煤炭和石油行业的职业病和工作有关疾病进行了职业流行病学研究，出版了我国第一部煤矿职业流行病学专著，为我国煤炭等行业制定职业病防治策略，预防职业病的发生，延缓职业病患者的病情，保护工人健康提供了可靠的科学依据和一手资料。

分册主编简介

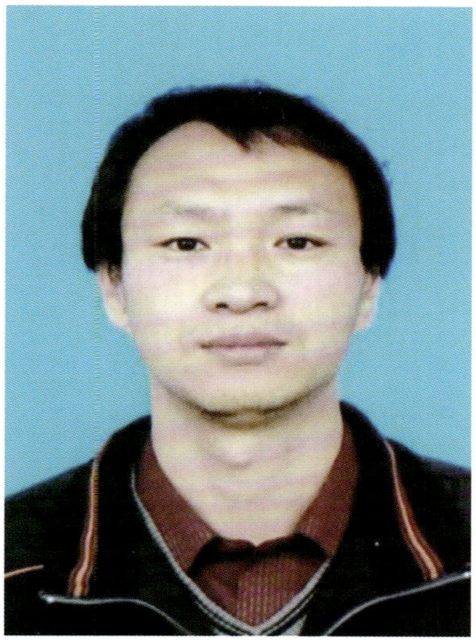

李小明，医学博士，华北理工大学公共卫生学院副教授。中华预防医学会煤炭系统分会委员兼秘书长。长期从事职业卫生与职业医学的教学与科研工作，主要研究方向为职业流行病学、职业心理健康学。先后承担和参与国家级科研课题 3 项，省级科研课题 5 项，其他各级科研课题 10 余项；获省级科技进步奖 1 项，市厅级科技进步奖 2 项；发表核心期刊论文 20 余篇，其中 SCI 收录 3 篇；参编专著 2 部。

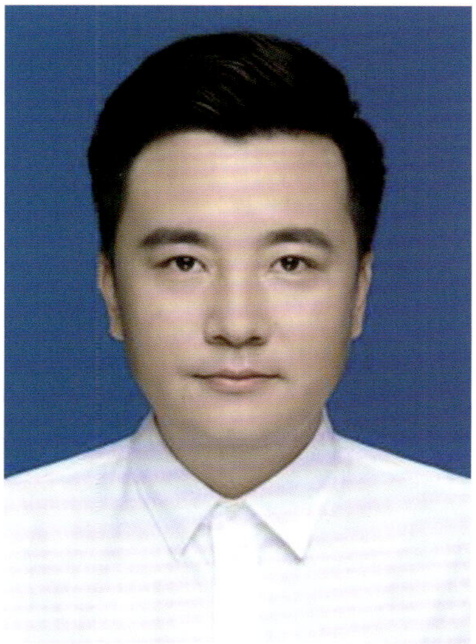

武建辉，医学博士，华北理工大学公共卫生学院教授，硕士研究生导师。中华预防医学会煤炭系统分会秘书，河北省现场统计学会常务理事。长期从事流行病与卫生统计学的教学与科研工作，主要研究方向为职业流行病学、健康数据挖掘等。先后主持和参与国家级项目 3 项，省级项目 7 项；获省级科技进步奖 1 项，市厅级科技进步奖 10 项；发表核心期刊论文 80 余篇，其中 SCI 收录 10 篇；参编专著 2 部。

丛书序

从中华人民共和国成立后组建的中国煤炭工业部，到现在的国家矿山安全监察局，都充分体现了党中央国务院一直以来对矿山安全生产、矿工职业病防治和矿山创伤救治的高度重视。1963 年在原有的开滦高级护士学校、阜新卫生学校、唐山卫生学校基础上合并成立了本科类的唐山煤矿医学院，并于 1984 年更名为华北煤炭医学院，这是专门服务于煤炭行业的高等医学院校。随着国家体制改革的进行——中国煤炭工业部的撤销以及原国家安全生产监督管理总局的建立，华北煤炭医学院也实行了省部共建，以地方管理为主的模式，隶属河北省。2010 年 5 月，经教育部批准，华北煤炭医学院与河北理工大学合并组建了河北联合大学，并于 2015 年 2 月更名为华北理工大学。不管体制如何变化，我们始终担负着矿工职业病防治和矿山创伤救治的培训和科研任务。为此，原国家安全生产监督管理总局与河北省人民政府专门签署了省部共建协议书，明确了省部共建人才培养、科学研究、智力支撑和服务行业的协议内容。

50 多年来，华北理工大学在矿工职业病防治和矿山创伤救治教学、科研方面取得了世界领先且具有中国特色的成绩，为煤矿的安全生产做出了巨大的贡献，曾经出版过《煤矿创伤学》《实用矿山医疗救护》《瓦斯爆炸伤害学》《脑外伤新概念》《煤工尘肺病理图谱》《煤矿职业危害预防控制指南》等专著，都是针对我国作为煤炭生产和消费大国、矿山安全和健康形势严峻的特点而编著的。

为了适应我国职业卫生与安全工作的需要，提高我国职业卫生与安全水平，创造生产安全、对矿工健康有利的环境，创建我国职业卫生与安全的医学防治体系，普及科学知识，在北京大学医学出版社领导的支持下，华北理工大学组织多个专业的医学专家和学者编写了这套“矿山医学系列丛书”，并成功申请到国家出版基金的资助。

本丛书共分 3 卷 14 册：第一卷为“矿山基础医学”，包括《矿山创伤基础医学》《矿山尘肺基础医学》《矿山职业病基础医学》和《煤工尘肺病理学》；第二卷为“矿山临床医学”，包括《矿山创伤应急救援与医疗技术》《实用矿山创伤医疗救治》《实用瓦斯爆炸伤害救治》《矿山创伤心理救援》《矿山救援与自救互救》；第三卷为“矿山公共卫生学”，包括《矿山职业流行病学》《矿山化学中毒》《矿山企业健康教育与健康促进》《矿山职业病危害预防与控制》《矿工营养健康指南》。

为了编写好本套丛书，我们专门成立了丛书编审委员会，在统一风格的基础上，各司其职，创新性地完成编写任务。另外，我们还邀请原国家安全生产监督管理总局副局长杨元元、原中国煤炭工业协会副会长赵岸青等担任顾问；邀请程爱国、李世波教授等知名专家审稿，以保证丛书质量，在此一并表示衷心感谢！

此套丛书系国内首创，虽然已针对丛书的理论体系、章节内容、涵盖范围进行了多次讨论，广泛征求各位专家的意见，但由于作者的水平有限，仍感不能完全充分满足国家职业卫生与安全形势发展的需要，有不当之处，敬请斧正！

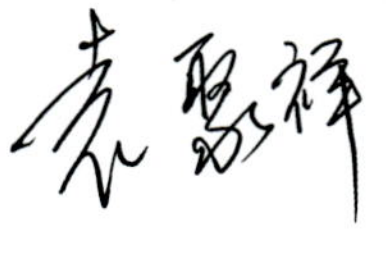

2020 年 10 月于唐山

前　言

《矿山职业流行病学》是“矿山医学系列丛书”中的一个分册，也是侧重介绍方法学的一册。《矿山职业流行病学》是在应用流行病学原理和方法解决矿山行业从业人员职业卫生和职业医学问题的过程中所形成或应用的方法或技术。矿山行业职业卫生问题既具有普遍性，又有其行业特殊性，故《矿山职业流行病学》既是《职业流行病学》的一部分，又具有自身的特殊性。

本书的编写目的是为了更好地推广和介绍近年来预防医学和公共卫生领域的发展，特别是职业流行病学领域发展的新理论与新技术，有助于从事矿山行业职业卫生工作的学者在实践工作中理论联系实际，促进行业劳动者的健康；同时也为拟从事该领域研究的工作者提供参考和借鉴。

参与本书编写的人员均为从事矿山行业预防医学工作的专家学者。本书共十六章：第一章为绪论，概括了全书的主要内容及现在该研究领域所面临的问题和展望；第二章至第七章详细介绍了矿山职业流行病学研究程序、方法、常用指标和数据资料收集整理方法；第八章至第十章主要介绍了数据资料的分析方法和统计推断，并介绍了矿山职业病的预测方法和循证医学的主要方法与应用；第十一章至第十五章介绍了目前矿山行业存在的职业病和主要职业卫生问题的研究进展、面临的困难和研究展望，本部分特别加入了矿山行业职业心理健康相关问题的现状与研究方法等内容；第十六章详细介绍了研究论文的撰写方法，以期促进研究成果的展示和研究者间的交流。

本书的编写工作得到国家出版基金的大力支持，北京大学医学出版社在稿件编排、编辑审阅等方面做了大量细致的工作，谨致以衷心的感谢。本书全体编委尽心尽力，通力合作，力图使本书内容全面，力争为本行业职业卫生工作者提供新视角、新方向。限于编者水平有限，不足之处在所难免，恳请广大读者批评指正。

主编

2021 年 8 月

目 录

第一章

绪　论

职业流行病学是用流行病学的基本原理与方法研究职业人群职业病及职业相关疾病的分布，分析影响分布的因素，探讨暴露与疾病或健康之间的关系，从而制订防治对策，并对其效果进行评价的一门学科。职业流行病学是预防医学工作者在对职业人群的健康与疾病研究过程中逐渐发展而来的。矿山作业人员因工作的自然环境和生产环境、职业性有害因素的独特暴露方式和种类，进而造成不同的职业健康损害，因此针对这一人群开展职业流行病学研究是十分必要的。

第一节　矿山职业流行病学的发展

一、流行病学发展简史

流行病学（epidemiology）是人类在与疾病的长期斗争中不断形成的一门独立学科，是预防医学的主干课程。流行病学在形成和发展过程中始终把对人群生命和健康危害最大的疾病作为主要目标。历史上，传染性疾病曾经是人类生命的头号杀手，因此，早期的流行病学主要研究传染性疾病的流行规律和预防控制措施，为人类消灭和控制传染性疾病做出了不可磨灭的贡献。之后的近一百年，随着疾病谱的变化，非传染性疾病对人类生命和健康的威胁越来越大，如心血管疾病、肿瘤和糖尿病等已成为主要死因。流行病学又在这些疾病的预防与控制中发挥着不可替代的作用，被大家公认为是现代医学的重要基础学科。

流行病学也是人类在与疾病斗争的漫长岁月中，随着社会的进步和发展而逐渐发展起来的一门学科。它是在对疾病的观察、认识到实践，最后形成理论，进而探寻其规律并采取相应的措施方法予以改进，促进健康的过程中逐步发展完善的。与其他学科的发展一样，从发展历程看，流行病学可以分为萌芽期、形成期和发展期三个阶段。学科的萌芽期经历了自人类有文明史以来直到18世纪一个漫长的历史时期。该时期解决了一个重要的认识论问题，即疾病的发生不是由“神”来决定，而是与人类生存的自然环境和社会环境有关。在此时期，人类对传染病有了一定的认知，初步认识到了“疫”的流行性，在研究死亡规律和死亡分布过程中引用了统计学的相关知识。学科形成期是从18世纪到20世纪30年代，经历了近200年。此时期工业革命发生，资本主义社会出现并迅速发展，人们开始聚居于城市，人口密集度加大，为传染病的大面积流行提供了可能。尤其在19世纪中叶，以认识霍乱的传播方式为标志，流行病学取得了长足的进步。在研究传染病的发生、发展和控制实践中，流行病学学科开始形成。因此，这个时期的流行病学以研究传染性疾病的人群现象为主，形成了基本理论框架，认识到传染性疾病流行过程的三个环节，同时解决了传染性疾病研究的方法学问题。学科发展期大约从20世纪40年代至今。这个时期流行病学的研究领域不断扩大，理论体系和研究方法日臻完善。流行病学是研究疾病和健康状况人群现象的学科，任何影响人群生命和健康状况的问题都应纳入流行病学的研究领域。

流行病学在人群重大公共卫生问题，疾病的预防、控制和干预方面发挥了巨大的作用，而且越来越受到医学界的广泛关注。20世纪以来全球公共卫生十大成就的取得，无一不与流行病学的发展和作用有关。因此，流行病学的研究领域已经不单单局限于人群中疾病的预防控制和健康促进，还涉及几乎所有的重大公共卫生问题，涉及医学各个学科，也涉及医学边缘学科乃至非医学学科。学习流行病学不但要掌握其基本原理和研究方法，还要注意人文和哲学的思考。流行病学是一门相对较新的学科，总是从群体的观念看待疾病或健康问题。人们对流行病研究方法发展的关注较多，而对在公共卫生和保健方面如何有效使用流行病学的原则关注不够。

任何学科都是适应社会发展的需要应运而生，同时也离不开社会实践得以充实和提高，从实践到理论，再从理论到实践，遵循总结、升华、实践、再总结、再升华、再实践的螺旋式发展和提高的轨迹。学科萌芽期，还没有形成完整认识疾病的理论体系，只是对实践的星星点点、支离破碎的总结和描述。因此，难免有对疾病预防和控制认识的片面性。学科形成期，各国学者在与疾病的斗争过程中，不但注意到疾病发生的事实和规律，更重要的是思考疾病在人群中发生的原因。在快速发展期，流行病学已经注意到学科之间的联系，疾病病因的复杂性已经不仅限于医学学科，各国学者都在有意识地使用其他学科的方法来预防和控制疾病。学科成熟期的重要标志是流行病学已经形成描述、分析、实验等一整套理论体系，并且有相应的研究方法。

二、流行病学的定义

自从20世纪上半叶各国学者提出流行病学的定义以来，随着流行病学研究任务的变化，其定义几经修改。目前，在最新版预防医学专业教材《流行病学》中被大多数学者所接受的定义是：“流行病学是研究人群中疾病与健康状况的分布及其影响因素，并研究防治疾病及促进健康的策略和措施的科学。”流行病学的定义虽然简单，却内涵丰富。其研究内容已经从最初的传染病为主，扩大到全面的疾病与健康状态，包括疾病、伤害和健康三个层次。研究任务包括揭示现象、找出原因和提供措施三个阶段。其中，揭示现象即揭示流行或分布的现象，找出原因为从分析现象入手找出流行或分布规律和原因；提供措施即合理利用前两个阶段，找出预防或控制的策略与措施。研究方法包括观察法、实验法和数理法三大基本方法。流行病学是一门应用学科，也是一门方法学，其内涵包括原理、方法和应用三个要素。

三、职业流行病学的形成与发展

英国从1801年开始进行人口普查，到1851年第六次人口普查时，开始对职业进行系统登记。

20世纪下半叶，国外学者开始了职业因素与肿瘤的研究，如Seltser（1965）对1915—1958年死亡的3521名放射科医生应用队列研究调查白血病的发病情况，发现放射科医生白血病的死亡率是五官科的2.52倍。同时期，国内学者开始职业中毒和矽肺的横断面调查。

1970年前后，职业流行病学兴起。20世纪70年代中期，职业流行病学已成为美国一所公共卫生学院的进修课程，欧美的一些职业卫生专业机构开办了一些短期培训班，随后职业流行病学的相关专著出版。

1981年，第一届国际职业流行病学学术讨论会在芬兰赫尔辛基召开，标志着职业流行病学已经成为一门成熟的学科。

20世纪70年代后期，国内学者开始系统地运用流行病学方法进行调查研究，如8种职业性肿瘤回顾性死亡率调查。20世纪80年代，我国职业流行病学学科获得更大发展，如举办职业流行病学培训班，有些学者先后翻译或编写了一些相关书籍。1986年，国内开始培养职业流行病学硕士研究生。为了推广与普及职业流行病学的理论与方法，1989年中华预防医学会成立了职业流行病学学组。1992年，国内第一部《职业流行病学》（陈镜琼主编．北京：人民卫生出版社，1993.）专著出版。

四、矿山职业流行病学的发展

矿山职业流行病学是随着职业流行病学的兴起而逐渐发展起来的。在国内职业流行病学发展初期，原华北煤炭医学院（现华北理工大学）等大学和研究机构在国内率先开展了以煤矿职业危害为主的流行病学研究工作，在此过程中形成了一系列的研究理论和方法，为国内职业流行病学的发展奠定了基础，也是最早的矿山职业流行病学研究。

就研究范围而言，早期的矿山职业流行病学研究主要集中在煤矿及一些能够引起尘肺病发生的金属矿山。20世纪90年代及21世纪初矿山职业流行病学研究逐渐增加，出现了锡矿、石膏矿等有色金属和非金属矿山职业病及工作有关疾病的职业流行病学研究。

从研究内容来看，针对矿山作业人员的职业流行病学研究最初主要集中在尘肺病的分布及规律，随着学科的发展，逐渐扩展到职业中毒、职业伤害等职业有关疾病。目前的研究除探讨各种职业病以外，工作有关疾病和职业心理健康相关疾病的发生发展及预防控制也是职业流行病学的主要研究内容，如慢性病等与矿山作业人员工作环境的关系，以及健康促进、健康干预等。

第二节 矿山职业流行病学在职业卫生工作中的作用

目前，开展矿山职业流行病学研究，主要表现在职业卫生工作的以下几方面：探索病因，矿山职业人群的健康监护，其中包括职业人群的健康检查、职业人群中高危人群的调查和保护、职业接触及其有关疾病的监护、职业病及工作有关疾病的筛查，厂矿卫生学评价，预防措施效果评价，确定正常值和容许接触水平及其他方面。

一、探索病因

探索病因是职业流行病学应用的核心。一种疾病在职业人群中出现和流行往往是致病因素（即真实的原因）与辅助因素（必备的条件）二者综合作用的结果。有些肿瘤只在某些职业人群中发现，原因是职业人群有一般人群不具备的特定职业危险因素暴露，即致癌因素。同时，我们也发现职业肿瘤也并非所有暴露人群都发生，即使是同样的暴露时间和同样的暴露剂量，即有些人同时存在辅助因素，而有些人不具备。只有同时具备职业危害因素和辅助因素，才可能有职业肿瘤的发生。

1. 流行病学在职业病和职业性致癌因子方面的探索 目前已知的职业性致癌因子中，绝大多数都是先由流行病学调查发现的，而后又由流行病学研究证实。例如，CaSe RAM（1954 年）收集了 21 个英国化工厂雇用的工人名单，按工人是否接触 β- 萘胺、α- 萘胺、联苯胺、苯胺或其他染料中间体分组，再调查这些工人的膀胱癌死亡率，并与其他工作人员的膀胱癌死亡率进行比较，发现了联苯胺和 β- 萘胺的致癌性。

氯乙烯在工业上已有数十年的应用历史，当初曾认为其毒性很低，危害不大，20 世纪 60 年代有报道认为一些肢端溶骨症与清洗氯乙烯聚合釜的作业有关；20 世纪 70 年代初，有学者通过动物实验发现氯乙烯有致癌性，不久在接触氯乙烯的工人中发现肝血管肉瘤，随后经大规模流行病学调查才证实氯乙烯为对人致癌物。

2. 其他职业性有害因素的病因探索 包括工业外伤、工业缺勤（absenteeism）、因工作引起的亚临床改变及社会心理改变、职业性疲劳（occupational fatigue）和工作有关疾病（work related diseases）。近年来，由于积极开展职业中毒预防工作，典型的职业中毒症状愈来愈少见，因此研究职业因素的危害作用只有转向亚临床、潜在的慢性影响、子代影响以及慢性病和癌症等，这些都是非特异性的，常常受多种因素作用的影响，要找出其中的因果关系，只有流行病学方法才适用。

二、职业人群的健康监护

实际上健康监护就是应用流行病学方法有计划地在厂矿健康普查基础上建立职业健康监护的内容、对象、步骤。监护可在一个厂、一个行业，也可在一个地区或几个部门进行。若范围太大亦可抽样进行。从一个阶段某一职业人群的监护数据分析所得到的信息就相当于一次前瞻性队列研究。

健康监护的范围包括增进健康和防治疾病两个方面。早在 1950 年，世界卫生组织和国际劳工组织联合委员会就把增进健康和健全列为职业卫生的目标之一，认为精神健全与否是当今工业化时代人类最重要的问题之一，而心理障碍、旷工、酗酒、工作不安心、不满情绪和社会骚乱等均系精神不健全的表现。

目前限于经济条件，对职业人群的健康监护多侧重在疾病方面。内容主要包括了解职业性病伤、死亡在人群中的发生和发展、分布和消长以及动态趋势等，通过各种检测手段掌握工人健康状况，以便采取措施对职业人群中可能存在的健康危害早发现、早诊断、早治疗，即“三早”。

1. 职业人群的健康检查 可定期进行，也可对某些重点人群按不同要求进行，如 45 岁以上中年人、接尘工人或阳性率较高的人群。

职业人群的健康检查目的是找出易患某种疾病的人（如冠心病、心血管疾病等）；找出某些慢性病或可以矫治的疾病（如缺铁性贫血、高血压、糖尿病等）；找出有就业禁忌证的人（如过敏、慢性支气管炎等）；了解人群中各种不良卫生习惯和行为的现象，以便采取相应的预防措施，或将有健康问题的人调到较安全的工作岗位。

2. 职业人群中高危人群的调查和保护 某些人在接触某些职业因素时，由于本身内在或外在因素的作用，出现的反应比一般人强，这些敏感性强的人称之为高危险人群（population at high risk）。

正常人与高危人群对外界有害因素的反应均随作用强度加大而增加，但二者反应的速度与严重程度不同。要检出职业人群中这一部分敏感的个体，要估计哪些危害因素对什么人出现过敏，其百分比是多少，分布的特点是什么，就必须用流行病学方法进行调查。

3. 职业接触（或称暴露）及其有关疾病的监护 通常用描述流行病学来探索可能的职业危害。如某车间职业人群中某种疾病突然增加，则提示该车间可能有某种危害职业因素存在。主要应调查：①作业环境空气中有毒物质含量以及人群体内有毒物质或其代谢产物等；②与职业接触有关的疾病发生情况，选择有效的观察指标，对接触具有远期效应的职业危害因素的人群，应跟踪追查，做好记录，然后根据所获取资料进行统计分析，评估职业危害因素的危险度。

4. 疾病筛检 这是职业人群健康监护的一种方法，目的是早期发现某些可疑慢性职业病或职业多发疾以及危害因素，以便进一步诊断，及早采取防治措施。如对女性子宫颈细胞学检查以求早期发现宫颈癌，或对厂矿接尘工人摄胸片确定是否有矽肺等。

三、厂矿卫生工作评价

厂矿卫生工作涉及职业卫生管理和卫生服务两个方面。卫生管理通常包括计划、组织指导、资源（人力、财力、技术）分配和使用等方面工作；卫生服务内容包括服务目标、布局、服务制度、质量以及防治效果等。具体包括以下内容。

1．提供群体健康效应的动态变化资料，如哪些疾病的危害上升（即超常出现）、哪些疾病在下降。

2．提供厂矿职业人群的人口统计学特征及各类职业人群的健康状况信息，如伤亡事故出现率、发病率、死亡率、患病率，人群健康素质、残疾情况以及需要职业监护的对象等。

3．提供影响职业人群健康的危险因素及其危险大小、人群中接触的比例造成的损失。

4．提供厂矿的卫生设施服务效益以及职业因素监测、人群健康监测信息或存在的其他问题。

四、预防措施效果评价

采用现场实验流行病学方法研究某项预防措施的效果。通常是对采用和未采用该预防措施的人群或对该预防措施前后的职业接触指标或疾病发生率、死亡率或卫生状况等变化进行比较来评价。

由于现场实验流行病学不易按随机化方法建立实验组和对照组，所以这类研究多采用“准实验”方法，也就是指有处理、有测定指标和实验单位，但不必用随机化建立各对比组的干预实验研究。

五、确定正常值和容许接触水平

确定一种物质的容许接触水平，世界卫生组织目前采取的是“二步法”政策。第一步，先订出一个国际上公认的以健康为目标的职业接触限值，此限值主要以科学资料为依据；第二步，各国政府根据自己的条件再订出一个执行的限值，提出各国的卫生标准。这是因为各个国家具有不同气候条件、民族特点、生活饮食习惯，必须用流行病学方法较详细地研究患病率、疾病的严重程度与接触职业因素强度间的关系，并推断出本国的容许接触水平。

六、其他方面的应用

1．职业流行病学尚可用于全国范围或者某个系统的职业病发病率和死亡率统计。

2．职业伤害鉴定。

3．确定两种现象之间的接触 - 反应关系。

4．用以建立工人健康损害的劳保赔偿政策与法规以及行政管理措施等。

5．建立有关工业卫生的法规。

第三节　矿山职业流行病学研究的内容

一、研究内容

主要包括两个方面：有害因素的暴露水平和职业人群的健康状况。此外，研究中对照人群的相关资料也是不可缺少的，如人口统计资料等。

资料的收集主要围绕以下两个方面开展。

1．职业暴露的观测与估计

（1）工人的职业史，以厂矿的工种记录或人事档案资料为准。

（2）环境浓度，主要是通过查阅与整理历史上的常规监测资记录。除用平均浓度或几何浓度外，对一时性超高浓度也应注意。

（3）生物学或化学的检测。

2．职业人群健康效应资料收集　收集职业健康体检（上岗时，在岗期间，离岗前的体检）、健康筛查、医疗记录、职业病诊断、赔偿记录，也可通过编制调查问卷进行询问调查收集。职业病诊断须符合国家法律规定的诊断方法。

二、职业暴露的基本概念

暴露水平是通过对作业环境中有害因素时空的实测结果进行分析计算求出的平均值。暴露评定的主要目的是估测社会总体人群或不同亚群暴露于该有害因素的程度或可能程度，为危险度评定提供可靠的暴露数据和暴露情况。

有害因素对健康损害的程度与有害因素性质、接触浓度、接触时间和个体差异有关。

三、研究中常用的观测指标

1．职业性有害因素暴露指标　如某岗位工作环境中粉尘浓度、CO 浓度。某劳动者个体噪声暴露量、累积暴露量。

2．职业特征指标　如劳动强度、轮班、夜光暴露、工作时长、工种、工龄等。

3．机体健康状态相关指标　如血、尿生化、检验结果、心电图、超声、骨密度、X 线等。

4．与健康相关，反映健康损害的指标　如肝功能、血铅、职业病诊断和分级高血压、糖尿病等慢性病。

5．治疗与康复相关指标　如治愈时间、关节活动范围等。

第四节 矿山职业流行病学的研究方法

一、研究方法

职业流行病学研究使用的方法如图 1-1 所示，最常用的有疾病的筛检和普查、患病率调查、发病检测，属于描述性研究。在分析性研究中，常用病例对照研究探索某种职业暴露是否与某种疾病有关。队列研究可以是出生队列，也可以是暴露队列。因暴露队列在确定职业暴露与疾病的关系时，可以克服年龄的混杂影响，因而应用比出生队列广泛。实验研究中应用比较广泛的是干预实验，给暴露组使用某种干预措施，与对照比较，观察干预措施的效果；也可以观察暴露组不同干预措施的效果，与未暴露组比较。

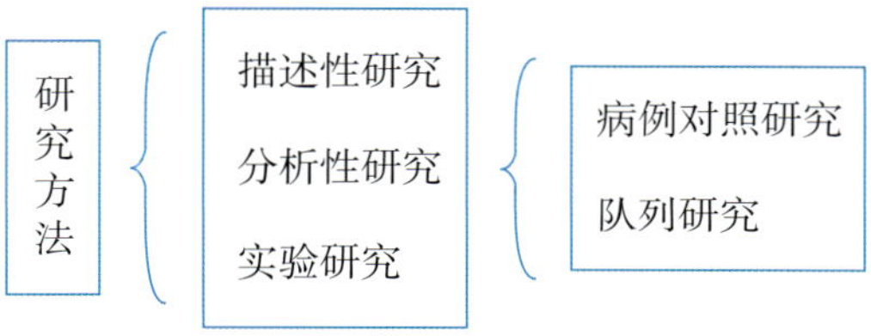

图 1-1 职业流行病学常用研究方法示意图

矿山职业流行病学研究方法原理同流行病学研究的基本原理一致。流行病学基本原理是群体中某种疾病或健康状况发生的概率是否高于理论概率。流行病学的思维逻辑是首先“描述”疾病或健康状况的“分布”情况，进而提出问题，建立研究的假设。即疾病在这些时间、这些地点和这些人群中发生的原因，如何采取干预措施使疾病不发生和少发生。流行病学的研究总是遵循提出问题、分析问题和解决问题的基本规律。理解了这些问题就可以对流行病学的研究方法有更深刻的理解。不管流行病学的研究方法如何分类都离不开这些基本原则。因此矿山职业流行病学研究方法主要有以下几种。

1. 观察性研究 流行病学研究是在人群中进行的。流行病学总是先从观察疾病或健康状况在人群中的“分布”入手。如实描述疾病或健康状况在没有人为干预情况下的实际状况；描述疾病在哪些人群发生，在什么时间发生，在什么地点发生；进而比较不同人群、不同时间和不同地点疾生发展状况的差异，找出原因，为下一步采取人为干预措施，预防和控制疾病的发生，促进人群的健康提供依据。这种研究称观察性研究（observational study），其最主要的特点是没有人为的干预，即非实验研究（non-experimental study）。观察性研究包括描述性研究（描述疾病的频率和模式）和分析性研究（研究疾病的决定因素和危险性）。观察法是流行病学研究的基本方法，常用的包括以下几种。

（1）横断面研究（cross-sectional study）：横断面研究为一个时间断面上的研究，研究对象包括确定人群中所有个体或这个人群的一个代表性样本，通常暴露信息和疾病信息同时确定，是一个时点上人群疾病与暴露情况的“快照”，如在不同时间点进行相同的研究则称为重复横断面研究。根据同时存在的暴露和疾病情况将人群分类是横断面研究方法的本质。

（2）生态学研究（ecological study）：生态学研究是描述性研究的一种类型。它是在群体的水平上研究某种因素与疾病之间的关联，以群体为观察和分析的单位，通过描述不同人群中某因素的暴露情况与疾病的频率，分析该暴露因素与疾病之间的关系。根据研究目的不同，生态学研究又分为生态比较研究（ecological comparison study）和生态趋势研究（ecological trend study）。前者是比较不同人群中某疾病或健康状况的差别，以了解其在不同人群中的分布有无异同点，找到值得进一步研究的线索。后者是指连续观察同一人群中某种疾病或健康状态的发生率或死亡率，了解其变动趋势，为卫生决策和病因学研究提供依据。生态学研究的人群组可以是学校的班级、工厂、城镇，甚至国家的整个人群。唯一的要求是要有所研究人群暴露和疾病的两类信息，借以比较各组人群中暴露与疾病是否相关，因此又叫相关性研究（correlation study）。

（3）病例对照研究（case-control study）：病例对照研究的方法是选择一定数量的某病患者为病例组，另选一定数量的非该病患者为对照组，调查病例组与对照组中某些可疑因素出现的频率并进行比较，来分析这些因素与疾病的联系。根据病例与对照的匹配方式不同，将病例对照研究分为两种类型，即病例与对照不匹配、病例与对照匹配。

病例与对照不匹配的病例对照研究中，在设计所规定的病例和对照人群中，分别抽取一定量的研究对象，一般对照数目应等于或多于病例的人数。对病例和对照不做任何限制和规定。

病例和对照匹配的病例对照研究方法中，根据匹配的方式不同，又分为成组匹配（category matching）或频数匹配（frequency matching），以及个体匹配（individual matching）两种。在个体匹配中，根据每个病例使用的对照数不同，又分为 1∶1，1∶2，1∶3，…，1∶M 病例对照研究。1∶1 匹配，即每个病例匹配 1 个相应的对照。1∶2 病例对照研究，即每个病例匹配 2 个相应的对照，以此类推，但在实际工作中，使用的对照数一般控制在 4 个以内。

由于病例对照研究特别适用于罕见疾病，而且省时、省力、省钱，便于组织和实施。不仅可应用于探讨病因，还可应用于疫苗免疫学效果评价等其他方面，所以备受流行病学学者的推崇，在流行病学研究中应用较广泛。

（4）队列研究（cohort study）：队列研究又称随访研究（follow-up study）或前瞻性研究（prospective study），是将研究对象按可疑病因因素的有无或暴露程度分为若干组，前瞻性追踪观察一定期限，比较各组某病发病率或死亡率有无明显差别，从而判断暴露因素与疾病关系的研究方法。

队列在流行病学中指有相同经历或相同状况的人群。根据队列的性质又可分为出生队列（birth cohort），即出生年代或时间相同的人群，以及暴露队列，即有共同暴露的队列，暴露队列的特点是共同暴露于某种危险因素，年龄可以不同。根据队列中的成员是否变动，又可分为固定队列（fixed cohort）和动态人群（dynamic population）。

根据队列研究的观察起点，可将队列研究分为三种类型，即前瞻性队列研究（prospective cohort

study）、回顾性队列研究（retrospective cohort study）又称历史性队列研究（historical cohort study）和双向队列研究（ambispective cohort study）。

2. 实验性研究 实验性研究（experimental study）的基本性质是研究者在一定程度上掌握着实验的条件，在控制一定条件的基础上，主动给予研究对象某种人为的干预。因此，实验性研究又称干预试验（interventional trial）。根据实验研究的对象和目的，实验研究又可以分为以下几种。

（1）临床试验（clinical trial）：临床试验是以患者为研究对象，评价某种疾病的疗法或发现某种预防疾病结局如死亡或残疾的方法。临床试验的研究对象必须是诊断为患有所研究的疾病并且诊断后很快进入研究，以便及时安排治疗。临床试验多采用随机对照试验（randomized controlled trial，RCT）设计，即必须遵循随机、对照和盲法的原则。实验对象必须采用随机分组，确保每一个研究的对象都有同等的机会被分配到实验组或对照组。设立对照组是随机对照临床试验的一个必备要素，对照包括空白对照、历史对照、安慰剂对照等。再就是盲法观察，一般采用双盲法，最大限度地克服观察偏倚。由于随机对照临床试验具备随机分组、前瞻性观察、设立对照和盲法观察的要素，是最理想和最可靠的方法，也是实验研究中要求设计最严格的方法，以及最不容易开展的研究。

（2）现场试验（field trial）：现场试验也称为人群预防试验，是以未患病的健康人或高危人群为研究对象进行干预试验。现场试验也是将研究对象随机分为两组，试验组施加干预措施，另一组不施加，观察和比较两组的干预效应。此研究中接受处理或某种预防措施的单位是个人，而不是群体或亚人群。现场试验通常比临床试验需要更多的研究对象，耗资也比较大。由于研究对象不是患者，因此必须到“现场”（工作场所、家庭或学校等）进行调查或建立研究中心并敦促研究对象去报告，这些特点增加了研究的费用。现场试验花费高限制了它只能应用于常见病和严重疾病的预防研究。

（3）社区干预和整群随机试验（community intervention and cluster randomized trial）：社区干预试验又称为以社区为基础的公共卫生试验（community-based public health trial）。社区干预和整群随机试验都是以社区为基础的现场干预试验的扩展。二者概念上的区别在于干预的单位是个人还是群组，如疫苗是给个人的，但水加氟预防龋齿则不然，后者是针对每个水源内的全体人群而不是个人。因此水加氟预防龋齿应采用社区干预试验，选择整个社区进行试验，在社区基础上指定暴露。

某些干预试验选择比社区小的研究人群更为方便。饮食干预通过家庭或生活在一个家庭的人员研究比较方便；环境干预可能影响整个办公场所、工厂或居民楼。保护性的运动设备可能必须分配给全运动队。干预人群可能是军队单位、班级、车间或任何其他人群，其成员同时暴露于该干预。用这种干预进行试验的科学基础与社区干预试验是一样的。这些试验不用通常的现场试验是因为干预分配给人群组比个人更容易。

随机地把干预分配给参加的各人群组的现场试验叫作整群随机试验。被随机的人群大小相对于整个研究人群的比例越大，可能越不容易进行随机分配。如果研究只包含两个社区，一个接受干预，另一个不接受干预，如 Newburgh- Kingston 的水加氟化物试验，不考虑接受氟化物的社区是否为随机分配，因为不管采用何种分配方法，两个社区基线特征的差别大小都是一样的，只是差别的方向不同，只要随机分配到每种干预的人群数很大，则随机化就可能使各干预组间基线特征有类似的分布。

（4）类实验（quasi-experiment，semi-experiment）：一个完整的现场研究应具备试验性研究的四个基本特点，即设立对照、随机分组、人为干预、前瞻追踪。如果一项实验研究缺少其中一个或几个特征，这种实验就称为类实验。实际工作中的类实验多指不能满足随机分配的原则时进行的实验研究，如临床上的干预试验，由于伦理和赫尔辛基宣言要求的需要，有时患者不能采用随机分组的原则，如是否手术，这时类试验可能是唯一的选择。

3. 理论性研究

（1）理论流行病学（theoretical epidemiology）：理论流行病学也称数学流行病学（mathematical epidemiology），是利用流行病学调查所得到的资料，根据疾病流行的规律和已经掌握的生物学知识，建立有关的数学模型或用电子计算机仿真，进行理论研究。

（2）方法学研究：为流行病学本身的理论与方法的研究，因为流行病学本身也需要不断地发展与完善。例如，20 世纪 70 年代之后，由于多因素研究方法的迅猛发展，流行病学需要统计学方法的支持，同时如何控制混杂因素也是必须解决的技术问题，此时分层分析和 logistic 模型便应运而生。

二、常用的统计指标

适用于研究对象数量较少、结局发生率较低的情况。在职业病流行病学研究中常用，用以衡量某疾病的死亡率是否比标准人群高，作为揭示或论证职业因素危害程度的指标。

1. 标化死亡比（standard mortality ratio，SMR） 指被研究人群实际死亡人数与以全人口死亡率计算的预期死亡人数之比。

$$SMR=\frac{\text{实际死亡人数}}{\text{预期死亡人数}}=\frac{\text{实际死亡人数}}{\text{观察人数}\times\text{全人口死亡率}}$$

其中，SMR ＞ 1，危险因素；SMR ＜ 1，保护因素；SMR = 1，无联系。

2. 标化比例死亡比（standard proportional mortality ratio，SPMR） 计算公式与 SMR 相同。以全人口中某病因死亡占全部死亡的比例来计算预期死亡人数（全人口中某病因死亡占全部死亡的比例 × 观察人群全死因死亡数）。

SMR 或 SPMR 的检验可用卡方检验。

三、职业流行病学的研究步骤

职业流行病学研究包括选题、确立研究类型、课题设计、调查质量控制系统、资料分析和总结或鉴定几个步骤。

四、职业流行病学的质量控制

质量控制包括以下三个步骤：①建立调查质量控制系统记录、报告、监督；②训练资料收集员；③资料收集的质量控制。

1. 职业流行病学研究的真实性及其质量控制 内在真实性表示研究结果本身的可靠程度，它只适用于所观察的某特定人群的特定状况，而不必外推到其他人群。

外在真实性表示结果按时间、空间和职业群体外推并具有普遍意义。普遍性需要具备一定的前提条件，即所研究的人群与外推的人群具有可比性。例如，研究结果发现某锡矿砷含量高，作业工人的肺癌发病率高，如果排除了各种干扰因素与系统误差的话，该结果具有内在真实性，如果依照上述结果推论，凡砷含量高的锡矿作业工人，其肺癌的发病率会普遍升高，则该结果具有了外推的真实性。

2. 内在真实性 在职业流行病学研究的整个过程中，由于各种因素的影响，所得结果与真实的情形常会存在差异，有时还可能出现错误的结论，这些差异主要由随机误差和偏倚引起。随机误差来源于抽样所致的变异，且不能被消除，但通过适当的研究设计可减轻其影响，而且一般能用统计学方法来解决。偏倚则是指在整个研究过程中可能出现的系统误差，它是可以避免的，虽然在许多研究中很难确定偏倚的大小和方向，但了解偏倚可以在研究中尽可能减少和避免其产生，对确保研究结果的真实性是非常必要的。

（1）内在真实性的分类

①选择的真实性：指所选择研究对象的真实程度与代表性。正确选择研究对象，即随机选择研究对象，使选入对象和非选入对象的某些特征不存在系统性差异。

②信息的真实性：是收集资料过程中，由于资料来源、收集方式和方法不同造成的。如果收集到的资料的不准确程度是对称的，则这种不准确的平行对称性资料不一定影响其真实性。但如果在某种调查中，一组调查本人，另一组调查其亲属，获得的资料准确度不一，则这种不对称又不准确的资料才影响其真实性。虽然不准确的平行对称性资料不一定影响其真实性，但影响其研究的敏感性，接触与效应的因果联系强度会因此而降低。

在病例对照研究的调查过程中，信息的真实性还易受回忆偏倚的影响，该偏倚是指两组人群在回忆过去的接触史时，其完整性与准确性存在系统误差而引起的偏倚。通常病例组由于接触有害因素而以往进行过体检，所以患者对过去的接触经历易于回忆；对照组由于对过去的接触经历未予注意从而难以回忆。

③对比的真实性：指排除混杂因子的影响后，使各组之间具有可比性。例如，在研究肺癌发病是否与砷的影响有关时，对照组除砷因素之外，其他所有因素，如吸烟、年龄分布、性别、生活环境及习惯等方面都应与接触组相似。

（2）内在真实性的控制

①选择偏倚的控制：选择偏倚应在研究的设计或调查的计划阶段就加以避免。一旦选择偏倚产生，就难以在资料处理中对其进行限制和校正。

②信息偏倚的控制：在病例对照研究的调查中，为了避免两组人群对过去的回忆不一致而产生回忆偏倚，在临床的病例对照研究中，对照组选自同一医院患其他类型疾病的患者，而不以健康人作为对照，以确保两组人员对过去的接触经历有相同的回忆能力。在职业卫生的病例对照研究中，常不以患其他疾病的人作为对照，而以可比的健康工人作为对照，因这样可排除选用其他疾病作为对照而引起的干扰。

研究者在研究过程中，采取一定控制措施，尽量避免信息偏倚的产生。控制的办法是：统一的测量方法、实验条件、应用仪器、资料的项目与收集方法；统一诊断标准与诊断水平；尽可能选择有完整历史记录的资料作为研究的基本条件；采用“盲法”收集资料；失访率最高不应超过10%，因为遗漏的信息可能是不平行对称的，所以它比不准确的信息更能影响其信息的真实性；在调查提问时，应尽量选用固定式句型提问，以减少调查过程中的主观偏见，资料收集应力争做到尽可能广泛和详细，使调查者和被调查者对研究变量的注意力被分散，以减少主观误差。

③混杂偏倚的控制：随机地把观察对象分配到接触组和非接触组，这种方法在动物实验中常用，在职业流行病学研究中很少应用；对潜在性混杂因素采用“限定”研究对象或范围的办法，如对职业性肺癌的研究只限定于50岁以上的人群；对研究对象可进行同等性的配对；分层法；多变量分析法。

3. 研究结果的外在真实性 当一个具有内在真实性的研究结果被外推到其他人群时，可能会是错误的，这是由于“外部偏倚”所致。此偏倚是由于外推的特定人群不一致而产生的。职业流行病学反映接触人群与疾病之间所存在的某种因果联系，以及疾病病因、发病机制等问题。如果将研究结果外推时具有足够的科学依据，就可形成一种更有价值并可被新的研究所证明的科学理论。

研究结果的真实性判断可能出现下述两种情况。

①假阳性结果：产生假阳性结果的最常见原因是对比偏倚、信息偏倚和混杂因素。由对比偏倚所致的假阳性结果常是因为对照组太“健康”；信息偏倚中，回忆偏倚可能是造成病例对照研究中假阳性结果的主要原因，在调查中当病例组的回忆好于对照组时，就会引起假阳性结果。

②假阴性结果：在职业医学中，人们常需要确定某些有害接触因素的无作用水平，所以阴性研究结果与阳性研究结果的评价都具有同等的重要性。这就需要对真正的阴性研究结果与“非阳性”研究结果进行明确区分。一个有意义的阴性结果必须符合以下三个条件。

第一，研究的样本量要大，因为从小样本得出的阴性结果是没有太大意义的。

第二，研究方法和仪器应敏感，如应用不敏感的方法和仪器测定，可能有掩盖真正联系的倾向，所得到的研究结果是真的阴性还是被掩盖了的阳性难以确定。

第三，研究的暴露资料应完善。

符合以上条件，才可能判断为真正的阴性结果。因为一种不引起效应的接触水平，对卫生标准的建立是具有重要意义的。

4. 健康工人效应

（1）概念：健康工人效应（health worker effect，HWE）指工业人群的死亡率有比一般人群偏低的倾向。因为招收的工人经过体检而选择，都比较强健。

（2）健康工人效应的影响因素：有些疾病与年龄有关，随着年龄的增加，患病率和死亡率增加，如果年龄在研究组和对照组中的构成不同，则健康效应的大小也会不同。这种情况下，应当控制年龄的影响。其次是死因的影响，如果职业暴露组的死因与非职业暴露组明显不同，那么，在估计职业危害因素的影响时，可能会低估其影响。再就是观察的时间，时间的长短会影响健康效应的大小，观察时间越长，对健康效应的影响越小。

（3）健康工人效应的控制：健康效应可以采取三种措施加以控制：①按地区或国家的死亡率乘以一个系数；②选择多种参照人群；③以参照人群中不参加工作或无固定工作的人所占的比例和死亡率比推算参加工作者的死亡率比。

第五节　矿山职业流行病学研究进展

矿山职业流行病学的研究对象是矿山职业人群，主要研究因素为职业暴露。随着新兴产业的发展和新工艺、新材料的应用，具体的职业暴露和这些材料是否会对健康造成危害已经成为新的问题。职业流行病学需要对这些问题进行研究，因此，职业流行病学的进展包括了职业流行病学方法学的进步和新的手段的应用。

即使有明确职业危害因素的共同暴露，也不一定出现所有的暴露人群都发病的情况，原因在于遗传特征的不同，因此需要与遗传流行病学与环境科学相结合才能阐述环境因素、工作场所和遗传特征与职业病发生的关系。由此可见，职业流行病学需要与其他学科相结合，在研究方法上有所突破。

随着医学科学的发展，职业病和工作有关疾病的防治已经不能仅仅满足于等到疾病出现才进行。有些疾病如能被早期发现，就有可能阻止其进展，保护暴露者免受进一步的危害。有些个体对某种职业暴露存在先天性的敏感，如能筛选出不适宜某些职业暴露的个体，就能免除这些人的职业危害，减少社会和家庭的负担。研究的关键是如何进行职业为害的早期确定和筛选敏感个体。可喜的是，分子生物学的发展使分子流行病学的研究成为可能。近年来，职业流行病学研究广泛采用生物医学的技术，在分子水平检测职业暴露对健康的影响，可以最早确定职业为害的早期影响，关键是找到特异性的生物标记物（biomarker）。使用分子流行病学的手段查找特异性的生物标记物，已经成为近年来职业流行病学研究的热点。目前的困难是，由于特定职业危害对健康影响的认识还不清晰，多数职业性疾病的自然史尚不清楚，发病的生物学机制有待探讨，因此找到特异性的生物标记物还存在巨大困难。

使用分子生物学技术筛检敏感个体的研究虽然取得了巨大进步，但是疾病基因的确定才刚刚开始，多数疾病的基因谱还不清楚，筛检基因的特异性也是棘手的问题之一。如何找到疾病敏感基因将会成为今后职业流行病学研究的热点之一。

矿山职业流行病学还在卫生立法方面发挥着越来越大的作用。随着对职业病防治的认识，如何使用法律手段规范企业和业主的卫生行为、保护暴露人员的健康和生命、实现健康工作环境，已经成为时代追求的目标。

目前，以下几个方面的矿山职业流行病学研究受到了广泛关注：①探讨影响矿山从业人员健康的职业性有害因素、作用机制和健康损害效应，以便为职业有关疾病和损伤的预防和健康促进奠定科学基础；②确定某些职业性有害因素长期作用所致的健康损害，以便提高矿山职业人群职业生命质量；③发现和确定特定有害因素暴露导致职业有关疾病的高危人群，以便使采取的措施更为有效和直接；④对提供卫生服务和科学研究的项目进行评价；⑤关注矿山职业人群职业心理健康。

目前，矿山职业流行病研究的几大重点领域。

一、注重应用分子生物学的先进理论和技术

随着分子流行病学的发展，将人群为基础的流行病学原则与实验室技术相结合。通过分子生物学技术的应用，增强了对暴露、疗效和敏感性的测量。例如，DNA 测序技术是确定分子结构的有力工具，可应用此技术来确定某些对特定职业有关疾病或者特定职业性有害因素暴露敏感的个体、作用靶点、特定代谢通路。根据这些理论，可以使用这些新的分子生物学技术开展新的研究领域，例如筛检某些对于某种职业环境暴露敏感的个体或者对某种职业有关疾病敏感的个体，以便采取针对性的预防或干预措施等。在现场调查中，通过对某些基因、蛋白、代谢物等进行组学研究与分析，可以确定职业性有害因素暴露所致健康损害的机制、作用靶点等。

二、不仅探讨职业危险因素，也要考虑如何改变

在过去的半个多世纪里，矿山职业流行病学在探讨对职业人群的生命和健康有重大影响的职业疾病的危险因素方面取得的成绩令世人瞩目。但把研究重点放在了如何发现职业危险因素及其作用机制上，某种程度上忽略了多水平暴露职业环境因素的综合作用，因此健康促进与干预的研究效果不理想。应当强调和大力倡导将职业流行病学的研究结果尽快变成有效的干预项目，并付诸实践。

三、重视因素与疾病之间存在微弱联系的研究

从定量的角度看，微弱联系（weak association）是指估计的相对危险度（通常以比值比 OR 表示）小于 2。微弱联系表明因果关系的可能性不大，但是根据大规模人群调查得出的归因危险度，如果测量的暴露比较普遍，即使数值较小也应当特别慎重对待，不能轻易视为微弱联系，它可能有重要的公共卫生应用前景。如何正确认识微弱联系，并能正确解释它的意义和应用前景，是现代流行病学面临的挑战之一，也是矿山职业流行病学研究面临的难点之一，职业性有害因素对工作有关疾病、职业病的贡献率大小值得深入挖掘。

四、职业性有害因素与慢性病的关系

在过去的几十年，人类疾病谱和死因构成发生了明显的改变，因此而引起的卫生投入也发生了相应变化。从过去传染性疾病为主要威胁向非传染病为主转变。20 世纪 50 年代前，急性传染病位居死因构成的第二位，从 20 世纪 70 年代起已经降至第十位。2006 年我国公布的城乡居民死因构成的前十位分别是恶性肿瘤、脑血管疾病、心脏病、呼吸系统疾病、损伤及中毒、消化系统疾病、营养和代谢疾病、泌尿生殖系统疾病、精神障碍和神经系统疾病。在美国，20 世纪 90 年代早期，肺炎、结核和胃炎位居死因的前三位，占全部死亡的 31%。目前，心脏病、癌症和脑血管疾病（脑卒中）占据了死因的前三位，占全部死亡的 59%，慢性病的耗费占卫生经费的 70%。由于死因构成的明显转变，主要国家都把卫生工作的重点从以传染性疾病为主转向了非传染性疾病，从研究病原微生物为主转向了研究行为和环境危险因素为主。有人将其称为流行病学的“第二次革命”。

五、基于矿区的危险因素及其干预的评价

研究人员越来越清楚地认识到矿区是开展卫生学干预的最佳和最有效的单元，对于矿山职业流行病学研究者而言，基于矿区群体的测量和干预，除了平常基于个体水平的危险因素研究之外，“邻居效应”的研究有助于确定基于矿区群体水平的危险因素，更加关注社会因素对人群健康的影响，如人际关系、职业环境对个体的行为影响等。计算机及其分析软件的发展，使同时进行多因素分析成为现实。

（袁聚祥　李小明）

第二章

矿山职业流行病学的研究程序

矿山职业流行病学研究可以分为即时性研究和专题性研究两类。即时性研究往往是针对一些突发性事件而开展的研究工作，专题性研究则是为了解决一个问题，而有计划地开展的科学研究工作，二者之间的区别在于，前者的题目是已经明确的，研究工作需要迅速完成，研究过程相对简捷；后者则需要选定一个研究的题目，研究工作要求设计周密，方法相对复杂。专题性矿山职业流行病学研究的过程包括科研选题、课题设计、现场调查、资料分析、质量控制等几个基本环节。

第一节　科研选题

任何一项科学研究工作都是为了解决一个实际问题，所以拟开展矿山职业流行病学的专题性研究，首先要明确提出一个与矿山职业人群健康有关的问题，这就是科研选题。选题是科研活动的起点，决定了一项科研工作的方向、意义和价值，甚至反映了科研人员的能力和水平。

一、选题原则

1．科学性原则　科学性原则是指选题应该具有科学依据，符合科学规律，同时研究的过程具有科学价值，符合科学原理。因此要求研究者不仅熟练掌握专业的科学理论，充分了解本学科领域的研究对象和发展趋势，还要熟练掌握开展研究的技术方法。

2．创新性原则　科学研究的重要特征之一是创新，因此选题时必须要考虑题目的先进性、新颖性，避免不必要的简单重复。例如，接触岩尘的矿工发生矽肺的危险性大于接触煤尘的矿工，这个问题已经被公认就没有必要再进行研究。选题的创新性体现在以下几个方面：①研究的问题以前未解决，通常所说的“填补空白”就是这类问题的研究。“填补空白”可以针对整个学科领域，也可以是一个行业或者一个地区，影响的范围越大，其科学意义就越大；②研究的问题以前解决不彻底，例如尘肺与结核的因果关系问题目前仍在研究；③研究的问题以前解决了又出现新问题，例如在当前用工制度下出现的农民工、合同工的职业病防治问题；④研究的问题以前解决的技术落后了，例如如何将现代的影像学技术引入传统职业病的诊断，提高诊断水平。

3. 可行性原则 选题必须结合研究人员的自身条件，包括理论水平、研究能力、研究条件等[1]，如果选的题目难度过大或要求的条件过高，而研究人员又无力解决，再好的题目也难以实现。因此，要保证研究最大限度的实施和完成，研究人员必须从个人和单位的实际出发，开展力所能及的研究工作。

二、选题策略

1. 根据矿山职业病防治工作中的实际问题选题 在矿山职业病防治的实践中，经常会有一些偶然发现，或对某个问题存在争论，或经常凭借经验处理一些事务，或遇到一些急需解决的现实问题。偶然发现的需要去证实、经验需要去论证、未知的需要去探索、存在争论的需要去探讨，这些都是很好的研究选题。例如，尘肺结核问题一直存在争议，是随着尘肺期别的晋级，肺组织破坏加重，导致高期别尘肺患者更易感染结核；还是尘肺患者感染结核后，加剧了肺损伤或导致尘肺晋级。这样的问题可以通过流行病学方法进行研究。

2. 根据矿山职业流行病学的特点选题 矿山职业流行病学的特点是以群体为背景研究矿山职业危害的防治，因此在矿山职业危害防治工作中，只要涉及群体的问题都可以利用矿山职业流行病学方法进行研究。例如，矿山职业人群的健康评价、矿山职业病防治策略及措施效果考核等。

3. 根据矿山职业危害防治文献资料的提示选题 跟踪文献不仅可以了解本学科领域的最新动向及发展趋势，学习一些新观点、新技术，也可以发现现有研究存在的问题等，这些都是选题的重要依据。同时他人的研究结果也会使我们获得启发，开展新的研究。例如，有文献报道大容量肺灌洗术可以用于尘肺患者的临床治疗，但治疗后很难观察到胸片上有何改变，那么肺灌洗术对尘肺有无意义、有何意义是值得研究的课题。

4. 根据交叉学科的优势选题 矿山职业流行病学是流行病学与劳动卫生学、职业病学的交叉学科。目前各学科间相互交流、渗透现象十分活跃，极大地促进了科学的发展。从学科交叉点选题不仅可以取各学科之所长，而且可以获得新思路、发现新问题，成为当前发展的一个趋势。例如，矿山职业危害预评价、矿山职业危害控制效果评价，就是充分利用了矿山劳动卫生与环境卫生学和矿山职业流行病学的优势开展的研究。

三、选题程序

1. 提出问题 即提出一个需要通过专题研究来解决的问题。在职业病防治的实践中问题可来自多方面，包括个人经验积累、工作中的意外发现、阅读文献启发、实际工作需要、他人研究结果等，可以根据研究者个人的能力、条件提出一个恰当的问题。

2. 查阅文献 问题一旦提出，就要带着问题查阅相关的研究文献，了解该问题的以往研究情况，包括研究现况、发展趋势、存在问题，以及研究使用的技术方法、取得的研究成果等。通过查阅文献一方面可以判断选题的科学意义、学术价值，另一方面也可以为今后的研究确定方向，找好切入点。

3. 建立假设 根据文献、专业理论及实际状况，提出准备去解决问题的设想，即假设。矿山职业流行病学的假设常采用归纳推理的方法，具体有以下几种。

（1）求同法：从事物间的共同点中找线索建立假设，例如某煤矿井下采煤作业工人胃病如溃疡、胃炎的患病率较高，因此假设这些工人的胃病与采煤作业有关。经过流行病学研究证实，这些工人在井下作业时具有共饮共食、餐具不分的习惯，导致幽门螺杆菌传播所致。

（2）求异法：从事物间的差异点中找线索建立假设，例如接触岩尘的工人，矽肺的发生率高于接触煤尘的工人，从而发现了二氧化硅在矽肺发生发展过程中的重要作用。

（3）共变法：从事物间出现的伴随现象中找线索建立假设，例如尘肺病的发病率与作业环境中呼吸性粉尘浓度的关系更为密切，因此提出了呼吸性粉尘的危害大于非呼吸性粉尘的假设，并得到了实际结果的印证。

（4）剩余法：从事物间排除不可能的因素后，将剩余因素作为线索建立假设[2]，例如某有色金属矿山职业人群肿瘤的发病率，在排除了年龄、性别、吸烟、诊断技术、其他环境因素暴露等因素的影响后，仍然高于一般人群，因此假设该矿区职业人群的肿瘤与职业暴露有关。

4. 课题评估　课题在立题前应该进行充分论证，首先是进行自我分析评估和预测，进而咨询专家。论证的内容包括选题的依据是否充分、研究的意义及价值、研究的目的是否明确以及能否实现。

5. 确立选题　选题决定立项后，需要有一个项目的名称，要求项目名称具有新颖性，简洁但能高度概括研究的内容和目的。

第二节　课题设计

科学研究是一项系统工程，为了确保研究的质量，避免不必要的损失，在研究题目确定之后应该进行严格的科研设计。依据客观条件制订的尽可能严密的科学研究计划为科研设计（research design），是实施科学研究的行动纲领，包括专业设计和统计学设计。专业设计是以专业理论和技术为指导，保证研究的思路符合专业要求，研究的内容具有科学性和先进性；统计学设计是以质量控制、提高效率为指导，保证方法科学合理，结果真实可靠。本节着重介绍统计学设计内容。

一、设计原则

由于矿山职业流行病学研究多以现场工作为主，研究的对象是矿山职业人群，因此研究的干扰因素多，且不易控制，为了保证研究的质量，设计时必须遵循以下原则。

（一）随机化原则

随机化原则是指在抽样研究总体中每个个体被抽中的机会均等，或在实验研究中每个研究对象被分到各个组的机会均等。随机化的目的是避免在抽样或研究对象分组过程中人为主观因素的干扰，减少样本或分组的偏性，是提高样本代表性、平衡各组非处理因素、提高可比性的有效方法，也是保证研究数据进行统计处理的基本条件。随机与随意、随便有本质上的区别，后两者不能保证“机会均等”。

随机是一种具体可以操作的方法，在科研设计中要将随机的方法明确下来。常用的随机方法有以下几种。

（1）简单随机抽样（simple random sampling）：通过抽签、查随机数字表、计数器产生随机数字等方法进行抽样或分组的方法为简单随机，这种方法操作简单，但只适用于目标人群较小时的小样本研究。例如，一个采煤班组有 30 个工人，准备抽取 15 个人进行胃镜检查，并采样分析幽门螺杆菌感染情况，这时可以将每个工人的名字写在一个签上，从中抽取 15 个签，抽中者即为研究的样本。简单随机方法在临床随机对照试验（RCT）中经常用到，因为患者是陆续到医院就诊的，每来一个需要治疗的患者，可以用抽签的方法确定是治疗组还是对照组。简单随机方法不仅操作简单，而且随机的程度高、抽样误差相对较小，并且便于计算。

（2）系统随机（systematic random sampling）：在有序排列的群体中，按照设计的抽样比例（1/k）做签（1 ～ k 个），随机抽取一个签（m），再依次按照抽样比例间隔（m，m+k，m+2k，……，m+nk）抽取或分配研究对象的方法为系统随机。例如，在矿山企业中工人的工号是有序排列的，如果要开展某种职业危害的抽样调查，准备每 10 个职工抽取 1 个作为研究对象，即抽样比例为 1/10，那么先做好 10 个签，分别是 1 ～ 10，从中抽取 1 个，如果抽中的号码为 5，则所有工号尾数与抽取的数字相同的职工，即 5、15、25、35……均为研究对象。在临床上，患者就诊顺序的编号是有序排列的，在进行随机对照试验时，可采用系统随机的方法进行分组，例如肺灌洗、药物和康复训练 3 种方法治疗尘肺的效果观察，先做 3 个签，即灌洗、药物、康复，如果第一个抽取的是药物，第二个是灌洗，则患者就诊顺序编号为 1 及 1+3 的倍数为药物治疗组；2 及 2+3 的倍数为灌洗组；3 及 3+3 的倍数为康复组。显然，系统随机抽样方法较简单随机方法容易操作，适合研究企业和医院集中管理的人群的 [3]。

（3）分层随机（stratified random sampling）：当人群的某些特征对研究结果影响较大时，需要先将研究人群按照这些特征分成若干个层，然后在各个层间按随机的方法抽样为分层随机。分层抽样的优点是提高了样本的代表性。例如，工种之间尘肺的患病率相差非常大，在进行尘肺患病现状的抽样调查时，必须先按照工人的工种分层，再在各层中按照随机的方法抽取等量的研究对象组成研究样本。分层随机获得的样本，其工种构成是一致的，因此研究结果可以反映该矿的实际情况，同时也便于矿与矿之间的患病率比较。在临床随机对照试验中，也应该采取分层随机的方法分组，例如尘肺的治疗实验，应该先按照尘肺的期别进行分层，保证各个组治疗的尘肺患者期别构成一致，增加组间的可比性。

（4）整群随机（cluster random sampling）：当目标人群非常大，无法以个体为单位抽样或分配时，可以以目标人群中的亚群为单位，进行随机抽样或分配的方法为整群随机。例如，在矿山可以以矿井、作业班组或生产车间为单位进行抽样调查或分组试验，抽中的单位全体职工为研究对象。整群随机获得的样本比较集中，便于管理，是矿山职业流行病学现况调查和干预试验最常采用的方法。但整群随机的抽样误差相对较大，需要适当扩大样本量。

（5）多级随机：在大范围内开展抽样研究或干预试验时，先按照行政区划分级，再逐级进行随机抽样或分组的方法为多级随机。例如，在全国范围内进行农民工尘肺患病状况的抽样调查，第一阶段是抽取省；第二阶段是在抽中的省里抽取市、县；第三阶段是在抽中的市、县里抽取用工企业，每一阶段再采用分层或整群随机的方法。

（二）对照原则

没有比较就没有鉴别，矿山职业流行病学研究就是通过相互比较，去伪存真产生结论的。要比较就需要有参比的对象，这就是对照。在开展矿山职业流行病学研究时，对照设计既是需要坚持的基本原则，也是一项关键技术。

1．对照的作用

（1）鉴别研究因素与非研究因素所产生的效应。

（2）估计、消除、减少研究的误差。

2．设置对照的原则　设置对照的原则是保持均衡可比，即研究组与对照组之间除所研究的因素外，其他因素应保持一致。这是理想状态，在矿山职业流行病学研究中是难以做到的，但应尽可能做到。其他因素是指研究场所、研究时间、研究人员、方式方法、诊断标准、重视程度以及研究对象的个体特征等。研究组与对照组之间的一致性越好，研究因素的效应就越能突出表现出来，其他因素造成的偏差就越小。

3. 对照种类

（1）空白对照：在实验性研究中，对照组不给予任何处理，为空白对照。例如尘肺病的治疗试验，研究组给予具有抗纤维化作用的药物，对照组不用药，通过对比分析，确定试验药物是否有效及其效果的大小。空白对照作为本底参照，可突出研究因素的效应，但使用的前提是，所研究的疾病不治疗对患者的病程影响不大，否则有悖于医学伦理，不允许使用空白对照。

（2）安慰剂对照：在实验性研究中，对照组给予对疾病没有生物作用的处理，为安慰剂对照。安慰剂对照与空白对照的作用是一样的，但可以消除患者的心理作用。为了达到这个目的，通常要求安慰剂在外观和服用方式上与实验药物完全一致。例如，“泡利芬”是一种以茶多酚类为主要成分的符合制剂，具有一定抗氧化和润肺止咳的作用，为了考核“泡利芬”对尘肺的临床作用，采取随机对照试验，试验组服用“泡利芬”，对照组服用以淀粉为主要原料的安慰剂，在加工时保持两种制剂的包装和剂型相同。实际上，安慰剂对照和空白对照对疾病均无任何作用，因此研究中使用的原则和要求相同。当研究是在一个较封闭的人群，或患者之间有交流的可能时，必须采用安慰剂对照。

（3）标准对照：在实验性研究中，以标准的或常规的方法作为对照的处理，也称为常规对照。标准对照是治疗试验常用的对照形式，既不影响对照组的治疗，还可以考核试验措施与常规措施之间的优劣性。

（4）自身对照：将研究对象接受处理前的状态作为对照。例如在接尘工人中，开展粉尘危害的健康教育干预试验，将干预前作为对照，观察干预后知信行的变化情况，确定干预的效果。自身对照的优点是一致性很好，而且可以节省一半研究对象，但自身对照是有缺陷的，尤其是所观察的指标变化较大，或短期内可自愈性疾病的治疗研究不适合。

（5）历史对照：将过去的研究或观察的结果作为对照。使用的前提是必须有完整的历史资料可以借用。但由于环境等条件可随时间而变化，因此，历史性对照的可比性问题不易解决。实际上，历史对照与自身对照类似，都存在非随机和非同期两个问题。因此，以自身对照和历史对照进行的实验性研究属于类实验，研究结果具有较大缺陷，往往只用于问题的初步探讨。

（6）配比对照：根据试验对象的某些特征要求，选择对照的方法。配比对照的优点：①增强可比性，使结果容易解释；②提高统计学效率，即采用配比对照研究所需样本量比较节省。但配比的方法也存在诸如配比过头错误、配比条件不能参加分析、配比条件苛刻、找不到合适的对照等问题，原则上应减少使用。选择配比对照的条件是：①罕见病种，不易发现大量病例；②研究费用昂贵，不易大规模开展研究；③研究的经费和时间有限，不允许开展大样本研究。例如，尘肺遗传易感性研究需要进行大量分子生物学实验，研究成本较高，为了提高效率，可以采用配比对照设计，即每入选 1 个尘肺患者，同时选取 1 个在工种、工龄、入矿年代等方面与之比较接近的非尘肺工人为对照。

（7）随机对照：按照随机的方法选择或分配的对照组，并要求与实验组同时、同地进行研究与观察。以同期随机对照开展的临床治疗试验称为随机对照试验，简称 RCT（randomized controlled trials，RCT），是 WHO 推荐的首选临床治疗研究方案。

（8）内对照与外对照：在矿山职业流行病学研究中，如果对照是在同一企业内部选取的就是内对照，例如研究井下作业对工人健康的影响，选择本企业无井下作业史的工人为对照；如果对照是在其他企业选取的则为外对照，例如同样内容的研究，选择水泥企业的工人为对照与井下工人比较，就是外对照。内对照选取相对比较容易，可比性也较好，但有时在一些企业很难找到无暴露的对照，例如条件落后的化工企业，环境污染严重，这时企业内部的人员几乎都处于暴露状态，无法选取内对照。

（三）盲法原则

盲法是指在研究过程中，研究对象，甚至研究的观察者、资料分析者等参与研究的人员不了解研究分组状况，或研究对象在研究中的角色。盲法的目的是克服来自研究对象及研究人员的心理因素对研究结果产生不良影响，保证数据客观准确的重要方法。例如在尘肺的治疗实验中，如果研究对象已经知道了彼此之间所服用的药物不同，即使试验的药物无效，心理的暗示作用也会导致治疗组与对照组疗效出现不同，盲法就是在不知情的前提下进行观察，是保证实验数据客观公正的有效方法。这里仅仅是研究对象不知情，如果试验的药物是研究者自己发明的，那么研究者的主观愿望当然是获得理想的效果，这样研究者的心理作用也会对试验的结果产生干扰。如果聘请非研究人员担任疗效观察员，让他们对试验的设计也不知情，就可以控制研究人员的心理影响。

盲法可分为单盲、双盲和多盲。单盲仅仅是研究对象处于“盲”的状态；双盲是研究对象和研究的观察者均处于“盲”的状态；如果在双盲的基础上，资料分析者或结果报告者也处于“盲”的状态则是多盲[4]。理论上讲，“盲”的愈多，结果愈可靠，但在职业病治疗实验中，如果“盲”的太多，可能对治疗中出现的一些不良反应难以作出正确的判断和处理，需要谨慎。

二、设计要素

矿山职业流行病学研究与其他医学科学研究一样，研究对象、研究因素、研究效应构成了研究的基本要素。三者之间的关系如下：

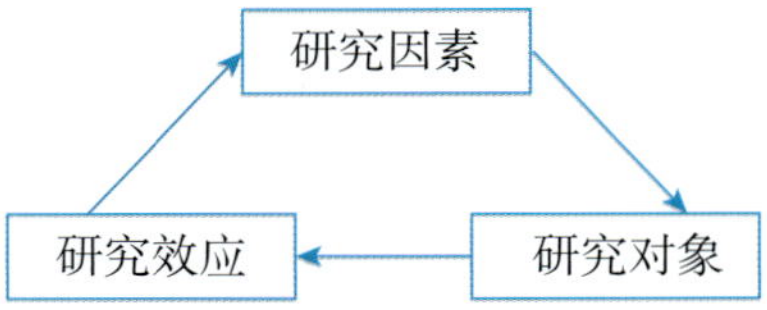

矿山职业流行病学研究的目的是解释某个研究因素对职业人群健康的影响，而只有研究因素作用于研究对象，产生了效应，研究者根据测量到的效应，才能得出该因素有何影响的解释。由此可见，在一项研究中三者缺一不可，缺了任何一项，研究就不能成立，因此称为“三要素”。不仅如此，三个要素如果设计的不合理、不科学，将直接影响研究的结果。

（一）研究对象

矿山职业流行病学研究是以特定的职业人群为研究对象，在一次研究中，研究对象的选择取决于本次的研究目的。

1. 选择研究对象的原则

（1）受益原则：即研究过程应该对研究对象的健康有利，如果不能肯定有利，至少要保证对研究对象的健康无害。特别是在实验性研究中，更要坚守受益、无害的原则，这是医学科学研究者的职业道德。

（2）代表性：多数矿山职业流行病学研究采取的是抽样研究方法，研究者寄希望于通过样本来推论总体。因此，只有抽取的样本具有代表性（无偏样本）才能实现抽样研究的目的。随机和分层抽样是解决样本代表性的有效措施。

（3）可比性：矿山职业流行病学研究通常通过不同组间的对比分析发现问题，如不同工种、不同工龄、不同职业暴露程度等，在选择研究对象时要考虑各组间必须具备可比性，只有这样才能保证比较的结果有意义。

（4）依从性：依从性是指研究对象在研究过程中的配合程度，在临床治疗实验中就是研究对象遵守医嘱的程度。研究对象依从性的高低，直接影响研究是否能够顺利进行以及研究结果的真实性。研究对象的依从性取决于他们对研究者的信任程度，因此在确定研究对象前，应该做好沟通和宣传工作，争取现场组织者的支持和所有研究对象的参与。

2．选择研究对象的条件

（1）观察性研究：观察法是矿山职业流行病学研究常用的重要手段，以现场调查为主要特征，研究自然存在的因素与职业人群健康的关系，如工种、工龄、职业暴露状况等。这种研究要求研究对象具有一定的暴露率和阳性事件发生率，否则需要的样本量过大，增加研究的难度，甚至得不到预期的结果。

（2）实验性研究：实验法是在人为干预的基础上，研究干预因素对职业人群健康的影响，如职业病防治措施等。这种研究要求研究对象对干预因素敏感，而且能够接受干预因素。例如，在尘肺病的大容量肺灌洗治疗研究中，轻度患者（壹期）反应敏感，而重度患者（叁期）反应不敏感，如果尘肺患者合并结核则不能接受肺灌洗的治疗试验。

3．选择研究对象的方法　研究对象的选择首先是根据研究目的和拟采用的方法确定目标人群，即研究结果解释的人群范围，再根据需要的样本量选择普查或抽样的方法确定研究人群，即研究对象。

（二）研究因素

在矿山职业流行病学研究中，我们所关心的对职业人群健康有影响的各种因素均可作为研究因素，包括职业性、个体遗传特征、生活习惯等，具体到一次研究中就是我们希望解释的因素。在一项研究中，研究因素是自变量，研究对象的健康状况包括生理、病理反应，是因变量。研究的目的是解释研究因素对健康的影响、作用以及关系。因此，研究因素是研究设计的核心要素。

1．研究因素的类型　根据属性，研究因素可分为生物性、理化性、社会性和个体特征等类型；根据测量方式可分为定性、定量和分等级等类型；根据研究因素在研究中的设计方式可分为观察性因素和实验性因素。

（1）观察性因素：研究设计时，因素是自然存在的，如个体特征、习惯、行为、病史、遗传史、职业暴露史等。在矿山职业流行病学研究中只对观察性因素做研究就称为观察性研究。

（2）实验性因素：研究设计时，因素是人为强加的，如治疗措施、预防措施等，实验性因素也称为干预因素。在矿山职业流行病学研究中，无论观察性因素的多少，但只要有实验性因素，就是实验性研究。

2．研究因素的设计原则

（1）全面：矿山职业流行病学研究，特别是观察性的研究，可同时对多个因素进行探索，因此研究因素的设计要尽量全面，既要考虑职业危害的直接因素，还要考虑与职业因素具有相互作用和相互影响的因素。在一次矿山职业流行病学研究中，设计的因素越多，研究的收益就越大，而且对问题的解释和认识就越全面。

（2）量化：如果有可能，研究因素的设计应该尽可能量化，因为量化的因素所含的信息量大，而且可以进行剂量反应关系的探讨。例如井下高温作业对工人健康的影响研究，不仅要调查是否暴露于高温，还要调查暴露的具体温度、每天暴露的时间、累计暴露的年限等。

（3）时效性：观察性研究有时是先发现了结果（健康问题已经出现）再去找原因（研究的因

素），或者因与果同时被找到，因此孰为因果很难断定，这就需要在设计时强调因素的时效性。例如在职业相关疾病调查时，必须明确每个因素开始暴露的具体时间。

（三）研究效应

效应是研究因素作用于研究对象产生的反应。在一项研究中，效应是因变量，是目标变量。研究的目的是通过观察研究效应，评价研究因素的作用。效应的衡量是通过选择恰当的效应指标来实现的。

1．效应指标的类型

（1）定性指标：按照某一性质的有与无测量的指标，如某一职业危害症状的有无、某种职业病的有无等，这类指标信息含量相对较少，只能进行定性分析。利用定性指标所测得的资料称为计数资料，通常以频率表示集中趋势。

（2）定量指标：可用仪器测量的指标，通常具有度量单位，如血压、血脂、血糖、非功能水平等，这类指标信息含量大，可进行剂量反应关系的分析。利用定量指标所测得资料称为计量资料，可用均数表示集中趋势。

（3）分等级指标：按照某一性质的程度测量的指标，没有具体的度量单位，如矽肺可分为壹期、贰期、叁期等级别。实际上这类指标仍属于定性指标，但性质的类别多于两类，而且类与类之间存在程度上的差别，因此具有一定量的概念。分等级指标信息含量和使用价值介于定性与定量指标之间。

2．效应指标选择原则

（1）客观性：能够利用仪器设备测量得到的指标为客观指标，研究对象凭主观感受判断得到的指标为主观指标。由于主观指标受到研究对象的心理因素、理解能力、个体感受及研究者的暗示等影响，不能确切反映实际情况，因此设计时应该尽量选择客观指标。如果一项研究确实无客观指标，可以利用一些技术将主观指标客观化，例如尘肺患者的生活质量评价，目前尚无测量生活质量的仪器，但可以利用量表的方法，使效应指标尽量达到客观。

（2）灵敏度：指标灵敏是指研究对象生理或病理上微小的变化即能被发现，灵敏度越高越容易发现问题，因此在研究设计时应尽量选择灵敏度高的指标，例如在尘肺病治疗研究中，如果将患者胸片改变作为预后指标，就很难发现治疗的效果，因为胸片的改变是缓慢，甚至是不可逆的。应该注意，并不是指标的灵敏度越高越好，因为灵敏度过高极易受到外界因素的干扰，难以辨别效应的来源。

（3）特异性：特异性是指效应指标的专一程度，特异性高的指标便于结果的解释，否则不易排除假阳性。例如矽结节是矽肺的特异性病理表现，是诊断矽肺的重要依据，虽然肺纤维化也是矽肺的重要病理表现，但由于许多因素可以导致肺纤维化，所以不能作为矽肺的诊断依据。

（4）稳定性：稳定性是指效应指标能够持续一定时间，并且变化幅度较小。

三、设计内容

矿山职业流行病学研究的设计报告主要包括立项依据、研究目的、研究内容、研究方法、预期结果、研究基础、研究进度、经费预算等几个方面的内容，虽然不同渠道下达的科研任务对设计报告的格式要求不同，但基本内容是相似的。

（一）立项依据

立项依据是设计报告中的第一个内容，主要阐明为什么要开展本研究，以充分的理由让评审人员或读者了解立项研究的必要性。立项依据应包括研究问题的提出及研究意义、国内外研究的状况及存在问题、拟将解决的关键问题及创新之处、主要的参考文献等内容。

1. 研究问题的提出及研究意义　提出问题是开展矿山职业流行病学研究的起步，在立项依据里首先要对研究的问题及提出问题的背景进行简单描述，进而阐述研究的意义。研究意义与研究目的不同，是开展了此项研究将会在理论上或实际中产生的具体作用。对于基础研究，解决的是理论问题，因此重点阐述研究解决了哪些理论问题，对学科发展有哪些推动作用；应用基础研究是解决技术和方法问题，既有理论意义，又有实际意义，以社会效益为主，因此阐述的重点是有哪些技术创新和突破，这些创新和突破将产生的实际意义；应用研究是解决实际问题，产生经济效益，因此重点阐述解决问题后可以带来的经济效益和推广应用的前景。

2. 国内外研究状况及存在问题　对国内外研究状况及存在问题的描述，既可以反映研究者对研究的背景知识掌握的程度，以及科学研究的能力和水平，也可以为自己选题找到准确的切入点，是立项的重要理论依据。在撰写时，重点阐述所选课题的研究现状、发展趋势、存在的不足、当前急需解决的关键问题，以及本研究的切入点是追随发展趋势，抑或是弥补现有研究的缺陷，还是准备解决其中哪些问题。为了达到论之有据，言之有理，令人信服，就必须进行大量细致的先期工作，如调查研究、文献综述、专家咨询等。在论述的过程中，切记不能只是简单的文献罗列和堆积，似乎相关问题都有人开展过，而且进展不错，致使自己的选题成为简单的重复。

3. 拟将解决的关键问题及创新之处　在对国内外研究状况及存在问题的论述中，对当前急需解决的关键问题已进行了分析，进一步需要说明研究将要具体解决的问题是什么，准备采用何种方法或手段来解决问题，以及研究的创新点有哪些。创新点是指发现新现象、提出新假设、阐述新观点、产生新技术、开辟新用途等。由于这一部分内容在以后的设计中还要具体论述，在这里只是点到为止，作为立项的一个必不可少的理由。

4. 主要的参考文献

（二）研究目的

研究目的是研究工作具体要达到的目标和解决的问题，即研究结束时对提出的问题给出回答或解决的办法。在一次调查设计中，可以围绕一个目的进行深入细致的研究，也可以几个目的同时进行，提高研究的效率，增加投入与产出比，但在有限的精力和能力前提下，目的不宜过多，避免蜻蜓点水式的研究。

矿山职业流行病学的研究目的通常是为了探索问题，描述现象，揭示规律，明确关系，验证效果，建立方法等，包括以下内容。

1. 描述矿山职业危害的自然现象　例如，重金属肺是一种新确定的职业病，疾病的临床表现、分布特征、来龙去脉等自然现象需要通过大量的流行病学调查描述清楚。通过对疾病的自然现象进行描述，可以掌握其自然史、流行规律，是临床诊治和预防控制的重要基础。

2. 了解矿山职业人群的健康状况　即对一个矿区职业人群的健康状况进行评价，探索危害矿区职业人群健康的主要因素和卫生服务存在的问题，为矿区职业卫生决策、指导矿区职工健康促进提供可靠的依据。

3. 筛选矿山人群健康的危险因素　矿山职业流行病学研究的一个重要任务是筛选影响矿区人群健康的危险因素，包括职业病、职业相关性疾病和普通非职业性疾病的危险因素，筛选的目的是发现危险人群，实施一级预防。矿区职业不仅具有其特点，而且多数矿区的自然环境和生活习惯也具有特殊性，探讨这些因素及其相互作用对矿山人群健康的影响有利于矿山人群的疾病防治。

4. 检验矿山职业危害的因果假设　如果有迹象表明矿山的某因素与矿山职业人群某疾病的发生有关系，可以提出病因假设，通过矿山职业流行病学的分析性研究检验假设；通过矿山职业流行病学的实验性研究验证假设。

5．评价矿山职业危害防治效果 对已经采取过的或将要采取的有关职业危害防治措施和策略的效果，可以通过矿山职业流行病学研究进行评价。

6．开展矿山职业危害疾病监测 矿山职业流行病学的一项任务是定期地、连续地对一个矿山职业人群的疾病发生情况进行调查研究，获得职业危害的动态变化资料，当某职业危病的发病率、患病率、死亡率有明显上升趋势，提示作业环境致病因素增强，是疾病防治系统预警预报的基础。同样，根据职业危害的动态变化特征可以预测该职业人群疾病的发展趋势。

（三）研究内容

科学研究的过程是通过一些实验、观察或调查，收集相关信息，并对这些信息进行加工、分析，获得相关证据，来实现研究目的。在这一过程中，所做的事情就是研究内容。研究内容是实现研究目的的必经途径，因此在设计时必须紧密围绕研究目的，否则不可能实现研究的目标。例如，一项研究的目的是评价粉尘控制措施的效果，研究内容应该包括采取措施后作业环境粉尘的测试、接尘人员尘肺的发病率分析，并与采取措施前或未采取措施的单位进行对比分析等，显然这些是实现研究目的需要完成基本内容。研究的目的不能过多，但研究内容应尽可能详细，凡是对目的具有支撑作用的证据应当尽量研究。在设计时，研究的内容越多，对问题的解释越深入，研究的收获将越大。

（四）研究方案

设计中的每项研究内容需要具体的方法去实现，这就是研究方案，是研究设计的核心内容。研究方案设计必须具备可操作性，要求非设计人员按照设计方案完全可以实现研究目的。

研究方案一旦设计通过，必须严格执行，贯穿研究的全过程，除非在研究中发现方案存在严重问题，不得不修改，否则不能任意变更有关内容。如果研究工作是由多人或多地进行，实施前必须通过严格的培训，使每个执行者熟悉和掌握基本操作规范，统一标准、统一方法、统一形式。研究方案设计包括以下主要内容。

1．确定研究方法 研究方法的确定取决于研究的目的和内容。常见的研究方法分类如下。

（1）按照研究获取数据的性质分类：此分类方法可分为定性研究与定量研究两大类。定性研究获取的数据没有量的概念，主要通过采访和观察了解目标人群对某事物的态度、信念和行为等方面的问题，例如调查矿工对粉尘的态度和感受等较深层次的反应信息。定量研究是按照一定尺度或量化标准收集数据，数据需要进行统计学分析。一次研究可以完全是定性的或定量的，也可以相互结合使用。

（2）按照研究对象涉及的范围分类：此分类方法可分为普查和抽样研究。普查是对目标人群全部个体进行的研究，例如某矿接尘工人的健康普查，研究对象是该矿的全体接尘工人。普查的结果最具有代表性，可以如实反映目标人群的实际情况。但是，如果目标人群较大或投入有限，不可能完成普查，可以选择抽样研究，即从目标人群中选取一个样本人群进行研究，最后以样本人群的研究结果推测或代表总体人群的情况，例如全国矿山农民工尘肺抽样调查，就是按照随机的方法抽取部分省市的矿山企业为样本进行的抽样研究。抽样研究的优点是工作面缩小，力量集中，研究工作容易做得细致，减少了系统误差。缺点是如果样本量小，抽样误差增大，或者选择样本的偏性较大，致使样本结果不能反映实际情况，则研究失去意义。

（3）按照研究的目的分类：此分类方法可分为描述性研究、分析性研究和实验性研究。描述性研究的目的是描述自然现象、了解事物实质、揭示自然规律，是科学研究中发现问题、形成假设的过程，是对一个问题研究的起步阶段。如果我们所关心的问题在矿山职业人群中以前没有人研究过，或研究过但年代久远，现在状况不甚清楚时，就需要考虑选择描述性研究，如现况研究方法。分析性研究的目的是探求在自然条件下，事物间存在关系的证据，是科学研究中分析原因，检验假设的过程，通常是在描述性研究的基础上进一步的研究。如果我们所关心的问题在矿山职业人群中已经描述得很清楚，并且形成了假设，就需要选择分析性研究，如病例对照研究和队列研究方法。实验性研究的目的是在人为干预的条件下，探求干预措施的作用，是科学研究中验证原因或因果关系的过程，通常是在大量分析性研究的基础上进行的深入研究。如果我们所关心的问题，例如疾病的危险因素、职业危害的防治措施等，在分析性研究中已经通过假设检验，就需要选择实验性研究，证实因果关系的存在。所以描述性研究、分析性研究、实验性研究是由浅入深，选择的依据是所研究的问题处于何种状态或阶段。

2. 确定技术路线　技术路线是此次研究的工作思路或流程图，通常是将研究中的重要环节按照时间顺序或逻辑关系，以流程图的方式表达出来。技术路线的设计要求清晰、简洁、逻辑性强，可以时间顺序为主线或以研究内容的逻辑关系为主线进行设计。

3. 确定研究对象　矿山职业流行病学研究的对象是矿山职业人群，但矿山职业人群所从事的工种、暴露的环境、工作年限等各不相同，因此要根据研究的目的选择恰当的研究对象。确定研究对象的设计内容及步骤如下。

（1）明确目标人群：目标人群为研究结果和结论适用的人群范围，也可称为目标总体（target population），当研究的目的确定后，首先要明确研究的目标人群，这是选择研究对象的基础。目标人群可以很大，如全国煤炭企业的接尘工人或某省冶金矿山的井下作业工人；也可以是一个具体的人群，如一个矿山企业的工人或一个煤矿的采煤作业工人。目标人群越大，研究的结果应用的范围越大，研究的相对意义就越大。但目标人群过大需要有足够的能力和投入，因此目标人群的确定要根据研究者的实际能力和拥有的资源及研究的目的来确定。

（2）研究对象定义：在设计中对目标人群要有明确的定义，包括时间、地域、人员特征等信息，如 2014 年唐山开滦煤矿在册接尘工人或唐山开滦煤矿 2010 年入矿的接尘工人。

（3）确定研究人群：研究人群是实际用于研究的人群，如果目标人群规模不大，而且研究者有能力，或实际需要进行全面研究，可以采用普查的方法，目标人群就是研究人群，否则需要通过抽样的方法选取研究人群。

抽样研究需要设计抽样的方法，包括随机抽样和非随机抽样。当研究的目的是为了推论总体，或对目标人群具有指导意义，必须采用随机抽样的方法选取样本，设计时需要详细描述抽样的过程及具体操作过程，随机抽样方法见第二章第二节设计原则。

如果抽样研究的目的不是为推论总体，或者目标总体缺乏随机抽样的信息，如人员名册、基本信息登记表等，或者按照随机抽取的样本很难取得配合，可以选择非随机抽样方法，但非随机的研究结果是有局限性的，仅仅适用于研究的样本不具有代表性，常见的非随机抽样方法如下。

①典型抽样（typical sampling）：选择目标人群中具有某些特征的人群为样本开展调查，如某个矿区农民工尘肺调查。典型调查往往是为了总结经验。

②便利抽样（convenience sampling）：选择愿意配合研究的人群进行研究，例如对农民工尘肺的调查，许多企业不愿意接受，可以选择同意接受调查的企业进行调查。便利抽样调查虽然不能代表目标人群，但可以做初步的探讨，了解趋势与倾向。

③碰巧抽样（accidental sampling）：在矿区范围内，以遇到的人为样本进行的调查，调查对象是偶然遇到，方法简便易行，但不具有代表性，一般用于定性调查或不强调代表性的调查。

（4）确定对照人群：对照的选择与所选用的研究方法有关[5]，如果采用的是描述性研究方法，可以不设专门的对照，而是以研究人群自身的一些特征进行分类描述，例如井下作业工人高血压患病状况研究，可以按照工人的工种、工龄、年龄等因素进行对比分析，描述疾病的分布状况。如果采用的是分析性或实验性研究方法，需要设计对照组，明确对照的选择或设置的方法（对照的设计见第二章第二节对照原则）。

应当强调的是，在矿山职业流行病学研究中，对照的设计往往容易被忽视，许多研究者认为，研究的主体是实验对象，对照是配角。而实际上对照的作用要远远大于实验对象，同一组实验对象，选择不同的对照，其结论可以是不同的。例如，一项研究的目的是探讨尘肺患者合并结核的危险因素，为尘肺患者预防控制结核提供科学依据，病例组（实验对象）选择尘肺合并结核的患者，对照组应该是单纯尘肺患者，如果两组之间某些因素的暴露程度不同，那么这些因素可能与尘肺合并结核有关，但是如果选择单纯患结核的接尘工人，或既无结核、也无尘肺的接尘工人为对照，是达不到研究目的的。

实践表明，在矿山职业流行病学研究中，有时对照的选择更加困难，甚至因为找不到合适的对照而影响了研究。例如，利用尘肺患者的肺灌洗液，研究肺巨噬细胞的分子生物学特征与尘肺发病的关系，此项研究需要正常人的肺灌洗液为对照，显然这个对照难以获得。设计合理的对照，可以使研究的结论更加具有科学性和说服力，可以体现研究者的基本素质和能力，因此要重视对照的设计。

（5）确定样本大小：理论上讲，研究的样本越大，研究的结果越稳定、越具有代表性，但样本过大需要耗费的人力、物力和时间增加，同时组织复杂，容易出现系统误差；如果研究的样本量小，不仅抽样误差增大，代表性差，而且当研究出现统计学无差异（$P > 0.05$）的结果时，不能得出肯定的结论，即这种统计学上的无差别是本质上的（确实无差异），还是由于样本量不足造成的。因此，在进行矿山职业流行病学研究设计时，需要确定研究所需的合适样本量，这个样本量应该既能满足统计学的需要，又不能因为太大而影响研究的质量。样本大小的确定可以通过公式、计算机软件或直接查表获得。

（6）确定入选和排除条件：按照设计方法，被抽中的个体不一定都符合研究要求，需要根据研究目的制订纳入和排除条件，例如对速发尘肺的流行病学研究，研究对象应仅限于在本矿工作的接尘工人，这一人群的接触史清楚，便于阐明问题，而那些此前已经有过其他矿区接尘史的工人应该被剔除，他们的存在会干扰对问题的解释。每项研究中，对象应具备哪些条件，或不应该不包含什么，关键取决于这些人是否对研究的结果产生影响，例如在矿工中开展肺癌危险因素的病例对照研究，病例是明确诊断的肺癌患者，对照不能含有类似老慢支等呼吸系统疾病，因为这些疾病与肺癌可能有共同的致病因素，如吸烟等，如果对照含有这些人，将会掩盖肺癌危险因素的作用，干扰对研究结果的判断。研究对象的纳入与排除条件，设计时一旦确定必须严格执行。

4. 确定研究因素 矿山职业流行病学研究的重要任务是分析矿山职业人群健康的影响因素，发现危险因素，提出干预措施，制订防治策略，这里的影响因素、危险因素、干预措施、防治策略都是要研究解决的因素。由此可见，研究因素的设计才是矿山职业流行病学研究设计的核心内容，关系到研究的质量和成败。

矿山职业流行病学研究的组织工作十分困难，为了提高研究的产出，避免因为研究的因素设计不全或不详细，造成无法进行分析的遗憾，研究因素的设计应当尽量详细和丰富。研究因素的设计原则是：①有用的一项不能少，一次研究中设计的因素越多，研究的收获越大；②能量化的必须量化，量化的因素提供的信息量大，可以进行量效分析；③尽量选择客观性因素，主观感受性指标受个体差异影响大，结果不稳定。设计步骤如下。

（1）选择因素：设计中选择因素的依据是理论假设、文献报道、专家咨询。理论假设来自设计者前期观察与经验，以及对问题的了解和认识，是选择研究因素的重要基础，文献报道和专家咨询可以拓展思路，使问题考虑得更加全面和深入。

（2）因素分类：将确定需要研究的因素按性质分类，初步可分为4类即人口学因素（一般性资料）、直接作用因素（假设因素或自变量）、干扰作用因素（混杂因素）、效应因素（目标因素或因变量）。分类的优点是便于集中思考，避免遗漏。例如，一项研究的目的是观察井下作业环境对工人心血管疾病的影响，那么自变量就是井下作业环境，有关井下作业环境的设计包括开始下井年龄、工种、生产方式、工作年限、井下理化因素的性质及其暴露水平等，干扰因素是年龄、体重指数、生活习惯等，因变量是血压、血脂、心电图表现等。

（3）因素定义：每个入选的因素都必须有明确的定义，例如在研究吸烟对职业危害影响时，首先要定义吸烟。研究因素的定义通常采用公认的或达成共识的，便于相互比较和引用，如吸烟的定义是每天至少吸1支，连续吸烟1年及以上者。如果所研究的因素尚无统一公认的定义，可以自定义，但要具有可操作性，而且是唯一的。研究因素一旦定义，在研究过程中必须严格掌握，贯彻始终，不能在研究中任意改动。如果参与研究的人员较多，需要统一培训，使每个人掌握的尺度一致。

实验性研究因素为干预措施，需要确定措施的来源、剂量、使用的次数和时间等，同时需要设计对照的措施及其使用方案。

（4）拟定调查表：将选定的因素按照一定关系排列成便于现场使用的问卷表格，即调查表[6]。调查表是矿山职业流行病学研究中记载信息的工具，对研究至关重要。如果调查表设计有缺陷，收集到的信息不完整，或不能表达研究目的，将会导致研究失败。

（5）预调查：将完成的调查表在少量研究对象中进行试验，观察每个因素的提问方式及对方的接受能力，修改存在缺陷的项目，完善问卷设计，统一调查的方式方法。

5. 确定实施办法　矿山职业流行病学研究是以大规模的现场调查为主，因此组织实施过程复杂，会有许多意想不到的突发事件，需要周密设计。设计的内容包括以下内容：

（1）现场联系：矿山职业流行病学研究的现场是研究对象生产作业的场所，或接受职业病防治的医院。以作业工人为对象的研究，需要现场管理者的密切配合和有效的组织，避免因为可能影响生产而拒绝接受研究。现场联系的目标是建立友好合作关系，最大限度获取信任与支持。设计内容包括现场选择、与现场管理者联系方式及联系的内容等，重点讲明工作方式、需要给予的配合、可能存在的问题及解决的办法等。

（2）资料收集：矿山职业流行病学研究的资料主要是通过现场调查的方法收集，具体方法包括以下几种。

①问卷调查：问卷调查（investigation）是矿山职业流行病学研究收集资料的一种重要手段。问卷调查获得的数据资料直接来自矿山职业人群或人群中的个体，因此是关于职业危害或职业健康问题的第一手资料，较实验室的动物实验更具有说服力，可以直接用于指导矿山职业病的防治实践。

问卷调查设计的要点是：调查员：明确调查员的组成及分工；调查的方式、方法；调查的组织形式；调查员的培训内容及方式；每日工作量；问卷的回收管理。

②查阅历史资料：在矿山职业流行病学研究中，一些历史记录是重要的资料来源，如个人的职业史、体检报告及作业场所的监测报告、职业危害防护措施等，设计时应明确资料来源、查阅方式、查阅的内容等。

③现场检测：作业场所的环境质量、有害因素的暴露程度等是矿山职业流行病学研究的重要信息，这些资料一方面可以通过查阅例行的监测报告获得，但作为科学研究，还需要现场实际检测。现场检测的设计包括：选点；采样方法；采样时间；采样次数；样品处理。现场检测技术需要结合劳动卫生和环境卫生学的知识。

④临床检查：虽然问卷调查是矿山职业流行病学研究收集数据的主要手段，但有些资料必须通过临床检测或检查获得，如矿工的身高、体重、血压、血脂及各种疾病等。设计时要明确：检查的内容；检查的方法；重要的仪器设备；操作人员及技术标准；诊断标准。临床检查的结果通常被用作效应指标，因此采用的方法、技术、标准应该是当前最常用的或公认的标准。

⑤实验室检测：在矿山职业流行病学研究中，有些研究因素或效应指标需要通过实验室检测获得信息，如粉尘的性质、职业暴露的生物标志物、生化指标、细胞因子等，这时需要设计实验室检测方法，设计内容包括：实验名称；实验原理，常规的或常用的实验方法可以不介绍实验原理；实验仪器与试剂；实验步骤，如果是常规实验可以不介绍具体操作步骤，如血生化指标的测定等，非常规的实验需要将操作步骤设计清楚；评价标准。

实验室检验方法的设计要避免过于简单，只罗列方法名称，而无具体操作，同时也要避免过于烦琐，大量罗列一些常规实验方法。

（3）资料审核：对已经完成回收的问卷，需要有专人负责审核，如有缺项、逻辑错项或模糊不清的内容，尽快与调查员联系，争取在离开现场前补充完善。

（4）无应答者的处理办法：设计时需要制订针对无应答者的处理方案，例如调查无应答的原因、分析无应答者的构成，以及无应答者的补救方案等。

6．确定分析内容与方法 资料收集完毕后需要对其进行整理和分析。设计的内容有以下各项。

（1）资料核对与整理：从专业和逻辑上对每份问卷进行核对，制订出数据剔除标准和极端值处理方法。

（2）数据录入：核对整理过的问卷，选择计算机数据管理软件，进行数据录入，建立数据文件。数据文件应做好备份，避免损坏或丢失。

（3）分析内容：根据研究目的和研究内容确定要分析的具体内容，例如观察吸烟对职业危害的影响，分析的内容有相同职业暴露人群吸烟与否职业危害程度的比较、职业危害与吸烟量的关系、职业危害因素与吸烟的交互作用等。

（4）分析指标：常用的指标有率、比、均数、率比（相对危险度）、比数比等，根据资料的性质和研究方法选择恰当的分析指标。如果指标不是常用的需要介绍指标的计算方法及其用途。

（5）统计学检验方法：选择常用的统计学方法时只需要列出方法的名称，非常用方法需要列出计算公式及其计算方法。

（6）统计学分析软件：目前可用于统计分析的软件较多，在设计时要确定将选用的软件名称及其版本。

（五）创新性与预期结果

创新是科学研究的重要标志，在课题设计中要从科研选题、研究方法、关键技术、结果发现等方面分析总结本研究的创新之处，并对研究将产生的结果进行预测。

1．创新性分析

（1）原始创新：研究产生新理论、新技术、新方法、新发现等。

（2）跟踪创新：在原有理论、技术、方法、发现的基础上进行补充、完善或修改、提高。

2．预期结果

（1）理论成果：基础性研究的成果多为理论性，如阐明和揭示机制，或为解决某个实际问题提供理论依据等。

（2）技术方法：应用性研究的成果多为技术方法类，如建立或完善了矿山职业危害的防治技术、措施等。

（3）论文、专著、专利：研究发表论文、出版专著、获得专利的数量、档次也可以作为预期的结果。

（4）人才培养：研究工作可以为青年科技人员、学生（硕士、博士）提供实践机会，本研究为多少人提供学习、提高的机会也是预期成果之一。

（六）研究基础与可行性分析

矿山职业流行病学研究，特别是较大规模的研究需要一定基础条件，设计时需要进行项目的可行性分析，即分析现有的基础条件是否能够完成研究任务，以及影响可行性的因素，包括人员组成与基础，尤其是主要承担者研究工作的经历和取得的成果；物质基础，包括研究所需的场所、设施、仪器、试剂、经费等；工作基础，项目组既往开展的相关研究、预试验结果、现有的技术条件、研究人员的时间、精力等。如果在某个方面存在不足，需要提出解决的方法。

（七）质量控制

在矿山职业流行病学研究中，各个环节均可能出现偏倚。为了确保研究质量，设计时必须认真分析每个环节设计上存在的缺陷及可能发生的问题，因为只有提前认识到，才能采取有效措施来控制。特别是有些偏倚在设计时就有可能发生，而且一旦发生则无法克服，例如研究对象选择方法不当，使研究对象不能代表目标人群而产生偏倚，这种偏倚就必须在设计时解决。

质量控制设计一是要分析和认识偏倚的存在，二是针对偏倚采取相应的措施，三是评价措施将产生的效果。质量控制是保证研究质量和水平的关键技术，也是研究能力和水平的重要体现。

（八）进度与经费预算

合理的进度安排与经费预算也是立项研究的重要依据，应该按照矿山职业流行病学研究过程中各阶段的实际需要进行设计，合理分配时间和经费。

第三节 现场调查

现场调查是矿山职业流行病学研究收集资料和数据的主要过程，也是设计方案实施的主要内容，这一过程的核心任务是通过各种手段进行测量、衡量，获取完整、准确的数据信息，保证研究的质量，因此也是矿山职业流行病学研究具体实施阶段或衡量（measure）的过程。矿山职业流行病学研究的现场调查包括以下环节。

一、现场工作准备

1. 预约 以处理突发事件为目标的矿山职业流行病学研究，需要得到有关部门的邀请或请求；以专题研究为目的的矿山职业流行病学研究需要与有关部门预约，得到允许方可开展研究工作。预约时需要说明和沟通的几个问题如下：①研究的目的；②需要开展的工作；③工作的方式方法；④现场可利用的资源；⑤需要现场配合的工作和提供的条件；⑥知识产权和成果分配等事项。

2. 准备 经过预约，沟通恰当，进入现场调查的实际准备阶段，包括确定人员、人员培训和注意事项、携带的物品，如调查用具、器械等，需要实验室配合的要提前做好准备。

二、现场资料收集

1．管理 较大规模的矿山职业流行病学研究参与的人员多、收集资料的数量大，工作内容复杂，需要做好现场的管理工作。

（1）组织管理：矿山职业流行病学研究十分重视“应答率”，如果应答率低，达不到设计要求，研究的结果就缺乏代表性。提高应答率很重要的措施是做好现场的组织管理，包括：①明确分工，责任到人，课题负责人根据现场工作的类别，将工作人员分为若干工作组，每组有具体负责人和具体的任务，做到统一指挥、统一协调，使现场工作有条不紊，避免忙中出乱，乱中出错。②斟酌人选、合理分工，课题组工作人员的态度对研究对象的影响很大，可以直接影响到应答率和资料的质量。课题负责人在选择现场工作人员时，就要考虑每个人的特长和特点。表达能力差、缺乏耐心的人员不应充当调查员；性格不合或有矛盾的人不能分在一个工作组，避免个人的态度感染到研究对象，失去信任和配合。③制订流程、有序进行，如果现场工作环节较多，而且需要同时开展，需要事先安排好工作程序，避免造成研究对象的混乱而失去配合工作的耐心。

（2）资料管理：现场工作的目的是收集资料，必须做好已经收集到的资料管理工作，由于资料常常来自多个渠道，由不同人员完成，需要制订管理计划保证资料不出现差错，应设专人负责收集、汇总、检查、核实、保管，发现问题现场及时解决，如果撤离现场后发现问题，补救困难极大。

（3）样品管理：现场采样进行实验室检验分析，是矿山职业流行病学研究的重要数据来源和依据，通常包括作业环境因素采样如空气、水、土等，个人个体采样如血液、尿样等。多数情况下，样品不能在现场直接检测，需要运回实验室，这就需要妥善管理，避免出现混乱、丢失、失效等现象。

2．撤离 善始善终，讲究信誉是矿山职业流行病学现场研究应该遵循的原则。撤离工作的内容包括：①告别与致谢，撤离前要与现场管理者和合作者告别，对工作的支持表示感谢。②建议和意见，应邀对突发事件的研究，撤离时必须提出比较明确的建议和意见，此类研究通常是边收集资料，边进行分析，及时发现问题，及时提出建议，及时处理问题。对于专题性研究，需要在资料和数据全部处理完毕后，提出综合性的意见和建议，撤离时需要说明。③沟通与承诺，在联系研究合作问题时，通常有些约定和承诺，如知识产权问题、资料共享问题、帮助解决的问题，以及研究中意外事件的处理问题等，撤离时要沟通好，如何兑现承诺，保证实现约定时的承诺。

第四节　资料分析

资料分析是将现场调查收集的资料和数据，按照设计的要求加工、处理，从中获取有意义的信息，进行科学推理和推论的过程。分析的内容、指标及其方法是设计时确定的，分析过程的核心任务是将研究结果进行科学评价，即根据统计学检验的结果，结合专业知识，对研究结果做出科学解释和评价，产生有价值的科学结论。资料分析的基本程序如下。

一、资料整理和录入

1．整理 现场带回的资料大多记录在各种表格上，以个体访谈的调查表为主。在现场虽然已经经过审核，但在录入前仍需再次审核，检查有无缺失项或逻辑错误，并将实验室检测结果补充到调查表中，发现问题同调查员核实、鉴定，确保资料真实、完整。

2. 加工 审核过的资料，按照设计要求赋值。测量得到的计量资料尽量保留原始数据，不要加工；而定性及分等级的计数资料需要赋值，使每项数据能够进行计算和分析。如果确有缺失项，按照缺失值处理，并提出处理办法，例如计量资料的缺失值可以该项的平均水平替代，计数资料的缺失值可以根据该项的阳性事件率随机确定，即某项指标的阳性率为 10%，以随机的方法选取 10% 有缺失值的研究对象赋予阳性值，余下的 90% 赋予阴性值。

3. 录入 选择一个计算机数据管理系统，将经过整理、加工的数据，按照设计要求录入，并对录入的数据进行逻辑检索。数据录入完毕做好备份，防止丢失、破坏、篡改。

4. 预处理 有些原始数据需要处理后才能用于实际分析，例如将出生年月日转换成年龄，将血清学指标转换成对数，将身高、体重转换成体重指数等。

二、列制分析表格

分析表格的作用是将数据直观地表达出来，使数据间的相互关系更加清晰。原则上，每项分析内容均要有表格呼应，论文中描述的研究数据都能在表格中找到，表 2-1 是 3 个煤矿尘肺结核患病率的比较资料，显然非常直观，一目了然。

表 2-1 不同煤矿尘肺患者结核患病率

煤矿	尘肺人数	结核人数	患病率（%）
A 矿	137	29	17.5
B 矿	460	37	7．4
C 矿	128	31	19.5
合计	725	97	11.8

三、统计学处理

根据研究设计确定的指标及统计学方法对分析表格的数据进行统计学处理，这个过程一般分为三步。

1. 计算指标 如表 2-1 中计算各煤矿尘肺患者的结核病患病率。

2. 统计学检验 如表 2-1 是 3 个率的比较，需要采用 R×C 表的卡方检验。

3. 统计学推论 根据统计学性检验结果，做出各煤矿间尘肺结核患病率是否存在统计学意义的推论。表 2-1 中资料的统计学检验结果为 $\chi^2 = 23.24$；$P < 0.0001$，显然具有统计学意义，即 3 个煤矿的尘肺患者结核患病率存在差异。

在统计学推论时应该注意，如果一项指标的检验结果为 $P > 0.05$，推论时要慎重，不能贸然推论无差异。这时，一要考虑 P 的实际值大小，二要考虑样本量。因为 P 过小，例如 $P = 0.06$，判断错误的概率是很大的；P 受样本量影响，一般情况下，随着样本量增大，P 有减小的趋势，因此要分析研究的样本量是否足够大。

第五节 科学评价与总结

一、科学评价

科学评价是对研究结果做出科学、客观、公正和准确的解释及推论的过程，是产生研究结论的过程。矿山职业流行病学研究科学评价基本思路如下：

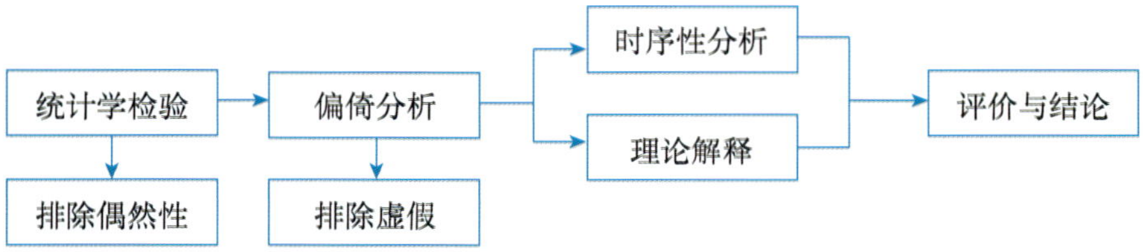

（一）统计学检验

统计学检验的目的是分析研究结果由偶然机会造成的可能性大小，如果可能性很小（$P \leqslant 0.05$）就可以排除偶然性，这是进行进一步评价的基础，如果统计学检验不能排除研究结果的偶然性，可以直接做出否定的结论。当然这是在设计合理、样本量足够大的前提下。因此，在对研究结果进行评价和推论时，首先要进行统计学检验。

（二）偏倚分析

以现场和人群为背景的矿山职业流行病学研究，极易产生各种偏倚。当统计学检验排除了偶然性，还需要分析研究过程中可能存在的偏倚及其对结果的影响。偏倚可以夸大或掩盖事实，也可以造成完全虚假的结果。偏倚分析的目的是排除假象，使研究结果符合客观事实。偏倚分析内容包括：①对偏倚的认识，在矿山职业流行病学研究中，从课题的设计到结果分析，每个环节均可产生偏倚，因此研究者要认真分析，只有认识到偏倚的存在，才能客观的评价研究结果；②对偏倚的控制，为了保证矿山职业流行病学研究的质量，在研究的设计阶段就要考虑采取措施控制偏倚。采取了哪些措施及这些措施的效果，是进行科学评价和做出结论时的重要参考依据。

（三）时序性分析

探讨事物间的因果关系是矿山职业流行病学研究的任务之一，若要推论 X 为 Y 的因或 Y 为 X 的果，不仅需要排除偶然性和偏倚，还要有先因后果的证据，但有些研究方法如描述性研究或病例对照研究，是不能确定因果时序关系，因此选择这样的研究方法进行的研究，不能做出因果关系的推论。

（四）理论解释

统计学推论方法是建立在纯数字基础上，并无判断是否为生物学效应的能力，所以需要结合实际和专业知识，从理论上进行合理的推论和解释。

二、研究总结

矿山职业流行病学研究的总结，根据总结工作的时机可分为阶段性总结和结题总结，结题总结是在项目完成后的一次性总结。当研究的项目较大，需要较长时间完成时，有时需要在项目进行的过程中进行阶段性总结。研究总结根据报告的内容可分为工作报告和技术报告，工作报告是研究工作的过程总结，作为工作业绩上报主管机构，技术报告是研究工作的学术总结，也是学术论文，作为研究的成果备案、发表、交流和推广。

第六节　质量控制

以现场和人群为基础的矿山职业流行病学研究极易产生误差，使研究结果失去真实性，影响研究的质量。因此，在研究中，研究者需要认识和识别各种可能存在的误差，估计和评价误差对研究结果的影响，采取措施控制误差，这就是研究的质量控制。应当认识到，矿山职业流行病学研究过程中，误差是难免的，从研究设计到结果分析、评价，各个环节均有可能因为技术、方法、主观意愿、心理因素而产生误差。如果能够采取有效的措施控制或减少误差，就可以提高研究结果的真实性，否则研究结果将歪曲实际，导致错误的结论。显然，利用这种错误的结论去指导矿山职业危害的防治实践，必然会贻误时机，造成损失。因此，控制研究误差，保证研究质量，是贯穿矿山职业流行病学研究全过程的任务。

一、研究的真实性

研究的真实性（validity）是研究结果与客观实际的符合程度。假定某项研究的实际值是 θ，研究的结果是 $\hat{\theta}$，研究误差是 $\Delta\theta$。研究的真实性可用下式表示：

$$\theta = \hat{\theta} + \Delta\theta$$

如果 $\Delta\theta = 0$，则 $\theta = \hat{\theta}$，说明研究结果与实际值完全一样，研究结果是真实的，具有真实性；如果 $\Delta\theta \neq 0$，则 $\theta \neq \hat{\theta}$，研究结果偏离于实际值，$\Delta\theta$ 越大，偏离程度越大，研究结果的真实性越差。因此，影响研究真实性的原因是误差。这是理论上的推测，而实际的真实值通常是难以知道的（如果知道就无须研究），因此研究的真实性也不能直接估计，只能根据可能的误差及控制情况，从内部真实性和外部真实性两个方面评价。

（一）内部真实性

内部真实性（internal validity）是指研究结果与研究对象真实值的符合程度，即研究结果先不考虑能否外推，而是自身是否真实。例如，在矿山开展井下作业人员血压水平的健康普查，由于工作考虑不周，进入现场前没有进行血压计的校正，其中一台血压计偏高 5 mmHg，可想而知，这次普查的结果不能真实地反映井下作业人员血压水平的实际情况，就是内部真实性。

对于一项研究，内部真实性是基础，因为只有具备了内部真实性，才有可能具备整体真实性。影响内部真实性的因素通常有测量的数据不准确、样本不完整、比较的组间缺乏可比性等。

（二）外部真实性

外部真实性（external validity）是指研究结果与总体对象真实值的符合程度，即研究结果在空间、时间和人间外推具有普遍意义，故外部真实性又称为普遍性（generalizability）。例如，以一个煤矿为样本开展接尘工人尘肺病的普查，在严密组织和严格操作下，可以保证普查结果的真实性，获得该矿接尘工人准确的尘肺患病率，那么是否每个矿接尘工人的尘肺患病率都是这样的呢？如果是，说明研究结果具有可外推性，这就是外部真实性。实际上，一个矿的接尘工人的尘肺患病率受很多因素影响，不可能外推到其他矿，也就是说这样的研究根本不具备外部真实性。由此可见，具有内部真实性的研究结果，不一定就有外部真实性，但如果有了外部真实性，必然会有内部真实性。

在矿山职业流行病学研究中，影响外部真实性的因素通常是样本代表性、样本量的大小等。因此，在保证内部真实性的基础上，扩大研究对象的代表性范围，扩大研究的样本量，可以提高外部真实性。例如目前经常采用的多中心合作研究，就具有这种功能。

二、误差

误差（error）是测定值与实际真实值之差，包括样本统计量与总体参数之差，是研究真实性的反面。

在矿山职业人群中，所研究的每个特征指标个体之间及个体在不同时间均存在一定差异，这种差异为生物学变异，是生物学变化的真实反应。误差也是一种变异，但这种变异是由于研究造成的，对正常生物学变异起干扰作用。实际上，我们所观察到的某项指标的变异，是生物学变异和测量误差之和。如何去除误差的干扰，将研究所要寻求的变异突出出来，就需要认识误差的种类和来源。误差可分为随机误差和系统误差两部分。

（一）随机误差

随机误差（random error）是被测量的生物现象的随机变异或测量方法本身产生的随机波动，而导致的样本研究结果与真实结果之间的差别，其中完全由于抽样而产生的随机误差，称为抽样误差（sampling error），是抽样研究中随机误差的重要来源。应当认识到，以人群为背景的矿山职业流行病学研究，只有采用普查的方法，可以直接获得总体的参数，不存在抽样误差，否则抽样误差是不可避免的。这是因为生物现象具有变异，在有变异的总体中抽取的样本，所得到的结果不可能恰好与总体值相同，总会有一定差别。例如，测量 100 个人的平均身高为 165.4 cm，如果从中抽取 10 人测量，其平均值恰好等于 165.4 cm 的机会是不多的，因为每个人的身高不同，不同人的组合会有不同的平均值。这种样本值与总体值之间的差别完全是抽样引起的，如果不抽样，就不存在这种差别。不仅如此，实验者对随机出现的实验因素的波动也是无法控制的，因此随机误差是客观存在，是不可避免的。

如果抽样或实验因素的波动是随机的，那么由此引起的误差也是随机分布的，因此被称为随机误差。随机误差没有固定的方向和固定的大小，如果反复多次抽样或试验，误差呈正态分布，并可以用统计学的方法估计，例如抽样误差的基本公式为：

$$S_{\bar{x}}=\frac{S}{\sqrt{n}}$$

式中 $S_{\bar{x}}$ 为抽样误差，S 为样本的标准差，n 为样本量。由式可见，抽样误差与个体的变异程度成正比，与样本量成反比。因此，研究的指标变异小时，随机误差较小；增大研究的样本量可以减小随机误差。

（二）系统误差

系统误差（systematic error）是在一定条件下，由于某种特定因素使研究结果出现的系统性偏差，其表现形式有：①研究结果始终偏向真实值的一侧，偏大或偏小；②研究结果与时间或空间顺序有线性趋势；③研究结果随时间出现周期性变化。系统误差的表现与导致误差的因素性质有关，例如试验使用的仪器有偏差，是使研究结果始终偏向一侧的原因。

与随机误差相比，系统误差具有以下特点：①在同一实验条件下，系统误差的方向和大小是基本恒定的，当实验条件改变时，可按照一定规律发生变化。因此，只有改变研究的条件，才能发现系统误差；②定量估计系统误差有困难，但可以确定其作用的方向；③系统误差是人为造成的，是可以消除的；但多数系统误差一旦发生，不能通过技术纠正，只能重新进行研究；④系统误差可以发生在研究的各个环节。产生系统误差的原因很多，可以来自研究方法、研究对象、试验方法、仪器设备、试剂、资料处理等。

（三）偏倚

偏倚（bias）属于系统误差，是在以现场调查为主的一类研究中，由于某些因素的影响，导致研究结果系统地偏离其真实值，通常将这种现象称为偏倚，具有系统误差的基本特点。以人为对象的研究最容易产生偏倚，因为人的心理反应和依从性在研究中是难以控制的，同时不能像动物实验那样保证各组的实验条件相同。正因如此，矿山职业流行病学的研究不可能做到没有偏倚，只有通过研究者的周密设计和科学思维尽量识别和减少偏倚。个别偏倚可以利用统计学方法纠正，如混杂偏倚。但多数偏倚一旦发生就无法处理，需要研究者在设计时就能够识别偏倚，并提出具体的措施控制偏倚，保证研究的质量。

三、偏倚及其控制

偏倚的种类很多，一般将其概括为三大类，即选择偏倚、信息偏倚和混杂偏倚。

（一）选择偏倚

选择偏倚（selection bias）是在选择研究对象时，由于方法不当使得入选对象与未入选对象之间存在系统差异，导致研究结果系统偏离真实情况。研究对象的选择是研究设计时所决定的，因此选择偏倚主要产生于设计阶段。选择偏倚主要影响样本的代表性和可比性，例如在描述性研究中，样本不是随机抽取而是任意选择的，这样的研究结果显然不能代表目标人群；在分析研究中，对照组与观察组缺乏可比性，比较的结果就不是研究因素的实际作用。

1. 常见的选择偏倚

（1）入院率偏倚：在医院就医的患者中选择研究对象时，由于各种疾病的入院率不同而导致的偏倚为入院率偏倚（admission bias），又称伯克森偏倚（Berkson’s bias）。疾病的入院率受多方面因素影响，患者是否就医受到患者与医院的双重选择，如疾病的严重程度、人们对疾病危害的认识程度、经济水平及医疗卫生服务状况、医院的技术特长和信誉程度等。显然，医院的患者只是患病群体中的一个特殊部分，利用他们作为研究对象，其结果与实际情况必然相差甚远。如果所研究的疾病入院率为100%，那么这种偏倚就可以忽略不计，但这种情况在一所医院内是很难出现的。因此，以医院患者为对象的研究，结果解释时需要谨慎。

（2）无应答偏倚：由于无应答者造成的研究样本不完整而导致的偏倚为无应答偏倚（nonrespondent bias）。无应答者是指在研究结束时没有完成计划的研究对象，包括失访、退出、拒绝提供信息等。无应答偏倚的大小，一是与无应答者数量有关，无应答的数量越大，样本的完整性越差，偏倚越大；二是取决于无应答者的特征与应答者是否一致，差别越大，偏倚越大。例如，某矿医院通过信访，调查该院研制的治疗矽肺药物的效果，将初期治疗的100例矽肺患者作为调查对象，结果收回30封信，其中 25 人反映药物有效，5 人认为无效。据此该院得出结论，他们的药物治疗有效率达到了 80%（25/30）以上。而进一步的调查表明，无应答的 70 人多数已经死亡，显然 80% 的治疗效果是虚假的，造成的原因是无应答偏倚。

（3）现患 - 新发病例偏倚：在病程较长的疾病研究中，选择现患病例为研究对象而造成的偏倚称为现患 - 新发病例偏倚（prevalence-incidence bias），又称奈曼偏倚（Neyman's bias）。现患病例是指研究时存活的病例，不包括死亡和病程短的病例。同死亡病例比较，现患病例之所以能够存活下来，可能在特征上有所不同，因而是该患者群的一个特殊部分。另外，同新发病例相比，某些现患病例患病后会改变原来的生活方式与习惯。这样，在研究中以现患病例为对象，不仅不能代表该病的全部患者，而且提供的信息有误，使研究结果发生偏倚。如果以新发病例为对象可以克服上述问题。

2. 选择偏倚的控制

（1）提高抽样技术：随机抽样和随机分组是保证研究样本具有代表性的重要措施，如果人群的某些特征对研究结果影响较大，如性别、年龄等，可以采用分层随机抽样的方法，增加样本的代表性。如果做不到随机，必须声明样本的局限性以及研究存在的缺陷。

（2）多中心研究：如果研究只能在医院进行，应该选择多家医院同时参与，最好包含本地区所有能够治疗该病的医院。这样虽不能排除入院率偏倚，但可增加样本的代表性。在医院做研究不一定要求病例代表所有患该病人群，而是应该代表所研究的类型患者。

（3）处理无应答：研究人员的态度是争取研究对象合作，提高应答率的基本保证，因此在研究开始前，除了做好研究对象的组织宣传工作外，还要对调查员进行培训，使其掌握调查技巧。如果一项研究的无应答率超过了 10%，需要对无应答者进行随机抽样调查，分析无应答的原因。如果无应答是随机的，即无应答者的特征与应答者差异无统计学意义，无应答偏倚很小，可以忽略不计；如果差异有统计学意义，则应当继续做工作，尽可能多的调查无应答者，使无应答率降低到 5% 以下。

（4）统一选择标准：在选择研究对象时，观察组与对照组必须按照统一的标准纳入或排除某些具有干扰性的研究对象。例如，在观察尘肺治疗效果时，实验组与对照组均不应含有合并结核的患者。

（二）信息偏倚

信息偏倚（information bias）是在研究资料收集中由于方法和技术等原因造成数据资料存在系统误差。信息偏倚主要发生在研究的实施阶段，根据偏倚在各研究组的分布是否均匀，可分为差异性和非差异性两类。

差异性信息偏倚是指信息的系统误差在各比较组间不一致，而非差异性信息偏倚是指系统误差在各比较组间一致。例如，井下高温作业对工人血压影响的研究，假如用来测量的血压计未经过校正（偏高 5 mmHg），如果所有实验对象均用这一台血压计测量，那么误差在高温作业组与对照组是相同的，这就是非差异性的信息偏倚；如果高温作业组测量完后，又使用另一台准确的血压计测量对照组，那么这时的误差仅在高温作业组有，这就是差异性的信息偏倚。非差异性的信息偏倚一般对比较结果的影响相对较小，通常是造成低估（掩盖差别）；而差异性信息偏倚则可以造成虚假的比较结果。

1. 常见的信息偏倚

（1）测量偏倚：矿山职业流行病学研究所需的指标及数据是通过测量获得，包括询问、观察、检测和检查等，在测量过程中，任何原因导致的研究信息不准确则为测量偏倚（detection bias），是最常见的信息偏倚。

（2）回忆偏倚：在矿山职业流行病学研究中，经常需要研究对象通过回忆提供过去的暴露史，那么由于记忆的准确性和完整性使所得到的数据存在误差，为回忆偏倚（recalling bias）。回忆偏倚理论上讲应该是非差异性的，因为观察组和对照组都存在记忆的准确性和完整性问题。但在实际中会发现，研究对象所处的状态不同，回忆的积极性不同，甚至会联想和夸大事实，使信息偏倚呈现差异性。例如，在职业健康调查中，生产线的职工对暴露程度回忆的热情程度大于对照组。

（3）研究者偏倚：是由于研究者为获得阳性结果的心理作用，在调查中利用带有倾向性的询问技术，或测量中不能严格按照标准将指标分类，导致的测量结果误差为研究者偏倚（researcher bias），也称诱导偏倚（inducement bias）。研究者偏倚是差异性的，是虚假结论的重要原因。

2. 信息偏倚的控制

（1）盲法观察：在以人为对象的研究中，研究对象及研究者的主观心理因素往往是导致信息偏倚的重要来源。单盲的方法可以控制来自研究对象的主观心理因素的影响，双盲的方法可以同时控制研究者的影响，是保证研究结果准确可靠的重要手段。

（2）统一标准：在研究开始前，每个参与人员必须明确每项指标的含义及其测量方法，按照统一要求、统一方法、统一技术、统一标准进行测量和结果判断。

（3）保持平衡：是指观察组（试验组）与对照组在以下几个方面保持平衡：①研究时期平衡，即同期开展研究；②研究条件平衡，即研究的方法、方式、环境保持平衡；③研究的人员平衡，即每个测量人员完成的对象比例相同，例如一个调查员完成了10%的病例调查任务，那么该调查员也应该完成10%的对照调查任务。平衡观察可以克服或缩小差异性信息偏倚。

（4）资料核实：由个人提供的资料的准确性及回忆偏倚的大小，可以通过与历史记录核对的方式进行判断，如个人疾病史与病历核对、职业性暴露与职业史核对等。如果出入较大，可以认为提供资料不准确，回忆偏倚较严重，需要进行重新调查。

（三）混杂偏倚

混杂偏倚（confounding bias）是由于外界因素（研究因素以外的因素，或称第三因素）的作用，干扰了研究因素与研究结局之间的联系，使二者之间的真正联系被错误估计产生的偏倚。导致混杂偏倚的外界因素称为混杂因素（confounding factor），它是客观存在的，可以夸大或掩盖因素间实际的联系程度，其混杂作用产生于资料的分析过程。

1. 混杂因素的特点

（1）混杂因素必须是所研究结局的危险因素，即混杂因素必须与所研究的结局有关联。

（2）混杂因素必须与所研究的因素存在统计学联系，即二者之间有关系。

（3）混杂因素一定不是研究因素与研究结局因果链中的一个环节或中间变量。

（4）混杂因素的分布与研究因素有关，即存在混杂因素的人群也存在研究因素。

在矿山职业流行病学研究中，年龄、性别、工种、工龄等因素常常具备上述特点，是经常要考虑的可疑的混杂因素。具备上述特点的因素，如果在各研究组的分布不一致，就会产生混杂偏倚。例如，工种和矽肺均与暴露粉尘的性质有关。掘进工以岩尘暴露为主，暴露岩尘矽肺发病率最高，因此，在不同煤矿之间进行矽肺发病率比较时，如果一个矿掘进工的比例大于另一个矿，即使这个矿实际矽肺发病率低于另一个矿，也会出现错误的估计，这就是混在偏倚。

2. 混杂偏倚的识别 对于研究结果是否受到混杂偏倚的影响，可以通过比较对混杂因子控制前后效应的变化程度来判断。通常将控制混杂因子前的效应称作粗效应，如粗 RR（或 cRR），而将控制混杂后的效应称为调整效应，如调整 RR（adjust relative risk，aRR）。

如果 $cRR = aRR$，则 cRR 不存在混杂偏倚；如果 $cRR \neq aRR$，则 cRR 可能存在混杂偏倚，如果 $cRR > aRR$，则可能存在正混杂偏倚，即混杂因子夸大了实际的效应；如果 $cRR < aRR$，则可能存

在负混杂偏倚，即混杂因子掩盖了实际效应。

例如，一项石棉暴露与肺肿瘤关系的研究发现 $cRR = 3.20$，研究者认为年龄是混杂因素，因为年龄与石棉暴露和肺肿瘤均有关系，控制年龄后 $aRR = 4.79$，$cRR < aRR$ 说明由于年龄的混杂影响，掩盖了石棉对非肿瘤的实际联系。

3. 混杂偏倚的控制

（1）随机分配：在实验性矿山职业流行病学研究中，随机分配可以使混杂因素相对均匀地分布在各组间，减少混杂因素的影响，但并不能完全控制混杂。

（2）匹配设计：在研究设计时，将可疑的混杂因素作为匹配条件选择对照，一个因素一旦被匹配，该因素在各组间的分布完全一致，因此也就不起混杂作用，同时也意味着该因素失去参与分析的机会。因此，虽然从控制混杂偏倚的角度考虑，匹配的因素越多越好，但在实际工作上不宜过多。通常年龄、性别、工种、工龄、经济文化水平等，是各类矿山职业流行病学研究中首选的匹配条件，因为这些因素是最为常见的混杂因素。采用匹配设计，应该符合以下要求：①因为条件限制，如时间、经费、人力等资源有限，不能开展大样本研究；②因为研究的疾病罕见，没有足够的研究对象；③匹配的条件不宜过多，除年龄、性别之外，其他因素需要慎重。

（3）分层分析：按照混杂因素的有无或等级将资料分成若干层后再进行的分析为分层分析，是控制混杂偏倚有效的方法之一。分层分析采用 Mantel-Haenzel test（曼特尔 - 亨塞尔检验），可参见有关统计学方法书籍。

（4）多因素分析：如果一次需要控制的混杂因素较多，如 2 个以上，需要借助多因素分析方法，目前通常采用线形回归模型和 logistic 回归模型，多数统计学分析软件具备多因素分析的功能。

四、各研究阶段质量控制的任务与措施

在矿山职业流行病学研究中，如果发现各比较组间存在差异，有如下可能：①抽样误差造成；②偏倚造成；③研究因素的作用。是否为抽样误差造成，可以通过统计学显著性检验辨别。因此，识别、分析、控制偏倚就成为矿山职业流行病学研究中质量控制的核心内容，也是研究者必须具备的基本功之一。

质量控制是一个系统工程，贯穿于研究的全过程，将研究的每个环节都置于研究者的严密监视之下。设计、测量、分析是职业流行病学研究过程最为重要的三个阶段，在各阶段质量控制的内容和重点有所不同。

（一）设计阶段

研究的方法、对象、方案等一系列问题是设计阶段决定的，如果存在问题将会直接影响研究结果的真实性，因此研究者在设计上严格把关是质量控制的重要环节。

1. 主要偏倚 在研究的设计阶段可能产生和可以控制的偏倚主要有选择偏倚和混杂偏倚。虽然混杂偏倚出现在资料的分析阶段，但在设计时也可以采取措施对可疑的混杂因素进行控制。

2. 主要任务设计 这是研究的起步阶段，是制订研究计划和指南的过程，其中包括质量控制。在设计时质量控制重点解决以下两个问题。

（1）研究对象的代表性：影响样本代表性的因素有：①样本的来源，在总体中选择的样本具有较好的代表性；②抽样方法，随机抽样可以减小样本的偏性，提高代表性；③样本含量，随样本量增加，抽样误差减小，研究结果的稳定性和代表性提高；④无应答率，如果无应答率超过 10%，或无应答不是由于随机的因素造成，样本缺乏代表性。

（2）研究组间的可比性：设立对照是矿山职业流行病学研究的基本原则，保持对照组与实验组之间非处理因素的均衡可比是设置对照的原则。影响组间均衡可比性的因素有：①分组方法或选择对照的方法，随机分配是实验性研究，匹配设计是观察性研究保持组间平衡的基本方法；②执行标准，各组之间研究对象的诊断标准、排除标准、纳入标准、结果判断标准需要统一，特别是对研究结果有影响的因素，如年龄、性别、工种、工龄等，限制标准在各组应该完全一致；③研究条件，如果研究的条件各组间不能保证一致，包括方式、方法、时间、环境、设施、试剂、人员等，则非处理因素在组间的分布是不均衡的。

3. 主要措施

（1）严格科研设计：科研设计决定了研究使用的方法、对象、评价指标等一系列重要内容，任何一项内容如果设计不合理或错误，都将直接影响研究的质量，如选择研究对象不恰当、抽样方法不正确、研究对象分组不科学、样本大小不适当、实验方法不妥当、缺乏客观评价指标、实验室无质控标准以及诊断标准、排除标准、纳入标准不统一等。在设计中，应该将质量控制作为一项重要内容列入设计报告，具体包括分析可能产生误差和偏倚的环节及步骤，提出相应的控制措施和技术，分析质量控制的效果及对研究结果的影响等。研究者应当认识到，许多设计上的问题一旦发生是难以消除的，唯一的方法是进行严格、周密的科研设计，从源头上和方法上杜绝和预防偏倚的发生，确保研究质量。

（2）遵守设计原则：随机、对照、盲法是矿山职业流行病学研究科研设计的重要原则，设立这些原则的根本目的是提高研究质量，控制偏倚发生的机会，保证研究结果和结论具有更高的真实性和可靠性。

（3）选择设计方法：在设计阶段可以通过选择具有控制混杂作用的方法，来提高各研究组间的可比性，如匹配设计、分层设计、限定设计等。匹配设计适合小样本的研究。分层设计是先对目标群体进行分层处理，如按照尘肺期别分成若干层，再在各层随机抽样或分配，是保证样本具有代表性和组间可比性的有效设计方法。为了保证研究对象的同质性，在设计时可以制订严格的研究对象入选或排除条件，是提高研究内部真实性的有效方法。例如，在粉尘暴露与尘肺的研究中，工种是混杂因素，可以规定研究对象仅限于掘进工或采煤工。限定入选条件的设计，有利于提高研究的内部真实性，但研究结果仅限于研究人群，不能观察到问题的全貌，缺乏外部真实性。

（4）设置多重对照：在一次研究中设计几种不同来源的对照，例如接尘工人结核病的研究，可以在同一个煤矿选择一组非接尘对照，再在社区选一组非接尘对照，比较不同对照产生的结果，可以判断选择偏倚的大小。如果一次研究中，不同对照间的结果相差较大，表明存在选择偏倚，否则结果具有真实性。

（二）测量阶段

测量阶段也就是研究按照设计方案实施的过程，主要目的是通过测量收集与研究有关的数据资料，是产生结论的重要依据。测量阶段是整个研究中占时间最长、涉及人员最多、步骤最为复杂的阶段，也是最容易出现误差、发生偏倚的阶段。因此，狭义的质量控制主要是针对这一阶段而言。

1. 主要偏倚测量阶段 这一阶段包括试验和测量两个过程，任何方法和技术的失误，主观和客观因素的干扰均将影响测量结果的真实性和可靠性，这一阶段可能产生和可以控制的偏倚为信息偏倚。

2. 主要任务测量阶段 质量控制的目标是保证测量值的真实性和可靠性，因此该阶段质量控制的主要任务之一是提高实验和测量技术水平，减少信息偏倚；二是评价测量值的真实性和可靠性，发现问题及时纠正。

3. 主要措施

（1）人员培训：参与测量人员的素质、态度、技术、方法的熟练程度、结果判断标准的掌握等因素，是质量控制的基本保证。因此，必须按照设计方案对参与测量人员进行反复训练，达到统一认识、统一方法、统一标准。

（2）预实验：预实验的内容除了按照设计步骤进行以外，还包括仪器校准、环境控制、标准判断、试剂配制等准备及探索工作，对发现存在的问题及时修改设计计划。

（3）平衡测量：每个测量人员和每台仪器测量各组的比例应该相同，避免由于测量人员的个体差异和仪器的系统误差造成组间误差不一致。例如，试验组与对照组最好由一个人同时测量，不要一个人负责试验组，另一个人负责对照组；也不要先完成试验组的测量，再进行对照组的测量。

（4）盲法：是避免观察者和观察对象主观心理因素造成的信息偏倚最有效的方法。

（5）控制无应答：做好研究对象的组织工作，提高依从性，是控制无应答的关键。无论是在临床，还是在矿山现场开展研究，研究者必须要持有科学、严谨、诚实、谦逊的态度对待每一个研究对象和每一个细节问题，争取研究对象的支持与配合。

（三）分析阶段

分析阶段是测量结束后，对测量数据进行整理分析，评价推论的阶段。

1. 主要偏倚

（1）混杂偏倚：是分析阶段的主要偏倚，即使在设计中采取了控制混杂偏倚的措施，如匹配设计等，也不可能将所有混杂因素全部排除，因此在产生结论前，还需要分析有无混杂偏倚存在。

（2）研究者偏倚：由于关系到研究的结论，研究者可能在一些资料的取舍、资料处理方法选择上随意性过大。例如，对照组个别观察对象某些指标缺失（没有测量）时按照阴性处理，而试验组的观察对象出现这种情况则剔除，或按平均水平处理。

2. 主要任务及措施分析阶段 质量控制的主要任务是分析和控制混杂偏倚，对研究结果进行科学评价，采取的主要措施有如下。

（1）认真核实资料：现场调查或实验结束，应该在现场立即核实数据记录表，对缺项、空项、极值、不符合逻辑性的数据，应当查明原因，属于错误的及时补救。核实无误的资料，选择恰当的计算机数据管理软件录入，并对录入数据进行逻辑检索。样本量和数据量较大的研究，可以采用双人录入，通过数据文件对比分析，发现录入错误。

（2）采用盲法分析：由与研究无关的人员或不明确分组内容的人员实施资料的分析处理，可以控制研究者主观愿望对研究结果的影响。

（3）控制混杂偏倚：采用层分析、率的标准化和多因素分析等方法对可疑的混杂因素进行控制。

第七节 调查表设计

调查表是经过严格设计、便于现场使用和记录结果的表格，是矿山职业流行病学研究现场测量和记录数据的重要工具，收集哪些数据和数据的类型都由调查表决定。从某种意义上讲，调查表设计的质量决定了研究的成败，例如研究的目的是筛查某职业危害的危险因素，如果在设计时重要的因素没有被列入调查表，那么花费再大气力也达不到目的。调查表是将所要收集的数据以提出问题的方式列制，因此调查表也称为问卷（questionnaire）。

一、调查表问题的类型

（一）开放式问题

调查表中只有问题，不设备选答案，应答者根据自己的理解自由回答问题，答案是应答者的语言记录，这类问题为开放式问题。例如：

（1）您认为粉尘对人体有哪些危害？

（2）您认为个体防护粉尘包括哪几个方面内容？

开放式问题，应答者的思维不受限制，可以自由发挥，有利于发现研究者不知晓的深层次问题。但答案受应答者的文化、知识和理解能力的影响差别很大，不易进行量化分析，一般应用于征求意见、建议的社会性调查，或对研究人群某种知识的掌握程度及社会需求的调查，或对某个不十分熟悉问题的探索性调查等。

（二）封闭式问题

调查表中对每个问题设置数个（2个及以上）备选答案，应答者从中选择1个或几个（根据设计要求）最适合自己情况的答案，这类问题为封闭式问题。例如：

（1）您知道怎样防护粉尘吗？

①知道；②不知道。

（2）您在粉尘作业时采取的粉尘防护措施有哪些？

①佩戴防尘面罩；②不清楚；③没措施。

多数情况下，每个问题只有一个答案，调查对象只要在选中的答案上画“○”，或画“√”即可，因此封闭式问题的回答简单容易、节省时间，而且问题的应答率高，答案准确可靠，容易转化成变量进行统计分析，适合于各种文化程度的应答者及大范围的现场研究。封闭式问题是目前调查表设计最常采用的问题类型。

但封闭式问题局限了应答者的思维，如果设计者对问题考虑不周全，有时不能得到完整的答案，影响了研究的发现。例如在调查粉尘防护措施时，实际上不仅是佩戴防护面罩，还有类似湿式作业、通风等措施。可见，备选答案设计需要设计者对问题有一个全面的了解。

（三）半封闭式问题

调查表中的问题既有备选答案，也给应答者留有自由回答的余地，这类问题为半封闭式问题。半封闭式问题比较灵活，可以弥补备选答案考虑不周全的缺点。例如：

您的工作环境中有哪些有害因素：

①粉尘；②噪声；③震动；④高温；⑤化学物（名称）；⑥其他（请详述）。

其中备选答案⑥其他（请详述）就是一个开放式问题，当前5个答案均不符合调查对象的实际时，可以描述自己所暴露的有害因素。

在实际操作中，同一份调查表中可以同时采用几种方式设计，例如多数问题是封闭式的，个别问题是开放式的，或将某些不是很成熟的问题设计成半封闭式。

二、问卷设计原则

1. 内容丰富、全面和详细　由于现场研究的组织十分困难，需要投入大量人力、物力和时间。因此，为了提高调查的产出，避免由于调查的项目不全或不详细，造成无法进行分析的遗憾，调查表的内容设计应当尽量详细和丰富。理论上，调查的内容越多，产出越高，对问题的认识和解释越全面，成功的把握越大。所以除非有充分的理由，一般不要轻易剔除一些认为无关的因素。当然调查表内容过多，会增加调查的时间，有时会引起调查对象的厌倦与反感，因此大规模人群调查时问卷需要精炼，一般在半小时内完成为宜。

2. 指标客观、量化和标准 无论是自变量还是因变量，设计时要尽量选择具有统一标准的客观指标，如年龄都采用出生年月，而不用成年、未成年；心理因素都采用标准的量表测试，而不用个人的描述；体验式的问题可采用间接的方式测试，而不仅凭个人感觉和感受，例如对食盐的口味调查，不仅仅提问是否“口重”，可用含盐的棉拭子测试。具有量纲的问题直接记录实际数据，如年龄、身高、体重、血压等；不具有量纲的问题或不宜精确定量的问题，可以按照问题的严重程度或等级分类，如饮酒习惯可分为每天、经常、偶尔、不饮 4 个级别。调查因素提供的信息量量化指标＞分等级指标＞二分类指标。

3. 文字简洁、直接和熟悉 在设计问题时要考虑是否能够被所有调查对象接受，特别是文化程度较低的调查对象是否能够理解，因此最好使用大家熟悉的语言，对问题直接提问，尽量避免使用专业术语，以免造成误解和误会。例如，“你知道你的工作环境有哪些职业危害因素吗？”，这个问题就过于专业化，可能多数回答者不知道职业危害的内容，不如直接提问“您的工作环境中有以下哪些有害因素？”。

4. 问题清晰、明了和明确 模糊的问题不易提问，也不易准确回答，如果调查对象看不懂或听不懂问题，回答只能是随心所欲，模糊不清。例如，矿工饮食营养调查“您喜欢吃什么？”这个问题就不明确，不知问题是指主食、蔬菜、水果，还是鱼类、肉类等。有时问题太精确也无法回答，例如“您每天吃多少克蔬菜？”类似问题的主观要求精确，但实际中是无法得到确切答案的。

5. 答案准确、可靠和可用 问题的答案是我们进行分析推理的依据，如果答案不准确，或得到的答案不唯一，或答案无实际意义，都将影响结果分析。例如，调查吃鱼类及水产品的量对矿工健康的影响，问题是“您是否喜欢吃鱼及水产品？”，备选答案有：①喜欢；②一般；③不喜欢。这个问题似乎比较明确、直观，答案也比较准确、可靠。但仔细想一下，这个问题对研究有什么用呢？喜欢与不喜欢并不反映实际的摄入量，而是个人的感觉。类似的问题在调查研究中经常遇到，所得答案很难做到准确、可靠和可用。

6. 措词恰当、无偏和礼貌 问题应避免使用带有暗示或感情色彩的措词，否则会引起偏倚，特别是在矿山职业流行病学中，调查职业病、环境污染、政府行为、政策等方面的问题时要特别注意，此时所有的暗示会夸大事实，导致调查结果出现偏倚。另外，问题要避免影响个人的自尊感，避免尴尬的问题，确实需要询问个人隐私问题，用词要注意礼貌。

三、调查表设计内容

规范的调查表包括封面信、填表说明、问题、备选答案和编码几个主要部分。各部分的设计要点如下。

（一）封面信

1. 封面信的内容 封面信是调查表的首页，写给调查对象的说明信，具体内容有调查组织机构、调查者的身份、调查目的和意义、调查内容和要求以及调查员的承诺和保证、对调查对象合作的请求和致谢等。

2. 封面信的表达 调查对象对调查有知情权，封面信的作用就是让调查对象了解调查的组织机构、调查者的身份、调查目的和意义、对调查者的影响等信息，达到对调查的知情同意，从而取得调查对象的信任，增加他们的安全感，以便积极主动参与调查。因此，封面信的语言表达必须诚恳、真挚，令人信服，多用感激的语言，避免出现“为你们提供免费服务”等商业用语。现场面对面问卷调查时，封面信可单独印制，现场分发集中讲解，调查员可不再重复。采用信访的形式调查时，封面信作为问卷的首页，是问卷的重要组成部分。

3. 封面信实例

尊敬的工友：您好！

我是 ××× 医院的一名医生，现在正在做关于矿工结核病危险因素的调查，以便为矿工结核病的预防提供科学依据。根据我们的科研计划，选中您作为我们的调查对象。您所提供的信息对我们的研究有重要意义。我们向你承诺，您的姓名和其他可以识别您的资料不会出现在任何研究报告和发表刊物中，请您放心如实填写。衷心感谢您对我们调查工作的支持。

××× 医院矿工结核病防治课题组

年　月　日

（二）填表说明

填表说明是关于调查表中每个问题的定义、解释以及填写方式。

1. 访谈式调查　访谈式调查由调查员直接询问调查对象填写调查表，因此调查表的填写说明可以单独印制成说明书，发给调查员，是调查员培训的重要内容。调查过程中，调查员应严格按照说明书要求进行调查和填写。如果采用的是集体访谈调查，则统一进行讲解和示范，保证调查的质量。

2. 信访式调查　如果采用信访式调查，则填表说明应该印制在调查表封面信的后面，下面是一个信访调查调查表的填表说明实例。

填表说明：

1. 请结合您的工作经历、部门实际或您的观点认识等填写问卷；
2. 问卷以单选题为主，除非注明“可多选”；
3. 如果问题中的情况您从未遇到过，请选择表示频率或程度最低的选项；
4. 请将回答填写在问题后边的括号内或横线上，请勿遗漏任何问题。

例如：

1. 您的性别：①男；②女（1）
2. 您的年龄：36 岁

（三）问题及备选答案设计

1. 问题的来源问题　针对调查因素而设计的便于提问的语句是调查表设计的核心内容，也是矿山职业流行病学研究的关键技术之一。问题主要来自个人的经验积累，文献报道的研究成果，集体讨论，以及咨询专家，也可以直接选用他人类似调查时建立的问卷。

2. 问题排列　将收集到的问题进行汇总、筛选，对确定下来的问题，要按照一定顺序排列，问题的排列规则如下。

（1）先一般后特殊：通常是按照基本问题（有关调查对象人口学问题）、主要问题［是需要解释的问题，包括假设因素（自变量）、混杂因素、效应因素（因变量）等］、检测项目等顺序排列，如果有敏感或牵涉个人隐私的问题，应当排在最后。

（2）先简单后复杂：在同一类问题中，容易回答的在前，不易回答的在后。

（3）先封闭后开放：如果调查表中既有封闭型问题，又有开放型问题，那么开放型问题应该放在最后。

（4）先近况后回忆：如果调查内容与时间有关，应该先调查目前状况，再调查过去情况。例如，关于个人疾病史调查，应该查明现病史后，再调查既往病史。

（5）先归类后排列：先根据项目的性质和关系进行分类，将同类或有关系的项目排列在一起。

3. 答案排列 开放式问题答案是自由式的，在问题后留有一定空间由调查对象自由发挥。封闭式的答案有以下几种形式。

（1）填空式：数字表达的答案多采用填空式，调查对象将数据直接填入问题后的空格，如“您的出生日期年月”，答案直接填写在横线上即可。在实际调查中经常出现将量化指标转化成定性指标的情况，例如血压不记录实际测量值，而是记录是否为高血压；身高、体重记录为消瘦、正常、超重、肥胖几个档次，这种设计是不科学的。数值变量记录实测值不仅方便现场调查，而且获得的信息量大，可以计算均数、标准差、剂量反应关系等许多有价值的统计分析指标，如果分析需要分类，可以利用计算机直接转换，简捷准确。因此，凡是用实测数字表达的答案一定要填写实际数据。

（2）单选式：每个问题设有 2 个及以上的备选答案，要求调查对象只能选择其中最适合自己的 1 个，是封闭式调查最常用的答案形式，答案唯一，便于分析。

（3）多选式：调查对象可以从备选答案中选择几个符合要求的答案，此类问题需要注明可以多选。

（4）等级式：各备选答案之间存在程度上的差别，此类答案排列规则一般是由低向高。

（5）表格式：对同一个主题提出的系列问题可以采用表格的形式设计答案。

（四）编码设计

计算机技术的普及为调查资料的统计分析创造了有利条件。将问卷中文字表达的调查结果转换为计算机能够识别的数字的过程为编码。开放型问题编码相对困难，只能根据答案的分布状况决定代码，有时无法编码。对于封闭型问题多采用先编码，即在列制问卷时已经编码，例如问题“您是否吸烟”：①否；②是。这里答案的序号可以看做是编码，即不吸烟 =1，吸烟 =2。

1. 编码规则

（1）唯一性：1 个问题中，每个编码只代表 1 种答案，每个答案必须有 1 个编码对应，不能重复，不能遗漏。例如矿工调查，掘进工 =1，采煤工 =2，辅助工 =3，其他 =4。

（2）逻辑性：答案为数字填空式，或为测量到的实际数据，可直接用数字本身编码，如身高 175 cm，该问题的编码为 175。答案为定性的，否定的为 1，肯定的为 2，或肯定为 1，否定为 0。答案为分等级的，程度最低的为 1，依次增高。答案为类别的无要求，如工人的血型等。

（3）极值化：原则上每个问题必须有答案，不能出现空格，如果确有因为种种原因无答案时，采取极值化处理，即对缺失项给予极值编码，如 999 等。

2. 编码方式 简单的方式是直接在答案的编码上打“√”，这样调查时简便易行，但输入数据时需要查找对应。如果在问卷的右侧，每个问题后的空白处留有编码空间，将编码填入，则便于计算机输入。如下例中右边的括号为编码区，括号内数字为该问题的编码。

（1）您的学历：①大专②本科③硕士及以上　　（2）

（2）您是否吸烟：①曾经吸②现在吸③一直不吸　　（3）

（徐应军）

参考文献

[1] 张伟刚．科研方法导论［M］．2版．北京：科学出版社，2015．
[2] 马骏，赵醒村．医学科研设计方法［M］．北京：北京大学医学出版社，2013．
[3] 梁万年．医学科研方法学［M］．北京：人民卫生出版社，2002．
[4] 詹思延．流行病学［M］．7版．北京：人民卫生出版社，2012．
[5] 王福彦．医学科研方法［M］．2版．北京：人民军医出版社，2013．
[6] 陈坤，陈忠．医学科研方法［M］．北京：科学出版社，2011．

第三章

矿山职业卫生安全问题的分布与测量技术

矿山职业卫生安全问题与矿山的发展息息相关，了解矿山职业卫生安全问题在不同人群、不同时间、不同地区的存在状态及其发生发展规律，是描述性研究的主要内容，也是分析性研究的基础，更是分析探讨矿山职业卫生安全问题的基础和起点。通过现场调查和相关资料的收集与分析，全面、系统地描述矿山职业卫生安全问题在不同时间、不同地区及不同人群中的频率及分布特征，以便探索矿山职业卫生安全问题的流行规律及影响因素，为形成病因假设及探索病因提供数据基础，为职业卫生服务需求及矿山职业病及相关疾病的临床医学研究提供重要的信息，为制订和评价防治矿山职业卫生安全问题的策略和措施提供科学依据。

第一节　矿山职业卫生安全问题的测量指标

矿山的职业卫生安全问题主要是健康与安全的问题，因此为了定量研究人群中疾病及健康状态的分布特征，需要用相应的指标描述矿山职业卫生与安全问题事件在人群中出现的频率，以便更深入了解和认识影响矿山行业从业人员的健康和安全问题，拟定预防控制措施和策略，从而减少对职业人群的危害和减轻社会经济负担。

在对矿山人群健康及相关事件进行流行病学描述时，为了更好的比较分析，以便发现并找出病因线索，常常需要用数量来表示。率（rate）或比（ratio）是反映研究分布的常用指标（详见第八章第二节），其概念与用途各不相同。

一、率与比

1. 率　率是说明某事物发生的频率或强度的指标，它表示在一定条件下，某现象实际发生的观察单位数与可能发生该现象的观察单位总例数之比，一般用百分率、千分率、万分率或十万分之率表示。计算公式为：

$$率 = \frac{实际发生某现象的观察数}{可能发生该现象的观察单位总数} \times K$$

$$K = 100\%，1000‰，10000‱ \cdots\cdots$$

2. 比　比是两个变量或两个有关指标的比值，表示分子与分母之间的数量关系。分子与分母可以是绝对数，也可以是相对数（如比例、率或比）。两个变量或指标可以单位相同，也可以单位不同。

常用的比是构成比（proportion），它表示事物内部某一部分的观察单位数与事物内部各组成部分的观察单位数总和之比；它说明某一事物内部各组成部分所占的比重或分布，分子分母的单位相同，通常基数为 100，用百分数表示，其公式为：

$$构成比 = \frac{事物内部某一部分的观察单位数}{事物内部各部分的观察单位数总和} \times 100\%$$

构成比的两个基本特征：各部分构成比的总和等于 100%；事物内部某一部分的构成比发生变化，其他各部分的构成比也随之发生变化。

二、发病频率相关指标

（一）发病率

1. 定义　发病率（incidence rate）是指一定期间内（常为 1 年），在一定人群中某病新病例出现的频率。在矿山职业卫生安全中，某病新病例出现，可指新发生的职业安全事件、职业健康新状态、职业病新病例出现。计算公式为：

$$发病率 = \frac{一定期间某人群中某病新病例数}{同期内暴露人口数} \times K$$

$$K = 100\%，1000‰，10000/‱ \cdots\cdots$$

（1）发病率的计算可根据研究的事件、疾病的种类及研究的问题特点确定时间单位，计算发病率的时间单位一般为 1 年。

（2）暴露人口数是指在观察期间内该公司或矿区的人群中有可能发生所要观察的职业卫生安全事件或疾病人口数。需要注意的是，已经发生某事件或正在患病，因患病或接受预防接种而在观察期间肯定不会发生该事件或疾病的人不能作为暴露人群。

（3）发病率的分子必须为新发生的职业安全事件、职业健康状态、职业病新病例。对于发病时间容易确定的疾病，如在矿山发生的急性传染病、工伤等，根据发病时间确定新病例；而对于矿山人群中发生的心理障碍、恶性肿瘤、高血压、糖尿病等慢性疾病，发病时间不易准确确定，一般用初次诊断时间作为发病时间。如在观察期间内同一个人发生 1 次以上的同类职业卫生安全事件或疾病时，则作为多个新病例。

发病率可按年龄、性别、职业、民族、种族、婚姻状况、工龄、工种等不同特征分别计算，称为发病专率（specific incidence rate）。

2. 应用

（1）发病率在矿山职业卫生安全问题研究中是一个重要和常用的指标，常用来描述矿山职业卫生安全问题或疾病的分布。发病率的升高或降低与影响职业卫生安全事件或疾病发生的因素变化有关。发病率与任何影响事件或疾病持续时间和事件或疾病严重程度的因素无关，因此，发病率最适用于病因学的研究。

（2）在矿山流行病学研究中，发病率反映了矿山职业卫生安全事件、疾病发生的频率，一般通过比较不同特征人群的某事件或某病的发病率可以帮助确定可能的病因，提出病因假设，评价防治措施效果。

（3）当应用发病率作为指标确定事件或疾病负担（barden of disease）时，虽然具有对所获得资料数据计算简便、方法易于掌握、结果直观等优点，但应用时也有不足之处，即发病率难以真实地反映事件或疾病所致的伤残程度和持续时间，因此，在其应用中受到一定限制。

（4）在矿山职业卫生安全问题中，发病率的准确度与很多因素有关，如报告制度不健全、漏报、诊断水平不高等。当比较不同地区人群的发病率时，考虑到年龄、性别构成不同，应首先进行发病率的标准化。

（二）罹患率

1. 定义 罹患率（attack rate）与发病率同样是测量新发事件或病例的频率指标，其计算公式为：

$$罹患率=\frac{观察期间某病新病例数}{同期暴露人口数}\times K$$

$$K=100\%，1000‰，10000/‱\cdots\cdots$$

2. 意义及应用 罹患率与发病率都是测量新发事件或病例发生频率的指标，罹患率与发病率的区别在于应用上，发病率用于人群、地区范围比较大以及观察时间比较长，罹患率则用于衡量小范围、短时间内新发事件或病例的频率，观察的时间可以月、周、日或一个流行期为时间单位。其优点是可以根据暴露程度精确测量发病概率，在一些食物中毒、职业中毒及传染病的爆发和流行中经常使用罹患率探讨病因。

（三）患病率

1. 定义 患病率（prevalence rate）亦称现患率、流行率，是指在特定时间内，一定人群中某事件或疾病新旧病例数所占的比例。如特定时间为某一时点则称时点患病率（time-point prevalence rate），特定时间是一段时间则称期间患病率（period prevalence rate）。其中，时点患病率较常用，收集资料的时间间隔常以不超过 1 个月为度[1]。计算公式为：

$$时点患病率=\frac{某时点的某病病例数}{同时点观察人口数}\times K$$

$$期间患病率=\frac{某期间的某病病例数}{同期观察人口数}\times K$$

$$K=100\%，1000‰，10000/‱\cdots\cdots$$

2. 意义 患病率主要受事件或疾病的发病率和病程的影响。当某矿山某事件或某种疾病的发病率和该病的病程在相当长时间内保持稳定时，患病率、发病率和病程三者的关系是：患病率 = 发病率 × 病程，即 $P=I\times D$。患病率的升高和降低的意义视各种事件或疾病的实际情况而定。如某些肿瘤的患病率增高，既可是发病率增高所致，也可以是因治疗的改进使患者免于死亡，虽未恢复，但使患者寿命延长而导致患病率增高。事件或疾病的患病率的下降可能与发病率下降有关，也可能是由于治疗的改进使患者病程缩短所致。因此，患病率的资料要结合发病率、存活率、治愈率等方面的资料进行综合分析，才能得出正确的结论。影响患病率的因素见表 3-1。

表 3-1 影响患病率升高和降低的因素

升高	降低
病程延长	病程缩短
寿命延长	病死率增高
发病率增高（新病例增加）	发病率下降（新病例减少）
病例迁入	病例迁出
健康者迁出	健康者迁入
易感者迁入	治愈率提高
诊断水平提高	
报告率提高	

3 应用 患病率可用来研究事件或疾病流行因素及监测事件或疾病的防治效果，估计某事件或疾病对居民健康危害的严重程度，为职业卫生、安全管理人员制订卫生保健服务规划提供依据等。患病率对于病程较长的慢性病，如肺结核、血吸虫病、糖尿病、冠心病等，能反映有价值的信息。例如，可反映某地区人群对某病或事件的疾病负担情况，而对于病程短的疾病价值不大，如对流行性感冒等几乎无特殊意义，不宜使用患病率指标。

患病率受存活因素等其他因素的影响，因此不适于做病因学研究，患病率反映的不是真正的病因。

另外，可以根据患病率、发病率和病程三者之间的关系，即 $P = I \times D$，计算出某病的平均病程。

4. 发病率与患病率的区别

（1）分子不同：发病率的分子为一定期间暴露人群中新发生的病例数或事件数。患病率的分子为特定时间所调查人群中某病或某事件的新旧病例数，不用考虑病例或事件的发病时间。因此，发病率与患病率所反映的信息内涵不同。

（2）用途不同：患病率是由横断面调查获得的疾病或事件的频率，是衡量疾病或事件存在或流行情况的指标，反映健康状态的指标。而发病率是由发病报告或队列研究获得的疾病或事件的频率，是衡量规定时期内疾病或事件的出现情况，为动态的。

（四）感染率

1. 定义 感染率（infection rate）是指调查时受检的人群中某病现有感染的人数所占的比例，通常用百分率表示：

$$感染率 = \frac{调查时某病感染人数}{调查时受检人数} \times 100\%$$

2. 意义 感染率的性质与患病率相似。感染率的分子是指感染者，而患病率的分子是指病例。而某些传染病感染后不一定发病，可以通过病原学、血清学及皮肤试验等方法检测感染状态。

3. 应用 感染率用途广泛，常用该指标研究疾病的感染状况和防治工作的效果，了解某病的流行态势，也可为制订防制措施提供依据，特别是对那些隐性感染、病原携带及轻型和不典型病例的调查较为重要，如乙型肝炎、脊髓灰质炎、流行性乙型脑炎等。

（五）续发率

1. 定义 续发率（secondary rate，SAR）也称家庭二代发病率，是指在一定观察期内某种传染病在家庭易感接触者中二代病例的百分率。在一个家庭、病房、集体宿舍、幼儿园中第一例病例称为原发病例。自原发病例出现后，在该病最短潜伏期至最长潜伏期之间发生的病例称为续发病例或二代病例。计算公式为：

$$续发率 = \frac{易感接触者的续发病例数}{易感接触者总数} \times 100\%$$

续发率计算所需资料：原发病例的发病时间；接触者中易感者人数；观察期间内发生的二代病例数。注意：进行续发率的计算时，应将原发病例从分子及分母中去除。

2. 意义及应用 续发率可用于比较不同传染病传染力的大小，分析传染病流行因素，也包括不同条件对传染病传播的影响，如年龄、性别、家庭中儿童数、家庭人口数、经济条件等，以及用来评价防疫措施效果，如对免疫接种、隔离、消毒等措施的评价等。续发率常用于家庭、集体宿舍或幼儿园的班组发生传染病时的流行病学调查。

三、死亡指标

（一）死亡率

1. 定义 死亡率（mortality rate）是指某人群在一定期间内死于所有原因的人数在该人群中所占的比例。计算公式为：

$$死亡率 = \frac{某人群某年总死亡人数}{该人群同年平均人口数} \times K$$

$$K = 100\%，1000‰，10000/‱ \cdots\cdots$$

死亡率常以年为时间单位。

2. 意义 死亡率是测量人群死亡危险最常用的指标。死于所有原因的死亡率称为粗死亡率（crude death rate），未考虑年龄、性别等因素的影响。粗死亡率是衡量人群因病、伤等死亡危险大小的指标，反映一个人群的总死亡水平，综合反映一个国家或地区经济、文化、卫生水平。

3. 应用 比较不同地区不同人群死亡率时若因人口的构成不同，不可直接进行比较，必须采用标化死亡率。同时，死亡率这一指标虽然反映了死亡对健康的影响，但不能反映不同疾病对人的社会价值或对社会生产造成的影响。例如，单纯从死亡的角度上来说，某种疾病导致患者在 20 岁死亡与另一种疾病导致患者在 60 岁死亡并没有差别，但实际上两者的意义和产生的影响非常不同。很显然，前者的社会损失明显比后者大，因此，发病率和死亡率不能全面反映疾病负担的情况。

按照疾病的种类、年龄、性别、职业、种族等分类计算的死亡率称为死亡专率（specific death rate），分别称某疾病死亡专率、年龄别死亡率等。计算死亡专率时，分母必须是与分子相应的人口数。某病死亡专率、某年龄组死亡专率的计算公式分别为：

$$某病死亡专率 = \frac{某年内因某种疾病死亡人数}{同年平均人口数} \times K$$

$$某年龄组死亡专率 = \frac{某年某年龄组的死亡人数}{同年该年龄组平均人口数} \times K$$

$$K = 100\%，1000‰，10000/‱ \cdots\cdots$$

例如，计算某地区40岁以上男性冠心病的死亡专率，分母应是该地区40岁以上的男性人口数，而不能用全人口。

疾病死亡专率是一项重要指标，对于病死率高的疾病如肺癌、心肌梗死等的流行病学研究用途很大，常用来反映发病水平，但对于病死率不高的疾病如普通感冒、关节炎、糖尿病、病毒性肝炎等，死亡率作为分析指标则不合适，因为不能反映疾病对人群健康的影响程度。

（二）累积死亡率

1. 定义　累积死亡率（cumulative mortality rate）是用以说明在某一年龄组以前死于某种慢性病的累积概率的大小，等于各年龄组的死亡专率相加，用百分率表示：

$$累积死亡率=\sum(Pi*Ii)$$

其中，Pi 为各年龄组死亡专率，以小数表示；Ii 为各年龄组的组距。二者相乘，然后各组乘积相加即得出累积死亡率。

2. 应用　累积死亡率不受人口构成的影响，由各年龄组死亡专率构成，两个累积死亡率可直接比较。它也可用来说明某人群在某观察期间内死于某种疾病的累积概率的大小。

（三）病死率

1. 定义　病死率（fatality rate）是指一定时期内患某病的全部患者中因该病而死亡的比例。计算公式为：

$$病死率=\frac{一定期间内因某病死亡人数}{同期确诊的某病病例数}\times 100\%$$

病死率与死亡率不同，病死率只是一个比值，并非真正的率。如果某病的死亡专率与发病率处于比较稳定的状态，病死率也可由死亡专率与发病专率推算而得。计算公式为：

$$某病病死率=\frac{某病死亡专率}{该病发病专率}\times 100\%$$

2. 意义及应用　病死率通常用于病程短的急性病，如各种急性传染病、脑卒中、心肌梗死及肿瘤等，以衡量疾病对人生命健康威胁的程度。病死率与疾病的严重程度和医疗水平有关，同时也与诊断时间、诊断水平及病原体的毒力有关，因此，用病死率评价不同医院的医疗水平时，应注意不同医院入院患者的病情严重程度以及不同医院医疗设备条件等因素的影响。

在不同场所下病死率的分母是不同的，例如计算住院患者中某病的病死率，分母则为该病患者的出院人数；计算某种急性传染病的病死率，其分母则为该病流行时的发病人数。

（四）生存率

1. 定义　生存率（survival rate），又称存活率，是指患某种病的人（或接受某种治疗措施的患者）经 n 年的随访，到随访结束时仍存活的病例数占观察病例数的比例。计算公式为：

$$n\,年存活率=\frac{随访满\,n\,年的某病存活病例数}{随访满\,n\,年的该病病例数}\times 100\%$$

2. 意义及应用　生存率常用于评价某些慢性病的远期疗效，如癌症、心血管病等。应用该指标时，要事先确定随访开始日期和截止时间。开始日期一般为确诊日期、出院日期或手术日期，截止时间可以是3年、5年、10年，即3年、5年、10年生存率。近年来，生存率分析较多地应用于多种疾病队列研究中对结局的衡量，并借助队列寿命表来研究疾病的病因。

（五）潜在减寿年数

1. 定义 潜在减寿年数（potential years of life lost，PYLL）是指死亡造成的寿命损失，即某病某年龄组人群死亡者的期望寿命与实际死亡年龄之差的总和，PYLL 计算是对每例死亡病例计算死亡年龄与期望寿命之差，再取总和，计算公式为：

$$PYLL = \sum_{i=1}^{e} a_i d_i$$

式中：$a_i = e - j_i$；e：期望寿命（岁）；j_i：各对应年龄组组中值；a_i：第 i 年年龄组死亡者的减寿年数；d_i：第 i 年年龄组死亡人数。

2. 意义 PYLL 的基本原理认为期望寿命与死亡年龄有关，平均死亡年龄越小，对期望寿命影响越大；反之，平均死亡年龄越大，对期望寿命的影响则越小。这一指标以期望寿命为基准，在考虑死亡数量的基础上，进一步衡量死亡造成的寿命损失，分析死亡发生时的年龄估计对预期寿命的影响，强调早死对健康的损害，如表 3-2 所示。平均期望寿命的计算方法是对用出生队列的方法、对同时出生的一批人进行追踪调查，分别记录各年龄段的死亡人数，直至最后一人寿命结束。用这批人的平均寿命来假设一代人的平均寿命，即应活到的年龄，则为平均预期寿命。

3. 应用 PYLL 是用来测量人群疾病负担的常用指标，也是评价人群健康水平的一个重要指标。可用于衡量某种死因对一定年龄组人群的危害程度，比较不同原因所致的寿命减少年数。目前，国外多用 PYLL 综合估计导致某人群早亡的各种死因的相对重要性，为确定不同年龄组重点疾病提供科学依据，也适用于疾病防制措施效果的评价及卫生政策的分析等。

表 3-2 某地心肌梗死死亡的 PYLL（e=70 岁）

年龄组（岁）	组中值（j_i）	死亡人数（d_i）	平均 PYLL（a_i）	合计 PYLL
0 ~	0.5	1	69.5	69.5
1 ~	3.0	0	67.0	0.0
5 ~	10.0	3	60.0	180.0
15 ~	17.5	2	52.5	105.0
20 ~	25.0	8	45.0	360.0
30 ~	37.5	49	32.5	1592.5
45 ~	52.5	265	17.5	4637.5
60 ~	67.5	707	2.5	1767.5
75 ~	–	969	0.0	0.0
合计	–	2004	–	8712.0

第二节 描述疾病流行强度的术语

疾病的流行强度指某种疾病或事件在一定时期内某地区某人群中发病数量的变化及其病例间的联系程度，描述疾病流行强度的术语有散发、暴发、流行等。

一、散发

散发（sporadic）是指某疾病或事件在某地区人群中呈历年的一般发病率水平，病例在人群中散在或零星出现，病例之间无明显联系。散发一般用于描述较大范围（如区、县以上）人群的某病流行强度。而人口较少的居民或单位，因为其发病率受偶然因素的影响较大，年度发病率很不稳定，所以一般不用散发表示流行强度。

散发的确定依据是一般与同一个地区、同一种疾病前三年的发病率水平比较，如当年的发病率未明显超过历年的一般发病率水平时为散发。

形成散发的原因：①某病在当地常年流行或因疫苗接种，居民有一定的免疫力；②以隐性感染为主的传染病；③传播机制难以实现的传染病；④潜伏期长的传染病。

二、暴发

暴发（outbreak）指在短时间内，某局部地区或集体单位人群中发生许多临床症状相似的患者。短时间主要是指在该病的最长潜伏期内。暴发往往是由共同的传播途径感染或通过共同的传染源所引起，如集体食堂的食物中毒、托幼机构的麻疹暴发流行等。

三、流行

流行（epidemic）指某地区、在某时间内某病的发病率显著超过该病历年的散发发病率水平。流行与散发是相对的流行强度指标，只能用于不同时间、同一个地区、同一种疾病历年发病率之间的比较。世界性大流行是指某病的流行在短期内越过省界波及全国甚至超出国界、洲界[2]。例如 2003 年 SARS 的流行，几个月的时间内就波及 32 个国家和地区。

第三节　矿山职业卫生安全问题和疾病的分布

描述矿山职业卫生安全问题和健康的职业人群、地区及时间分布特征是矿山职业流行病学研究的首要任务，也是各项研究工作的起点。通过对健康状态和疾病分布的研究，掌握其发生发展规律，才有助于发现职业卫生安全事件或疾病的高危人群，确定事件或疾病预防控制的重点地区、重点对象和重点时间，并可为病因研究提供重要线索，为职业卫生安全事件或疾病的防治提供依据。

一、职业卫生与安全问题的地区分布

职业卫生与安全问题的地区分布是指在不同的地域相同职业的人群中，某职业卫生与安全问题的发生频率、变化特点及其发生发展规律。职业卫生与安全问题的地区分布特征既与不同地区的职业环境有关，又与社会环境、自然环境等多种因素密切相关。例如，地理位置、海拔、气温、气象条件、日照等自然条件，人文环境、企业氛围、经济、政治、文化和人口等社会环境，生活习惯、遗传特征、个体行为及生活方式等个体差异。

研究职业卫生与安全事件或疾病地区分布时，可像其他流行病学研究地区分布一样，采用两种地区划分方法整理分析资料。一是按行政区域划分：在世界范围内，以国家、洲、半球为单位；在一个国家内，按省、市、自治区、县、乡、(镇）为单位。按行政区域划分容易得到比较完整的资料，如人口资料、疾病登记资料等，而且便于分析比较。但要注意在同一行政区域内，由于自然环境可能不尽相同，很可能掩盖了自然因素对疾病或事件发生的作用。二是按自然环境特征来划分地区，可以按山区、平原、湖泊、河流、森林、草原等为单位划分，也可以按气温、降雨量、海拔高度等划分。此划分方法由于可能跨越不同的行政区域，在资料收集上就要涉及多个行政区域。总之，由于各种职业卫生与安全事件及健康状态的特征不同，可根据研究目的和不同职业、不同职业病种类来划分地区范围。

描述事件或疾病地区分布的方法，可根据具体情况选择统计图和统计表。统计图可用标点地图或事件和疾病地区分布图、疾病和事件传播蔓延图等，一目了然，便于分析和总结规律；不同地区的发病率、患病率或死亡率进行比较时必须进行率的标准化，同时要注意所比较地区之间的医疗水平、疾病报告登记制度的完善程度、诊断标准等要一致，否则可能得出错误的结论。

职业卫生与安全问题在世界各地的分布是不同的。有些职业有关疾病或事件全球均有发生，但各国因经济水平、健康管理形式、工人的重视程度等分布不均衡，同种职业病各国之间发病率、患病率、死亡率等不同，如尘肺病在中国较为多见，在一些发达国家，尘肺病的发病率和患病率明显偏低，低于发展中国家。

职业卫生与安全问题在同一个国家内的分布也存在差异。在我国，地区间的同一职业的职业卫生与安全问题分布差异较大。我国北方钢铁工人高血压的患病率高于南方；职业人群癌症的发病患病情况在不同地区也存在差异；食管癌在北方地区，特别是太行山两侧多见。

二、职业卫生与安全问题的时间分布

职业卫生与安全相关疾病或事件在职业人群中存在的现象随着时间的推移不断变化。疾病或事件的时间分布变化反映了病因和流行因素的变化。通过分析疾病或事件的时间变化可以了解疾病或事件的流行动态，有助于验证可能的致病因素与疾病或事件的关系，为制订疾病或事件的防治措施提供依据。疾病或事件的时间分布变化形式可分为下列 4 种类型。

（一）短期波动

短期波动（rapid fluctuation）的含义与暴发相似，均指短时间内突然发生许多临床症状相似的患者。但两者应用不同，前者用于较大范围，如 1988 年上海发生甲型肝炎的暴发流行；后者则用于较小范围，如某单位集体食堂的食物中毒。这里所说的短时间主要是指在该病的最长潜伏期内。

引起疾病或事件短期波动的原因是许多人接触同一致病因素。由于不同的个体潜伏期不同，发病有先有后，短潜伏期患者先发病者，长潜伏期患者后发病者，如若共同一次性暴露于同一致病因子，大多数病例的发病日期集中在该病的最长和最短潜伏期之间，发病高峰相当于该病的平均潜伏期。因此可从发病高峰推算暴露日期，从而有助于探索疾病的病因线索，找出引起短期波动的原因。常见的易发生短期波动的疾病如食物中毒、传染病以及化学毒物中毒等。

（二）季节性

疾病或事件的频率在一定季节内升高的现象称为季节性（seasonal variation）。传染病表现尤为明显。季节性表现形式有两种。

1. 季节性升高　一年四季均可发病，但在一定的月份中发病率升高。例如呼吸道、肠道传染病一年四季均有发生，呼吸道传染病一般在冬春季发病率高，而肠道传染病一般在夏秋季发病率高。疟疾是虫媒传染病，一般以夏秋季发病最多，与疟疾的流行强度与按蚊的数量多少有关，而按蚊的繁殖受温度和湿度影响，按蚊最适宜的温度和相对湿度分别为 20 ～ 30℃和 60% 以上。

2. 严格的季节性　发病只在一年的某几个月内，其余月份没有病例发生。这种严格的季节性多见于节肢动物媒介传播的疾病或传染病。例如我国四省市流行性乙型脑炎的季节分布，在北方具有严格的季节性，但在南方表现为季节性升高（图 3-1）。

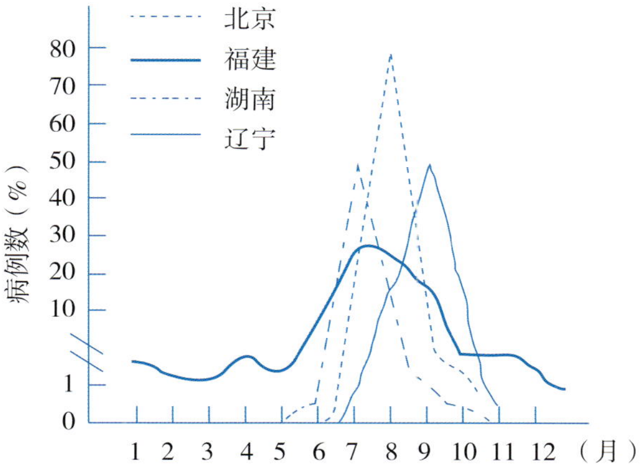

图 3-1　四省市流行性乙型脑炎季节分布

有些非传染性疾病也有季节性，例如脑卒中的发病率、死亡率有较明显的季节性，一般在冬春季多发，夏季低发，特别是出血性脑卒中。出血性脑卒中的发生受日平均气温和相对湿度的影响，它们之间呈负相关，与平均气压呈正相关。糙皮病属于营养缺乏病，常春季高发。

影响疾病或事件季节性的原因很复杂，它受当地气象因素、媒介昆虫、野生动物、风俗习惯、生产条件、生活方式、卫生习惯及医疗卫生条件的影响。研究疾病的季节性有助于探讨其流行因素，以便采取有效的预防措施。

（三）周期性

疾病每隔一定的年限发生一次流行，并具有规律性，这种现象被称为疾病的周期性（periodicity）。大多数呼吸道传染病具有周期性。在自然条件下，大、中型城市的呼吸道传染病流行有一定局限性，并不是所有易感人群全部感染才停止，而是当一定比例的易感人群被感染并获得免疫力后，疾病流行趋势即减弱。每隔一定年限，当易感人群积累到一定比例，再次导致疾病的流行。影响周期性间隔年限长短的因素很多，其中主要是第一次流行后易感者在该人群中所占的比例以及新易感者（包括新生儿和迁入的易感者）的累积数量。例如，在无有效流感疫苗应用之前，甲型流感每间隔 3 ～ 4 年发生一次流行，每间隔 10 ～ 15 年出现一次世界性大流行。麻疹疫苗普遍接种之前（1965 年之前），我国大、中型城市中每隔 1 年流行一次，而麻疹在疫苗普遍接种之后，我国的发病率显著下降，周期性流行的规律已不复存在。

造成疾病周期性出现的原因主要有：①该病的传播机制容易实现，只要易感者有足够的数量就可迅速传播；②该类疾病病后可形成较为牢固的免疫力，周期性的长短取决于流行发生后人群免疫力持续的水平；③新生儿的增加、易感者积累的速度也对流行的间隔时间有影响；④病原体的变异及变异的速度。

（四）长期趋势

长期趋势（secular trend）又称长期变异（secular change），是指在一个相当长的时间内（通常几年或几十年），疾病的发病率、死亡率、临床表现及病原体型别相继发生显著变化。无论是传染病还是非传染病都存在长期趋势现象。

例如，近百年来猩红热的发病率和死亡率明显下降，临床上一般为轻型患者，病死率从 20 世纪 20 年代至 20 世纪 50 年代下降了 30 倍，近年来几乎无死亡病例。我国 1950 ～ 2001 年疟疾的流行趋势表现为：1950 ～ 1984 年疟疾处于高流行期，在此期间有三个发病高峰，自 1970 年以后发病人数逐年下降（图 3-2）。从美国男性肿瘤死亡的长期趋势来看，肺癌呈明显上升趋势，胃癌、肝癌则呈下降趋势，而大肠癌、食管癌和胰腺癌保持基本持平（图 3-3）。我国人群高血压患病率呈不断上升趋势，2015 年中国居民营养健康状况调查报告表明，我国 18 岁以上成人高血压患病率为 23%，1991 年全国第三次高血压抽样调查，15 岁以上人群高血压的平均患病率为 11.19%。

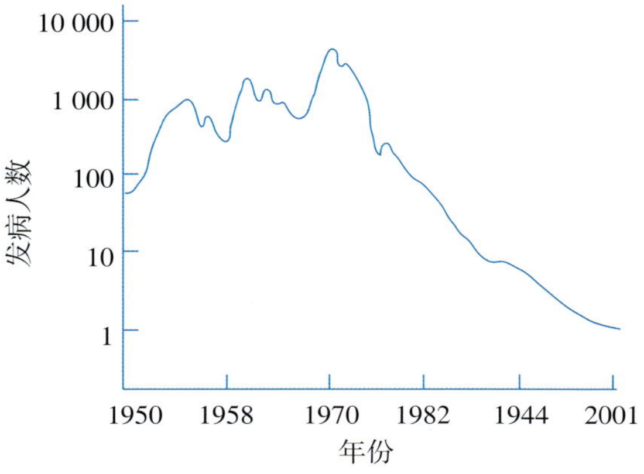

图 3-2　1950 ～ 2001 年全国疟疾发病率

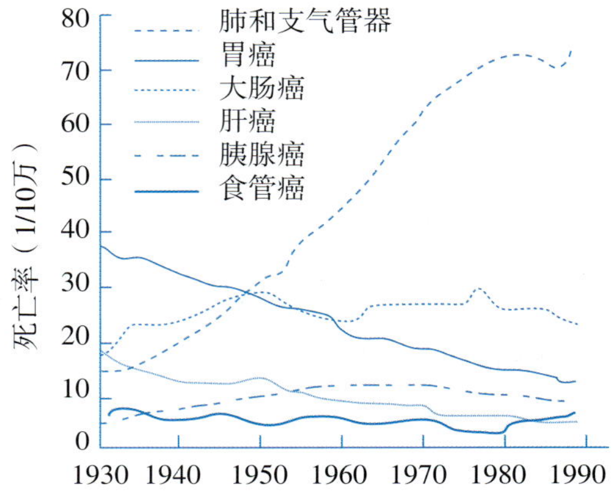

图 3-3　1930 ～ 1990 年美国男性几种肿瘤年龄调整死亡率

疾病长期变异的原因可能与社会生活条件的变化、医疗技术的进步、自然条件的变化、生产生活习惯的改变及环境污染等因素导致致病因素和宿主均发生变化有关。进行疾病长期趋势研究可探索致病因素和宿主变化的原因，可为疾病病因提供线索，并可为制订疾病的预防策略提供理论依据。

三、职业卫生与安全问题的人群分布

职业卫生与安全相关疾病或事件的发病率常随职业人群的不同特征如年龄、性别、种族（民族）、职业、婚姻状况等不同而存在差异。疾病或事件的人群分布就是按人群的不同特征分组，分别计算疾病的频率。固有的特征不随时间和环境而发生变化，如性别、种族；有些特征可随时间、环境的变化而改变，如年龄、职业等。很多疾病的发病率、死亡率和病死率与人群特征的变化有关。研究疾病或事件在不同人群中的分布特征，可以帮助人们确定高危人群、探索病因及流行因素。

（一）年龄

疾病与年龄的关系要强于与人群其他特征的联系，是人群分布中最重要的因素。由于不同的人群免疫水平、生活方式和行为方式以及对致病因子暴露的机会不同等，因此几乎所有疾病的发病率或死亡率都与年龄有关。

1．疾病或事件的年龄分布　不同年龄人群有各自的多发疾病。造成不同年龄组人群分布差异的原因有：机体暴露于致病因子的强弱、开始暴露的年龄、暴露时间及宿主的遗传易感性，如恶性肿瘤、高血压、糖尿病、冠心病等，其发病率随年龄增长而迅速增加，而发病年龄呈下降趋势。伤害作为 WHO 命名的第三类疾病，其发生率也存在着年龄差异，如儿童和老年人，易发生溺水和跌落，青壮年易发生交通事故。

在进行不同人群的发病率或死亡率比较时，应首先考虑年龄构成不同可能造成的假象，此时可用年龄专率或年龄标化率进行比较，以免形成错误的结论。

2．研究疾病年龄分布的目的　①确定疾病或事件的高危人群及重点保护对象；②探索疾病的流行因素，提供病因线索；③分析传染病的年龄分布动态，了解人群的免疫状况；④制订疾病的预防措施并评价其效果。

3．研究疾病年龄分布的分析方法

（1）横断面分析（cross-sectional analysis）：即描述分析某年或若干年不同年龄组的某病发病专率或死亡专率。此种方法尤其适用于分析潜伏期短和病程短的急性病或传染病的年龄分布，但在进行一些慢性病描述时，由于其暴露于致病因素的时间距发病时间可能很长，并且在不同时间致病因素的强度可能有变化，这种分析方法则不能正确地显示致病因素与年龄的关系。用出生队列分析方法可纠正这一缺点。

（2）出生队列分析（birth cohort analysis）：是以同一个年代出生的人群作为一个出生队列，分析不同出生队列在不同年龄阶段某病的发病率或死亡率。此种方法常用于慢性病的年龄分布，可评价疾病年龄分布的长期变化趋势，并可提供病因线索。它可以明确地表明致病因子与年龄的关系，有助于揭示年龄、所处时代特点及暴露经历三者在疾病频率变化中的作用。图 3-4 是 1914 ～ 1950 年美国白种人男性肺癌死亡率的出生队列分析和横断面分析情况，图中 4 条虚线为 1914 ～ 1950 年期间不同年份男性肺癌年龄死亡专率的横断面分析，随着年代的增加，各年龄组肺癌死亡率呈上升趋势，各曲线均在 60 ～ 70 岁达到死亡率高峰后有下降趋势。图中 5 条实线是 1850 ～ 1890 年间出生的美国男性不同的出生队列肺癌死亡曲线，显示肺癌死亡率随年龄增长而上升，且出生年代越晚的队列，死于肺癌的开始年龄越小，肺癌死亡率上升速度越快。阐明了横断面分析曲线中 70 岁后肺癌死亡率下降趋势的假象。

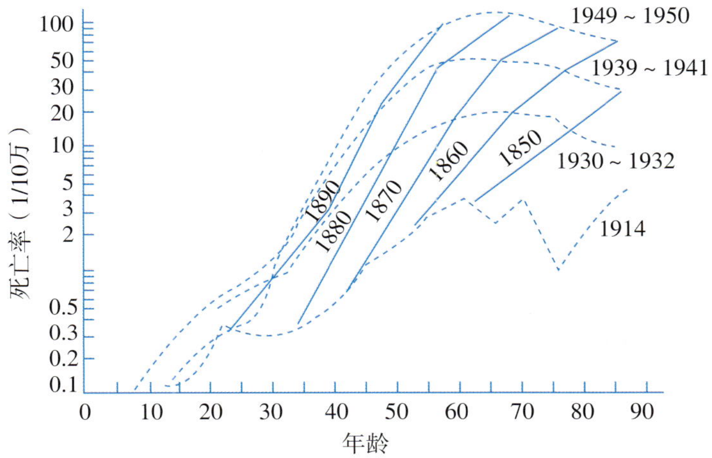

图 3-4　1914 ～ 1950 年美国男性肺癌死亡率

（二）性别

描述分析疾病的性别分布，一般是比较男女的发病率、患病率或死亡率等疾病频率指标，有时也可用性别比来表示。通过比较不同性别人群发病率的差异，有助于探讨致病因素。

性别间传染病发病率的差异，主要是由于暴露机会不同造成的。如森林脑炎、流行性出血热、钩端螺旋体病、性传播疾病等，由于接触病原体机会不同而导致男女间发病率不同。

一些非传染性疾病的男女患病机会也不相同，如脑卒中、冠心病、高血压的发病率和患病率男性比女性高，而胆囊炎、胆结石则女性比男性高。

女性死亡率普遍比男性低，在恶性肿瘤死亡率中，除乳腺癌、宫颈癌、卵巢癌外，其他大多数部位的癌症是男性比女性高。在伤害的发生中也存在着明显的性别差异，除自杀外均为男性比女性高。非传染性疾病在性别分布的差异可能与暴露于致病因素的机会不同、男女之间的解剖生理特点以及环境、行为、心理等因素有关。

女性克山病、地方性甲状腺肿等地方病的发病率比男性高，这可能与女性因妊娠、哺乳及其他生理活动对硒及碘的需要量增加有关，从而造成相对供应不足。

（三）职业

许多疾病的发生与人群的职业有关。职业因素与疾病发生的关系，首先要考虑暴露机会的多少与劳动条件；其次要考虑职业可反映劳动者所处的社会经济地位和文化卫生水平；此外，不同职业的体力劳动强度和精神紧张程度也存在差异，从而对不同种类疾病的易感程度也不同。职业环境中的因素对所在工作场所工作人员的健康影响不同，如煤矿接尘工人矽肺发病率高，炼焦厂工人容易患肺癌，外科医师、理发人员和商场售货员等易患静脉曲张，牧民、屠宰工人、皮毛加工工人易患传染性疾病，如布鲁菌病和炭疽，脑力劳动者易患高血压和冠心病等。

（四）种族和民族

不同种族和民族的人群在遗传因素、自然环境、社会环境如宗教文化、风俗习惯、卫生水平等方面有所不同，这些因素均对疾病的发生有影响。例如马来西亚居住有三种民族，马来人患淋巴瘤较多，中国人患鼻咽癌较多，而印度人患口腔癌较多。

不同种族骨骼疾病不同，白种人骨质疏松明显多于黄种人和黑种人，黑种人骨量比白种人高 10%，骨折危险仅为白种人的 1/3 ～ 1/2，表明种族间骨质疏松率的差异主要与骨量差异有关；而南非班图族女性和亚洲黄种人女性尽管骨量较低，但股骨颈骨骨折率低于白种人女性，表明除骨量外，尚有其他因素影响骨折的发生。不同种族的乳腺癌发病率不同，白种人发病率最高，达 85.4/10 万；日本人发病率最低，为 13.9/10 万。在不同地区居住的同一种族人群的乳腺癌发病率也存在差异，如津巴布韦的黑种人为 54.1/10 万，而南非的黑种人为 16.0/10 万，这可能与生活环境不同有关。美国黑种人和白种人的发病率和死亡率也有很显著的区别。黑种人常见的死因疾病包括心脏病、高血压、脑血管意外、宫颈癌、他杀和意外事故，而白种人死因多见于血管硬化性心脏病、乳腺癌、自杀和车祸等。

表 3-3 显示我国不同少数民族食管癌死亡率的不同，哈萨克族、回族、维吾尔族分别列前三位，而彝族和苗族最低，最高者与最低者相差 31 倍。

（五）社会阶层

社会阶层是与经济收入、职业、受教育程度、生活状况相关的一个术语。疾病的分布受社会阶层影响。疾病的发生与社会因素有关，而社会阶层是体现各种社会因素的综合指标。例如，脑栓塞在富裕的上层社会人群中发病率较高；经济文化层次较高地区人群中脑卒中的死亡率比工人居住地区高，重体力劳动者、夜班者脑卒中的发病率较高。残疾在老年人群中主要发生于低文化程度者，这主要与受教育程度低、缺乏相应的防治知识，致使老年人群中各种残疾性疾病增加有关。

表 3-3　中国部分少数民族食管癌死亡率（1/10 万）

民族	死亡率		合计
	男	女	
哈萨克族	39.27	27.08	33.9
回族	17.89	6.32	13.14
维吾尔族	14.17	7.93	10.6
蒙族	15.24	5.73	9.82
藏族	8.00	5.34	6.45
鲜族	6.30	1.62	3.73
彝族	1.64	0.91	1.27
苗族	1.63	0.63	1.09

（六）婚姻状况与家庭

婚姻状况对两性的健康有明显的影响。国内外研究证实，很多非传染性疾病，如肿瘤、心血管疾病、自杀及精神病等主要发生在离婚者中，其次是丧偶和单身者，已婚者最低，这可能与离婚、丧偶对精神、心理及生活有很大影响有关。对女性来说，不同的疾病其致病因素各异，而婚后性生活、妊娠、分娩、哺乳对健康的影响尤为明显。例如宫颈癌多见于已婚女性，且开始性暴露和性伙伴多的女性多发。乳腺癌则在单身女性多见，高龄初产妇可增加乳腺癌的危险性。乳腺癌的发生可能与内分泌因素有关。近亲婚配者所生的子女先天性畸形及遗传性疾病的发生率明显比一般人群高，且其婴儿及 20 岁以前的死亡率明显比非近亲婚配者高。

家庭成员共同生活、亲密接触，一些疾病呈家庭聚集性，传染病如结核、病毒性肝炎、细菌性痢疾等易在家庭中传播；同样，一些慢性病由于共同的生活饮食等习惯也有家庭聚集性。但家庭内成员疾病谱也存在差异。影响家庭疾病发病率的因素与家庭成员的数量、年龄、性别、免疫状况、受教育程度、卫生水平、风俗习惯等有关。

（七）行为

人类的疾病与许多不良行为方式有关。与行为方式有关的疾病称为行为方式病。常见的不良行为有吸烟、酗酒、吸毒、不洁性行为等。研究证实，吸烟是人类癌症发生的最重要病因，吸烟者的肺、喉、咽、食管、胃、肝、胰、膀胱等癌症的死亡率均比不吸烟者高，并且存在着剂量反应关系。吸烟是缺血性脑卒中的危险因素。研究表明，每天吸烟量大于 20 支的男性，脑梗死的相对危险度为 3，55 ～ 64 岁和 65 ～ 74 岁年龄组吸烟者脑梗死的发病率分别为同年龄组非吸烟者的 1.6 倍和 1.8 倍。吸烟不但影响冠心病的发生，还对心肌梗死的预后有影响。

长期过量饮酒为肝硬化、食管癌、咽癌、胃癌、肝炎、高血压等的危险因素。每日饮白酒 50 g 以上者，发生出血性脑卒中的危险性是不饮酒者的 6.8 倍。酗酒者可导致骨量减少，骨密度降低，发生髋部骨折的危险性是不饮酒者的 4 ～ 8 倍。饮酒与吸烟及其他致癌因素具有协同作用。饮酒不仅与多种疾病的发生有关，而且也是导致交通事故造成意外伤害的危险因素；在美国，车祸导致的意外伤害多是因司机饮酒造成的。

吸毒、不洁性行为、同性恋等是性传播疾病的重要传播途径，对人类健康的危害愈来愈明显，而且目前已经成为世界各国主要的社会问题和公共卫生问题之一。

通过对不同行为之间的疾病分布研究，有助于发现疾病的高危行为，探讨疾病发生的病因。

四、疾病的地区、时间、人群分布的综合描述

以上分别介绍了职业卫生与安全问题的人群、地区和时间的分布以及相关问题和建议的描述方法。在实际的职业流行病学研究中，往往是从职业人群、地区和时间分布三方面综合描述一种职业有关疾病和健康状态。只有通过综合的观察分析，才能得到有关的病因线索和流行因素的全面信息。常见的综合描述的形式如下。

（一）地区和时间分布的综合

1990 ～ 1997 年间我国城乡人群伤害死亡变化趋势和特点见表 3-4。结果表明，城市伤害死亡率呈下降趋势，而农村则相反。农村人群死亡率是城市人群的大约 2 倍，且随着年代的增加，差距呈现加大趋势。伤害已成为危害城乡人群的主要死因之一，并且没有得到有效控制，尤其在农村表现明显。

表 3-4　1990 ～ 1997 年我国城乡伤害标化死亡率（1/10 万）

年份	城市	农村	城乡比值
1990	35.0	63.5	1.8
1991	34.1	70.8	2.1
1992	34.2	63.1	1.8
1993	32.2	67.1	2.1
1994	32.4	70.7	2.2
1995	32.8	66.3	2.0
1996	31.8	64.3	2.0
1997	29.1	66.4	2.3

（二）地区和年龄的综合

表 3-5 数据显示，1983 ～ 1995 年，我国糖尿病的死亡率无论是城市还是农村，随着年龄增加糖尿病死亡率呈现上升趋势，50 岁以上者随着年龄增加而明显增加，在城市人群，80 岁年龄组糖尿病死亡率最高。

表 3-5　我国 1983 ～ 1995 年城乡不同年龄组糖尿病死亡率（1/10 万）

年龄组（岁）	城市	农村	年龄组（岁）	城市	农村
0 ～	0.03	0.02	50 ～	9.89	5.97
10 ～	0.12	0.10	60 ～	43.54	14.03
20 ～	0.41	0.54	70 ～	92.35	27.15
30 ～	1.07	0.99	80 ～	134.76	32.67
40 ～	2.50	2.09	–	–	–

（三）时间和年龄分布的综合

出生队列分析就是将年龄和时间结合起来进行分析。出生队列分析通过观察同一年代出生的人

在不同年龄的某病死亡率，进而说明不同年龄的人对某病的易感性，以及致病因子的作用强度，来探索年龄与疾病发生的真实关系。

（四）三间分布的综合描述

由于不同国家或地区的生活环境不同，造成某些人群从一个国家或地区移居到另一个国家或地区，经过若干年后，这些人群的疾病分布情况可能变化，从而可以为某些疾病病因研究等提供有价值的信息。移民流行病学（migrant epidemiology）就是通过比较移民人群、移居地当地人群和原居住地人群的某病发病率或死亡率差异，描述该病的发生与遗传因素和环境因素的关系。它是综合描述疾病在不同地区、不同时间、不同人群的方法[3]。主要用于区分在某病病因中，是遗传因素的作用还是环境因素的作用。移民流行病学分析的原则是：①若某病在移民中的发病率（或死亡率）与原居住地人群的发病率（或死亡率）存在差异，而与移居地当地人群的率比较接近，则该病发病率（或死亡率）的差异主要与环境因素有关；②若某病在移民中的发病率（或死亡率）与原居住地人群的发病率（或死亡率）较接近，却不同于移居地当地人群的发病率，则该病发病率（或死亡率）的差别主要与遗传因素有关。

具体应用时，首先应考虑移民人群生活条件和生活习惯改变的程度，及原居住地和移居地社会经济、文化及医疗卫生水平的不同。

近百年来，日本人移居美国者较多，而且两国的生活习惯、地理环境不同，常常作为移民流行病学的研究对象。日本移居美国者，宫颈癌和脑血管疾病的死亡率比日本本土居民低，而与美国白种人相近，说明这些疾病主要与环境因素有关，而且在日本有高发因素，移民者一旦脱离本国环境，不再受这类环境因素影响，因此死亡率呈现下降趋势。美国白种人肠癌、乳腺癌和动脉硬化性心脏病的死亡率比日本本土居民高5倍，而日本移民的死亡率介于美国白种人和日本本土居民之间，说明美国环境中有导致此类疾病高发的因素（表3-6）。

表3-6　日本居民、美国日本移民、美国白种人一些死因标化死亡比

死因	日本居民	美国的日本移民		美国居民
		非美国出生	美国出生	
食管癌（男）	100	132	51	47
胃癌（男）	100	72	38	17
胃癌（女）	100	55	48	18
肠癌（男）	100	374	288	489
肠癌（女）	100	218	209	483
乳腺癌（女）	100	166	136	591
宫颈癌（女）	100	52	33	48
脑血管疾病（男）	100	32	24	37
脑血管疾病（女）	100	40	43	48
动脉硬化性心脏病（男）	100	226	165	481
动脉硬化性心脏病（女）	100	196	38	348

（范红敏）

参考文献

[1] 谭红专. 现代流行病学［M］. 3 版. 北京：人民卫生出版社，2018：37-52.
[2] 赵仲堂. 流行病学研究方法与应用［M］. 2 版. 北京：科学出版社，2005：33-49.
[3] 詹思延. 流行病学［M］. 8 版. 北京：人民卫生出版社，2017：14-21.

第四章

矿山职业卫生安全状况研究方法

了解矿山职业卫生安全状况是矿山职业流行病学研究的重要任务之一，也是开展职业危害防控工作的重要基础。矿山职业卫生安全状况主要包括矿山职业人群的健康水平、职业病的危害程度、分布特征、流行规律等，通常采用描述性研究方法。

第一节　描述性研究概述

一、概念

描述性研究（descriptive study）又称描述流行病学（descriptive epidemiology），是指利用已有的资料或专门调查的资料，按照不同地区、不同时间及不同人群特征分组，描述疾病、健康状态或暴露因素的三间分布特征，找出影响疾病或健康状况分布的因素，为提出病因假设提供线索。描述性研究是矿山职业流行病学研究工作的起点，也是最基础的研究方法，主要有现况研究、生态学研究等具体方法。

二、描述性研究的特点

1．描述性研究以观察法为主要研究手段，不对研究对象采取任何干预措施，仅通过观察、收集和分析相关数据，分析和总结研究对象或事件的特点。

2．描述性研究中，研究因素的分配不是随机的，并且不事先设立对照组，暴露与结局的时序关系无法确定，所以对于两者关系的因果推断存在一定的局限性。但可做初步的比较性分析，为进一步研究提供线索[1]。

三、描述性研究的意义

通过开展描述性研究，一方面可以确定高危人群的特征，另一方面可以获得病因线索，提出病因假设，为进一步研究指明方向。

1．描述疾病或某种健康状况的三间分布特征，得出疾病或健康状况的分布及发生、发展规律，为疾病危险因素的发现，高危人群的确定，做好疾病的二级预防（三早预防），疾病防治策略措施的提出，卫生政策、医疗卫生计划的制订提供基础资料。

2．获得病因线索，提出病因假设。疾病或健康状况在不同人群、时间和地区的分布差异肯定是由于某些原因造成的。因此，通过比较疾病或健康状况在三间分布差异，可以为进一步依据提供线索，提出病因假设。

第二节　现况研究

一、概述

（一）定义

现况研究是在矿山职业人群中通过普查或抽样调查的方法，研究有关职业健康目前的状况。从观察时间上看，其所收集的资料是近期内发生的情况，一般不是过去的暴露史或疾病情况，也不是追踪观察将来的暴露与疾病的情况，故又称横断面研究（cross-sectional study）。由于研究所得频率指标一般是特定时点或期间和特定范围内调查群体的患病率，故也称患病率研究。

（二）现况研究的特点

1．不专设对照组　这与其他研究方法有所不同，开始时，根据研究目的确定研究对象，再查明该研究对象中每个个体在某特定时间上的暴露与健康状态，最后在处理分析资料时，则根据暴露状态分组比较。

2．研究时间不能过长　现况研究是在特定时间内进行的横断面研究，所调查的结果代表目前状况，因此研究时间不能拖得过长，否则失去意义。

3．“因”“果”同时观察　现况研究中收集到的资料既包括健康状态（果），也包括暴露状态（因），由于不能区分暴露与健康状态的时间顺序，因此即使发现暴露与健康之间存在关联，也不能据此得出二者之间存在因果关系的结论。故现况研究所揭示的是暴露与疾病之间的统计学联系，而不能据此做出因果推断，仅为建立因果假设提供线索，是分析性研究的基础。

4．特殊职业暴露可以提示因果联系　在职业人群中，一些职业暴露与对应的职业病，如粉尘暴露与尘肺，在排除和控制了可能存在的偏倚的情况下，是可以确定因果关系的。

5．以现在的职业暴露替代或估计过去情况　其条件是：①现在的暴露或暴露水平与过去存在良好的相关关系，或变化不大；②已知研究因素的暴露水平的变化趋势或规律，可以用来估计过去的情况；③回忆过去的暴露或水平极不可靠，而现在的暴露资料可以用来估计过去的暴露情况。

6．定期重复进行可以获得发病率资料　两次现况研究的患病率之差除以两次现况研究的时间间隔，即是该时期的发病率，采用这种估算方法要求两次研究的时间间隔不能太长，发病率变化不大、病程稳定。

（三）现况研究的类型与用途

根据研究目的及涉及的研究对象范围，现况研究可分为普查和抽样调查。

1．普查（census） 即全面调查，是指调查特定时点或时期、特定范围内的全部人群（总体）。特定时点应该较短，特定范围是指某个矿区或矿区某种职业人群。如对某煤矿全体井下工人进行体检。

普查的目的是：①对职业危害早发现，早诊断，早治疗；②了解职业危害的分布；③了解矿山职业人群健康水平；④建立矿山职业人群各类指标的正常值范围。

普查的优点是：①早期发现目标人群中的全部患者，早诊断、早治疗；②调查对象为全体目标人群，不存在抽样误差；③描述疾病或健康状况的分布情况，为病因分析研究提供线索。

普查的缺点是：①工作量大，不细致，难免漏诊；②不适用于患病率很低的疾病；③涉及工作人员多，掌握的调查技术和检查方法的熟练程度不一，对调查项目的理解很难统一和标准化；④耗费的人力、物力资源一般较大，费用高。

2．抽样调查（sampling survey） 指通过随机抽样的方法从总体中抽取一个具有代表性的样本作为调查对象，以样本的统计量来估计总体参数所在范围，即用样本信息推论其所代表的总体情况。因此抽样调查的关键在于样本的代表性，抽样必须随机化，样本要足够大。

与普查相比，抽样调查具有节省时间、人力、物力，工作易做得细致等优点。但抽样调查也存在设计、实施及资料的分析相对复杂，重复、遗漏不宜被发现，患病率太低的疾病不适合等缺点。

现况研究除了可以掌握疾病或健康状况的分布特征，为病因研究提供线索外，还有以下用途：确定高危人群，实现一级预防（病因预防）目的[2]，这是职业危害预防控制中的重要措施；评价职业危害监测、防控等措施及策略的效果。

二、现况研究的设计与实施

良好的设计方案是保证研究成功实施、实现研究目的的前提。在现况研究设计中要特别引起重视的是所选择研究对象的代表性，这是将研究结果向总体推论时的首要前提。此外，有足够的样本含量和避免各类偏倚的介入，也是保证研究对象（样本）具有代表性的重要条件。

（一）明确研究目的和类型

这是研究设计的重要步骤，应根据研究提出的问题，明确该次调查所要达到的目的，然后根据研究目的来确定采用的研究类型。

（二）确定研究对象

确定合适的研究对象同样是顺利开展现况研究的关键环节，应根据研究目的对调查对象的人群分布特征（如工种、工龄等）有一明确的规定，结合实际情况明确在目标人群中开展调查的可行性。

（三）确定样本含量和抽样方法

抽样调查的关键在于样本的代表性，样本的代表性则取决于抽样的随机化和样本量的大小。

1．样本含量 现况研究的样本量大小取决于总体中抽样指标的分布和变异，变异越大则样本量越大。决定现况研究样本大小的因素来自多个方面，但主要有以下两个方面。①预期的现患率（P），如现患率越靠近 50%，样本含量就越大；反之，则要小些。②对调查结果精确性的要求，即允许误差（d）越大，所需样本就越小。

进行患病率或感染率调查时，其样本含量可用下列公式估算：

$$N = \frac{t^2PQ}{d^2}$$

其中，N 为样本大小；P 为预期患病率；$Q = 1 - P$；d 为样本率与总体率之差，即容许误差；t 为 α 取值时的标准正态离差。

假定 α 取 0.05，$t = 1.96 \approx 2.00$，则上述公式可简化为：

当 d 为 $0.10P$ 时，$N = 400 \times \frac{Q}{P}$；

当 d 为 $0.15P$ 时，$N = 178 \times \frac{Q}{P}$；

当 d 为 $0.20P$ 时，$N = 100 \times \frac{Q}{P}$。

对符合二项分布的资料，如患病率或感染率不太大也不太小时，可利用上述公式方便地估计样本含量。如差值 d 变化，或改变显著性水平，则公式需作相应改变。需要注意的是，上述公式计算的是用单纯随机抽样方法抽样时的样本含量，如果采用整群抽样，其样本含量需增加 50%。

例如，某矿区欲调查井下工人高血压的患病情况，假定允许误差不超过 $0.1P$，$\alpha = 0.05$，我国人群高血压的患病率约为 20%。估计本次调查样本含量。

此例 $P = 20\% = 0.20$，$Q = 1 - P = 0.80$，$d = 0.1P$，则有：

$$N = 400 \times \frac{Q}{P} = 400 \times \frac{0.80}{0.20} = 1600 \text{（人）}$$

如果采用单纯随机抽样，则至少调查 1600 人，如采用分层整群抽样，则需样本 2400 人。当然，不管哪种抽样方法都还要考虑到研究对象可能不应答的情况，有时候还需要视实际情况追加 5% ～ 10% 的样本量，防止由于无应答而不能满足最小样本量。

当进行人群中某指标（如血压、总胆固醇等）均数的调查时，样本含量可通过下列公式估算：

$$N = \frac{t^2 s^2}{d^2}$$

其中，s 为抽样指标总体标准差的估计值，一般通过查阅文献或预调查获得；d 为容许误差。

2．抽样方法 抽样可分为非随机抽样和随机抽样。前者如典型调查。随机抽样的样本抽取须遵循随机化原则，即保证总体中每一个对象都有同等机会被选入作为研究对象，以保证样本的代表性。若样本含量足够大、调查数据可靠、分析正确，则可以把调查结果推论到总体。常见的随机抽样方法有单纯随机抽样、系统抽样、分层抽样和整群抽样（具体方法见本书其他相关章节）。

不同的抽样方法从同一总体中抽取含量相等的样本，抽样误差大小不同。一般来说，各种方法的抽样误差由大到小依次为：整群抽样＞单纯随机抽样＞系统抽样＞分层抽样。

若用同一抽样方法，则抽样误差的大小主要取决于观察单位间变异程度的大小和样本含量的多少。个体变异程度越小，样本量越大，抽样误差越小；个体变异程度越大，样本量越少，抽样误差越大。

（四）确定收集资料的方法

在现况研究中，收集科研资料的方法一经确定，就不应变更，在整个科研过程中必须先后一致，以避免研究资料的不同质性。具体而言，一般有以下三种方法。

1．利用现成记录和统计资料，如职工职业史、职工体检记录、作业场所有害因素监测资料、病案资料等。

2．通过问卷调查收集资料，用调查表询问研究对象，让其回答或回忆暴露或疾病的情况。这种方法的应用较为普遍，是现况研究获取资料的最主要方式。如吸烟、饮酒等情况的调查常用此法。资料收集过程中要注意，暴露（特征）的规定（定义）和疾病的标准均要明确和统一。调查表设计的好坏直接影响资料收集的完整性和可靠性。

3．通过实验室测定或检查的方法获得资料，如测定血压、血脂、血糖是否正常等。

（五）确定拟收集资料的内容

现况研究最基本的内容是调查研究对象有无某种职业暴露及健康状况，并尽可能以分级或定量的方法进行调查。此外，还需收集社会、环境和行为等其他资料，以便说明分布状况和相关因素的作用。收集的资料一般包括以下几个方面。

1．个人基本情况，如年龄、性别、民族、文化程度、职业、婚姻状况、经济状况等。

2．职业情况，如工作性质、种类、职务、从事工作的年限、与职业有关的特殊情况。

3．生活习惯及保健情况，如饮食习惯、吸烟历史、饮酒历史、身体锻炼情况、个人对自我保健的重视程度及开展情况、医疗保健条件等。

4．女性生育情况，如月经史、生育史、使用避孕药物及激素的情况等。

5．环境资料，如生活、工作环境的某些数据，最好用客观、量化的指标表示。

6．人口学资料，如抽样总体的人口数、按不同人口学特征分组的人口数，以便计算各种率，如患病率、感染率等。

（六）资料的整理分析

资料分析是现况研究的重要步骤，也是设计时必须考虑的内容。现况研究的资料整理和分析通常在计算机上进行。

1．资料核实与整理 首先应对疾病或健康状态按规定的标准归类核实。现况调查的数据量一般比较大，不仅样本较多，且每一样本有若干变量，在调查、填写、编码、录入计算机等过程中都有可能出现错误。因此，在录入计算机、统计分析之前，必须检查资料的完整准确性，补缺、补漏，删除重复，对可疑者进行核对或复查，纠正错误。数据录入最好采用双机录入，并进行核查[3]。

2．资料分析 根据研究目的将原始资料归纳分组、列表。分析的内容一般包括以下三个方面。

（1）计算有关统计指标：包括患病率、感染率、均数、标准差、标准误、95% 的可信区间等。

（2）描述疾病或健康状态的分布：按不同空间、不同时间、不同人群描述疾病或健康状态分布特征和差异，并进行显著性检验。

（3）分析影响因素：按是否暴露进行分组，运用统计学检验方法，比较各组间的患病率有无差别，分析影响疾病分布的因素，也可选择适当的自变量和因变量进行多因素分析，筛选影响因素。

3．注意事项 现况研究资料分析获得结果的价值，取决于资料质量的优劣和分组、归纳方法是否恰当，尤其是是否受到偏倚的影响至关重要。在不同人群或矿区进行疾病频率比较时，必须考虑年龄、工种、工龄等因素的影响。

三、现况研究中常见的偏倚与质量控制

（一）现况研究中常见的偏倚

1．选择偏倚（selection bias） 通常包括以下几种。

（1）选择性偏倚：在调查过程中，没有按照随机抽样方案进行，而是任意变换抽样方法，“随意”或“随便”选择研究对象。例如，抽样中的对象没有找到，而随意由其他人代替，因而可能影响调查对象的代表性。

（2）无应答偏倚（no-response bias）：对访问调查或信函调查获得应答的比例称为应答率。调查对象由于种种原因拒绝合作或调查时调查对象不依从而降低了应答率，以后亦未补查。由于无应答

者往往可能不同于一般对象，如果一次现况研究的无应答率高于10%，则可能带来相应的偏倚，而不能较好地反映总体人群的情况。

造成无应答偏倚的因素有：①被调查者对调查不了解，不愿意参加；②调查方法或调查内容不恰当，调查对象不愿意接受；③调查对象身体很健康，故不关心疾病调查；④调查对象身体不好，或因高龄拒绝调查；⑤调查对象外出无法找到等。

（3）幸存者偏倚：在现况研究中，常常会选择某疾病的现患人群为研究对象，从而出现一定程度的局限性和片面性。因为患该病的一部分人已经死亡，而幸存者或疾病类型不同、或病程不同、或致病因素不同，因此这种调查结果很难代表所研究疾病的全貌。

2. 信息偏倚（information bias） 通常有以下几种。

（1）报告偏倚（reporting bias）：这是由调查对象所引起的偏倚。询问调查对象有关个人疾病史、暴露史、个人生活习惯和某些特征时，由于种种原因，回答不够准确，可造成报告偏倚。

（2）社会期望偏倚（social expecting bias）：也是由调查对象所引起的偏倚。对一些敏感问题或社会上争论的热点话题，调查对象常按社会大多数人的观点回答，掩盖自己真实想法，因而造成社会期望偏倚。

（3）测量偏倚（measurement bias）：在收集资料的测量中由于测量工具、检验方法不正确，化验技术操作不规范等导致的系统误差则会导致测量偏倚。

（4）调查者偏倚：在调查中，由于调查员未采用统一的调查方式对待所有的调查对象，或为了获得所需要的内容，调查员有意识地深入调查某些人的某些特征，进行诱导性询问，而不重视或马虎对待其他一些人的这些特征，这都将影响收集资料的真实性，导致结果系统偏离真实情况。

（二）现况研究中偏倚的控制

偏倚是可以避免或减小的，因此在科学研究中需要对调查资料进行质量控制，以最大限度地减少偏倚的产生。有效的质量控制的前提是研究设计时要反复论证，尽量严密，并应考虑到对资料进行质量评价的方法和指标。例如调查结束时，随机抽取一定数量的调查表进行重复调查，比较两次调查资料的一致性，或在调查中对调查表中的若干问题进行电话回访复查，均是评价调查资料质量好坏的方法。另外，还应针对各种可能产生偏倚的来源，做好预防和控制。

1. 选择偏倚的防止 ①严格按照随机抽样设计方案进行研究对象的选取；②提高调查对象的应答率；③病例的选择面尽可能广一些，并注意收集有关病程、疾病类型等方面的资料，以便在分析结果时综合考虑。

2. 信息偏倚的防止 ①设计科学严谨、适用的调查表，以便调查对象能提供准确的信息；②正确选择测量工具和检测方法，以保证测试结果的准确与可靠；③尽量选择与本研究无任何利害关系的人员做调查员，严格培训调查员，统一调查程序、方法，减少调查员主观偏倚的产生；④做好资料的复查复核工作；⑤选择正确的统计方法，注意辨析混杂因素及其影响。

四、现况研究的优缺点

（一）优点

1．时间短、花费少，容易实施。

2．根据某研究目的设计的专题调查可以弥补常规报告资料的不足。

3．样本来自一般人群，而不是医院内的患者，研究结果有较强的推广意义。

4．一次研究可观察多种疾病状况及多种相关暴露因素。

5. 调查群体内有自然形成的同期对照组，使结果具有可比性。

6. 不涉及医学伦理问题。

（二）缺点

1. 调查时疾病与暴露同时存在，不能直接估计某种致病因素和某病的确切因果联系。

2. 一般只能得到患病率资料，只有定期重复进行现况调查时可获得发病率资料。

3. 主要适用于一些慢性病研究。对于病程较短的疾病不能充分发现，因为调查时一些人可能已经痊愈，而另一些人则可能在调查后发病。同时还需注意慢性病缓解期的患者。

4. 现况研究的调查时间应尽量短，以使在调查期间所研究的疾病或因素相对稳定不变。

第三节　生态学研究

一、概述

（一）概念

生态学研究（ecological study）是描述性研究的一种类型，是以群体为观察、分析单位，描述不同人群中某因素的暴露情况与疾病的频率，从而分析暴露对疾病影响的一种流行病学研究方法。疾病测量的指标可以是发病率、死亡率等；暴露也可以用一定的指标来测量，例如各个煤矿井下粉尘浓度可以通过单位粉尘监测等有关部门获得。

（二）特点

收集疾病或健康状态以及某些因素的资料时，以群体作为分析单位而不是以个体作为分析单位，是从许多因素中探索病因线索的一种方法，是一种粗线条的描述性研究。

（三）用途

1 提供病因线索，产生病因假设生态学研究　通过对职业人群中某疾病的频率与某因素的暴露状态进行研究，可分析该暴露因素与疾病之间分布上的关联，提供与疾病发生有关的线索。常用于作业环境与职业人群健康状态的关系研究。

2. 评估人群干预措施的效果　对比分析采取干预措施与否的两个人群的健康状况或某种职业病的发病率、死亡率，对干预措施进行评价。

3. 估计某种职业危害的发展趋势　在职业危害监测工作中，可以根据不同时期监测人群的健康状况或某种职业病的发生率的对比分析，判断该职业人群职业危害的发展趋势，为危害控制或制订健康促进的对策与措施提供依据。

二、生态学研究的类型

（一）生态比较研究（ecological comparison study）

又称多组比较研究，是比较在不同人群组中某因素的平均暴露水平与疾病频率之间的联系，及比较在不同人群组中疾病的发病率或死亡率的差异，了解这些人群中某些因素出现的频率并同疾病的发病率或死亡率对比，从而为探索病因提供线索。

（二）生态趋势研究（ecological trend study）

又称时间趋势研究，是连续观察一个或多个人群中某因素平均暴露水平的改变和某种疾病的发病率、死亡率的变化关系。通过比较暴露水平变化前后疾病频率的变化情况，来判断某因素与某疾病的联系或某项干预措施的效果。

三、生态学研究的优点和局限性

（一）优点

1．当某疾病病因不明、研究方向不清时，生态学研究能提出病因线索供进一步深入研究。

2．利用历史和常规资料进行研究，因而节省时间、人力和物力，可较快得到结果。

3．适用于人群中变异较小和难以测定的暴露研究。当所研究的暴露在所研究矿区的人群中变异非常小时，适合开展生态学研究，如井下高温、高湿环境对工人健康的影响研究；有时某些个体累积暴露水平不易测量，如井下粉尘暴露与肺癌的关系，由于个体的暴露量测量比较困难，一般只能做生态学研究。

4．适合对人群干预措施效果的评价。在很多情况下，我们常常需要了解某干预措施对所有矿工健康状况的影响效果，而不需要针对某个工人进行评价，此时应用生态学研究更为适宜。

（二）生态学研究的局限性

1．生态学谬误 由于生态学研究是以由各不同情况的个体所组成的群体为观察、分析单位，因而只能对暴露和疾病的关系进行粗线条的描述和分析。用生态学研究的结果进行因果关系的推论，可能出现生态学上的联系与事实不相符，这种错误被称为生态学谬误（ecological fallacy）。

2．缺乏暴露和疾病联合分布的资料 生态学研究只知道每个研究人群内的病例数和非病例数、暴露数和非暴露数，不知道在暴露者或非暴露者中有多少病例，亦即不能在特定的个体中将暴露与疾病联系起来，这也是产生生态学谬误的原因。

3．缺乏控制可能的混杂因素的能力 在生态学研究中，缺乏有关混杂因素的资料，原因之一是群体研究的混杂因素与个体研究的混杂因素常常不同；原因之二是生态学研究中的暴露资料常用其他资料间接反映，例如一个矿井作业面的粉尘的暴露量以监测到的粉尘浓度代替，这种间接获得的数据显然不仅误差大，而且个体之间的差异不能体现。因此，研究中往往不能有效地控制混杂因素的混杂作用，使其结果难以解释。

4．相关资料中的暴露水平不是个体的实际值 生态学研究中的暴露水平只是近似值或平均水平。进行相关分析并不能精确解释暴露的改变量与所致疾病频率改变量的关系，并且有时还可能在疾病和暴露之间增添更复杂的联系。

5．暴露和疾病间的时间顺序及因果关系难以确定 生态学研究中疾病或暴露由于是非时间趋势设计，所收集的资料通常都是横断面性质的，此时的暴露和疾病同时存在，暴露和疾病的因果时间顺序不易确定。对于一些慢性病（如肿瘤等）而言，疾病的发生可能是某些暴露因素长期作用的结果，研究时的暴露因素水平并不能完全代表过去较长时间的情况，因此，在生态学研究中难以区分因果关系。

第四节 矿山职业危害监测

矿山职业危害监测是连续不断地定期在矿区进行作业环境职业性有害因素及作业人员健康状况和职业病的检测与报告，并动态观察历次检测结果，分析职业性有害因素及职业病和职工健康状况的变化规律与发展趋势，及时发现问题并预警的过程。实际上，监测就是定期进行现况调查，观察职业危害随时间变化的过程，是职业危害预测、预警的重要手段。

一、职业性有害因素的概念及分类

职业性有害因素又称职业病危害因素，是指在劳动条件（包括生产工艺过程、劳动过程、生产环境）中存在的各种可能危害职业人群健康和影响劳动能力的不良因素，包括化学、物理、生物等因素。目前，职业性有害因素分为粉尘类、放射性物质类（电离辐射）、生产性毒物类、物理因素、生物因素、导致职业性皮肤病的危害因素、导致职业性眼病的危害因素、导致职业性耳鼻喉口腔疾病的危害因素、职业性肿瘤的职业病危害因素、其他职业病危害因素等[4]。

职业性有害因素按其来源可分为三大类。

（一）生产工艺过程中产生的有害因素

1. **化学因素** 在生产中接触到的原料、中间产品、成品和生产过程中的废气、废水、废渣中的化学毒物可对健康产生损害。常见的化学性有害因素包括生产性毒物和生产性粉尘，生产性粉尘主要包括矽尘、煤尘、石棉尘、水泥尘及各种有机粉尘。这类有害因素主要经呼吸道进入人体内，还可经皮肤、消化道进入人体内。

2. **物理因素** 这是生产环境中的构成要素。不良的物理因素，如异常气象条件（高温、高湿、低温、高气压、低气压）；噪声、振动、非电离辐射；电离辐射可对人体产生危害。

3. **生物因素** 生产原料和作业环境中存在的致病微生物或寄生虫。

（二）劳动过程中的有害因素

1．劳动组织和制度、劳动作息制度不合理。

2．精神（心理）性职业紧张，如机动车驾驶。

3．劳动强度过大或生产定额不当，如安排的作业与生理状况不相适应等。

4．个别器官或系统过度紧张，如视力紧张、发声器官多度紧张等。

5．长时间处于不良体位、姿势或使用不合理的工具等。

6．个人缺乏健康和预防的观念，违反安全操作规范和忽视自我保健。

（三）生产环境中的有害因素

生产环境是指劳动者操作、观察、管理生产活动所处的外环境，涉及作业场所建筑布局、卫生防护、安全条件和设施有关的因素。

二、矿山开采行业涉及的有害因素

矿山开采（mining）是矿山职业卫生涉及的传统行业，是指用人工或机械对有利用价值的天然矿物资源的开采。矿山开采包括煤炭开采、铁矿石开采、有色金属矿石开采、非金属矿石开采、石料开采等。根据矿床埋藏深度的不同和技术经济合理性的要求，矿山开采分为露天开采和地下开采两种方式，接近地表和埋藏较浅的部分采用露天开采，深部采用地下开采。在矿山开采过程中，粉尘、毒物、异常物理因素等职业危害因素普遍存在，矿山开采行业除了接触粉尘、噪声和振动，可导致尘肺、噪声聋和手臂振动外，不同矿石的化学成分对劳动者的健康也可产生危害，如矿石中的铅、汞、砷、铬、镉可导致铅中毒、汞中毒、砷中毒、铬中毒、镉中毒等。另外，由于矿井通风差、爆破产生的一氧化碳、氮氧化物、二氧化硫等多种有毒气体对人体产生毒作用。煤矿开采过程中产生煤尘、一氧化碳、甲烷等毒气及柴油动力机也会排出废气，损害劳动者健康。有些矿中含有放射性氡及其子体，与粉尘结合形成放射性气溶胶，吸入呼吸系统，对矿工健康造成损害。生产过程中还有井下不良气象条件、不良工作体位、不合理的轮班制度等职业危害因素对矿山作业人员的健康也产生有害作用。职业有害因素的控制主要集中在防尘（通过除尘、湿尘作业）措施和防噪声（消声、隔声、吸声和隔振）措施上。

三、职业危害监测的内容

（一）职业性有害因素检测

1．职业性有害因素检测的种类

（1）评价检测：适用于建设项目职业病危害因素预评价、建设项目职业病危害因素控制效果评价和职业病危害因素现状评价。

在开展评价检测过程中，如果评价职业接触限值为时间加权平均容许浓度时，应该选择代表性采样点，连续采样 3 个工作日，其中应包括空气中有害物质最高的工作日；如果评价职业接触限值为短时间接触浓度或最高容许浓度时，应选择代表性采样，在 1 个工作日内空气中有害物质最高的时段进行采样，连续 3 个工作日。

（2）日常检测：适用于对工作场所空气中有害物质浓度进行的日常的、定期的检测。在开展日常检测过程中，如果评价职业接触限值为时间加权平均容许浓度时，应选择代表性的采样点，在空气中有害物质浓度最高的工作日采样 1 个工作班；如果评价职业接触限制为短时间接触容许浓度或最高容许浓度时，应选择代表性采样点，在 1 个工作班内空气中有害物质最高的时段进行采样。

（3）监督检测：适用于职业卫生监督部门对用人单位进行监督时，对工作场所空气中有害物质浓度进行的检测。

监督检测过程中，如果评价职业接触限值时间加权平均容许浓度时，应选择代表性的工作日和采样点进行采样；当评价职业接触限值为短时间接触容许浓度或最高容许浓度时，应选择代表性采样点，在 1 个工作班内空气中有害物质最高的时段进行采样。

（4）事故性检测：用于对工作场所发生职业危害事故时进行的紧急检测。事故检测应根据现场情况确定采样点进行检测。检测是应对空气中有害物质进行逐时检测至其浓度低于短时间接触容许浓度或最高容浓度为止。

（5）委托检测：随着行业的发展，委托上级部门认可或指定的有资质的检测单位定期进行常规性检测也将列入其中。

2．职业性有害因素检测方法 在实际职业活动中生产工艺过程复杂，多种物理、化学和生物因素并存，并且相互作用，劳动过程形式多样，如何将生产工艺过程中可能存在的各种职业性有害因素全面、准确地筛选、识别，需要依据客观确切的证据以及进行一个科学的判断过程，这是一个动态不断完善的过程，贯穿职业卫生工作的始终，有关这些职业性有害因素的监测是矿山职业卫生实践的重要组成部分。

目前，我国职业病危害因素的检测方法主要包括作业环境中的物理因素检测、作业环境空气中有害物质的空气检测以及作业环境空气中有害物质的生物检测等。物理因素检测是指利用仪器设备对作业现场环境中噪声、高温、振动、射频辐射、紫外光、激光的强度及其接触时间进行测量，以评价工作场所的职业卫生状况和劳动者的接触程度及可能的健康影响。空气检测是指在一段时期内，通过定期（有计划）检测工作场所空气中有害物质的浓度，以评价工作场所的职业卫生状况和劳动者接触有害物质的程度及可能的健康影响。生物检测是指在一段时间内，通过定期（有计划）检测人体生物效应水平，以评价劳动者接触有害物质的程度及可能的健康影响。

（1）检测方案制订：检测方案应包括利用便携式仪器设备对物理因素的现场检测和对空气中有害物质的样品采集两个方面的内容。应根据现场调查情况以及相关国家职业卫生标准的要求，确定各种职业病危害因素的代表性的现场检测点和样品采集地点、采样对象和数量，并根据职业病危害的职业接触限值类型和检测方法制订现场采样和检测实施方案。方案应包括检测范围（职业病危害因素的种类）、有害物质样品采集方式（个体或定点方法）、物理因素的检测时间和地点、化学有害因素的采样地点、采样对象、采样时间和采样频率等。

（2）检测前准备：为确保现场检测工作的效率和安全，实施现场采样检测前应做好人员、设备、材料、现场采样检测记录以及相关辅助和安全防护设施等方面的准备工作。具体应包括以下几个方面。

①确定现场采样检测执行人员及各自任务分工。

②做好采样仪器和检测仪器的准备工作，选择符合采样要求的仪器设备，检查其正常运行操作、电池电量、充电器、计量校准有效期、防爆性能等情况。

③做好采样设备的充电工作和流量校准工作。

④准备采样介质、器材、材料及相关试剂，确保其质量完好、数量充足。

⑤准备足够的现场采样检测记录单。

⑥做好采样人员必要的个体防护和仪器设备搬运过程中的安全防护。

（3）现场采样：在正常生产状况下，按照上述检测方案开展工作，采样前再次观察和了解工作现场卫生状况和环境条件，确保现场采样的代表性和有效性，深入现场测定工作场所职业病危害因素浓度（或强度）。依照国家有关职业卫生标准规定的测试方法和要求，按设计满负荷生产状况对工作场所职业性有害因素进行监测。根据生产工艺，职业危害因素的种类、性质、变化情况以及危害程度分类，一般连续采样测定 3 天，每天上、下午各 1 次。每次同一点不同时间内测定，采集样品不少于 3 个，按相应国家职业卫生标准执行。如实记录现场采样记录单相关信息，记录单应经被检测单位相关陪同人员的签字确认。

（4）检测方法

①现场检测：是指利用便携直读式仪器设备在工作场所进行实时检测、快速给出检测结果，适用于对工作场所的职业卫生状况做出迅速判断。例如，事故检测、高毒物质工作场所的日常检测等。常用方法有检气管（气体检测管）法、便携式气体分析仪测定法、物理因素的现场检测等。

检气管法：是将浸渍过化学试剂的固体吸附制剂作为指示剂，装在玻璃管内，当空气通过时，有害物质与化学试剂反应引起固体吸附剂变色，根据颜色深浅或变色柱的长度，并与事先制备好的标准色板或浓度标尺比较后，即时做出定性或定量的检测。利用检气管可对 100 多种有机物和无机物进行检测。但是检测的准确度和精密度较差，检气管的保存时间较短，一般为 1 年左右。

便携式气体分析仪测定法：是指采用以红外线、半导体、电化学、色谱分析、激光等检测原理制成的便携式直读仪器在工作现场进行的快速检测。

物理因素的现场检测：除振动外，多以场地形式存在作业场所，如声场、电磁射场等，而且除高温外，物理因素的产生和消失与生产设备的启动和关闭是同步的，因此，基于其产生并仅存在作业场所的特点，物理因素的检测采用便携式仪器设备现场即时直读的方式进行。检测项目主要包括噪声、高温、照度、振动、射频辐射、紫外光、激光等。

②实验室检测：实验室检测是指在现场采样后，将样品送回实验室，利用更加精确的仪器进行测定分析的方法，是目前工作场所空气中化学物质检测最常见的检测方法。实验室常用的方法有称量法、光谱法和色谱法。

称量法：主要用于粉尘的测定。

光谱法：广泛用于金属、类金属及其化合物、非金属无机化合物以及部分有机物的测定，如分光光度法、原子吸收分光光度法等。

色谱法：主要用于有机化合物和非金属无机离子的测定，如气相色谱法、液相色谱法、离子色谱法等。

（二）现场调查

1. 作业环境卫生学调查 为了解工作场所中待测物浓度变化规律和劳动者的接触状况，需要对工作场所进行现场的卫生学调查，必要时可进行预采样。调查内容主要包括以下各项。

（1）被调查单位概况，如单位名称、地址、劳动定员、岗位划分、工作班制等。

（2）生产过程中使用的原料、辅助材料，产品、副产品和中间产物等的种类、数量、纯度、杂质及理化性质等。

（3）生产工艺流程、原料投入方式、加热温度和时间、生产设备类型、数量及其布局。

（4）劳动者的工作状况，包括劳动者数、工作地点停留时间、工作方式、接触有害物质的程度、频度及持续时间等。

（5）工作地点空气中有害物质的产生和扩散规律、存在状态、估计浓度等。

（6）工作地点的卫生状况和环境条件、卫生防护设施及其使用状况、个人防护装备及使用状况等。

2. 作业人员健康调查 作业人员的健康状况及职业病发生情况是职业危害监测的目标变量，调查的内容包括个人职业变更情况、习惯行为变更情况、健康体检和职业病专项体检等。

（三）数据处理与监测报告

1. 数据处理 是对原始采样记录和原始检测记录分析整理的过程，包括检测分析仪器产生的原始数据和原始图谱的计算整理、现场调查数据的整理分析，以及本次监测结果与以往历次结果的对比分析，绘制时间线图，观察各项监测指标的变化趋势，并将本次结果与历次结果的平均水平进行比较。

2. 监测报告 监测报告是本次职业危害监测工作的最终产出，是对矿山作业现场职业危害现状的综合评价及对未来发展趋势进行预测分析。因此，报告的重点是描述动态分析的结果。如果发现某些指标有上升的倾向，但尚未达到有统计学意义，提示应该加强监测；如果某些指标升高，且与以往历次平均水平的差异有统计学意义，应当提出预警，必须采取措施控制。因此，监测报告的撰写工作必须严肃认真对待，保证报告中相关信息和结果的真实、准确、可靠。同时，报告内容应清晰、整洁，便于查看结果。

（张天哲）

参考文献

[1] 詹思延. 流行病学 [M]. 8 版. 北京：人民卫生出版社，2017.
[2] 李立明. 流行病学 [M]. 6 版. 北京：人民卫生出版社，2007.
[3] 谭红专. 现代流行病学 [M]. 3 版. 北京：人民卫生出版社，2018.
[4] 孙贵范. 职业卫生与职业医学 [M]. 7 版. 北京：人民卫生出版社，2012.

第五章

矿山职业卫生安全危险因素研究

分析性流行病学（analytical epidemiology）就是对所假设的病因或流行因素进一步在选择的人群中探索疾病发生的条件和规律，验证病因假设，主要是检验或验证科研的假设。

第一节　队列研究

队列研究（cohort study）是分析流行病学研究中两大重要的方法之一。与之类似的名称还有前瞻性研究（prospective study）、发生率研究（incidence study）、随访研究（follow-up study）及纵向研究（longitudinal study）等。它通过直接观察暴露于某因素不同状况人群的结局来探讨该因素与所观察结局的关系。

一、概述

（一）基本概念

队列研究是将人群按是否暴露于某可疑因素及其暴露程度分为不同的亚组，追踪其各自的结局，进而比较不同亚组之间结局频率的差异，从而判定暴露因素与结局之间有无因果关联及关联程度大小的一种观察性研究（observational study）方法。观察的结局主要是与暴露因子可能有关的结局。

1. 暴露　暴露（exposure）是指接触过某种物质，具有某种待研究的特征（如年龄、性别等）、行为（如饮酒）或处于某种状态。暴露既可以是有害的，也可以是有利的，在不同的研究中有着不同的含义。在队列研究中，暴露的定义是把真正暴露与无关暴露区分开来，把暴露本身与暴露的结果区分开来。如研究疾病则要考虑疾病的诱导期和潜伏期对暴露定义的影响，也就是说没有满足最短诱导期和潜伏期的患者，不能算作已经暴露到研究因素，该患者与研究的暴露因素无关。

暴露组是指暴露于研究因素的研究对象；非暴露组是指未暴露于某研究因素的研究对象，也称为对照组。

2. 队列　队列（cohort）原意是指古罗马军团中的一个分队，流行病学家加以借用，表示有共同经历或共同状态的一群人。根据特定条件不同，流行病学中的队列一般有两种情况：一是指特定时期内出生的一组人群，称之为出生队列（birth cohort）；另一种是泛指具有某种共同暴露或特征的一组人群。队列研究中的“队列”指的是后者。

根据观察对象进出队列的时间不同，队列分成固定队列（fixed cohort）和动态队列（dynamic cohort）。前者是指人群都在某一固定时间或一个短时间内进入队列，之后对他们进行随访观察，直至观察终点出现或观察期结束，期间没有人因为结局事件以外的其他原因退出，也不再加入新的成员，即在观察期内保持队列的相对固定。后者是指队列确定后，原有的队列成员可以不断退出，新的成员可以随时加入，观察期内队列成员处于变动之中。

3. 危险因子　危险因子（risk factor）又称危险因素，指能引起某特定不良结局（outcome）（如疾病或死亡）发生，或使其发生的概率增加的因子，它包括个人行为、生活方式、环境和遗传等多个方面的因素。

危险因子的反面称为保护因子（因素）（protective factor），两者都可以作为研究因素，统称为决定因素（determinant factor）或影响因素。暴露就是具有该研究因素。

（二）基本原理

队列研究是在特定范围人群中选择所需的研究对象，根据目前或过去某个时期是否暴露于某个待研究因素（危险因素或保护因素），或其不同的暴露水平而将研究对象分成不同组，如暴露组和非暴露组，高剂量暴露组和低剂量暴露组等，随访观察一段时间，检查并登记各组人群待研究因素的预期结局的发生情况（如疾病、死亡或其他健康状况），比较各组结局的发生率，从而评价和检验研究因素与结局之间可能存在的因果关系，暴露是该结局发生的危险因素。

队列研究中所选研究对象在随访开始时必须是没有出现所研究的结局，非暴露组应该是除了未暴露于某因素之外，其余各方面都尽可能与暴露组相同的一组人群。

（三）队列研究的特点

1. 属于观察法　队列研究中暴露是客观存在的，不是人为给予或随机分配的，不受研究者意志决定，这是与实验研究的根本区别。

2. 设立对照组　队列研究中设立对照组以资比较，有别于描述性研究。

3. 由因及果　在探求暴露因素与疾病的关系上先确定其因，再纵向前瞻观察其果，与实验研究一致。

4. 能确证暴露与结局的因果关系　由于研究者掌握了研究对象的暴露状况并随访了结局的发生，且结局是发生在确切数目的暴露人群中，所以能据此准确地计算出结局的发生率，估计暴露人群发生某结局的危险程度，因而能判断其因果关系。

（四）研究目的

1. 检验病因假设　深入检验某个或某些病因假设是其主要用途，一般来说每次研究只能检验一种暴露因素与一种疾病之间的因果关系，或同时检验一种暴露与多种结局之间的关联。但在某些综合性设计研究中，也可以同时检验多种暴露与多种结局之间的关联。

2. 评价自发的预防效果　一些暴露有预防某结局发生的效应，如大量的蔬菜摄入可预防肠癌的发生等，对这种暴露人群随访研究的目的就是评价暴露的预防效果。但需要注意的是，这里的预防措施（如蔬菜的摄入）不是人为施加的，而是研究对象的自发行为。这种现象也被称为“人群自然实验”。

3. 描述疾病自然史　观察人群疾病自然史，即疾病在人群中从发生、发展到结局（死亡、痊愈或残疾）的自然过程，可以补充临床观察个体疾病自然史的不足。

4. 新药的上市后监测　在药物应用于临床后的一段时间内，进行严格的新药上市后监测可认为是较三期临床试验样本量更大和观察时间更长的队列研究。这类研究中的暴露是指某新药的应用，研究结局多为各种不良反应。需要注意的是，这里的新药应用不是研究者选择性给予的，是暴露者自己选择的，用与不用是非随机的。

（五）研究类型

依据研究对象进入队列时间及终止观察的时间不同，队列研究分为以下三种。

1. 前瞻性队列研究（prospective cohort study） 队列研究的基本形式，是指在研究对象进入研究时，根据其暴露情况分组，需要随访，结局将在未来某时刻出现。

2. 历史性队列研究（historical cohort study） 研究对象的分组是根据研究开始时研究者已掌握的有关研究对象过去某个时点的暴露状况的历史材料而做出，研究结局也从研究开始时已有的历史材料中获得。

3. 双向性队列研究（ambispective cohort study） 也称混合型队列研究，即在历史性队列研究的基础上，继续前瞻性地观察一段时间，它是将前瞻性队列研究与历史性队列研究结合起来的一种设计模式，兼有上述两种研究的优点，又相对地在一定程度上弥补了各自的不足。

（六）队列研究选用原则

1. 前瞻性队列研究

（1）有明确的研究目的和检验假设，研究因素要找准。

（2）所研究疾病的发生率应较高。

（3）明确规定暴露因素，并且应有把握获得观察人群的暴露资料。

（4）明确规定结局变量，并且要有确定结局的简便而真实可靠的手段。

（5）拥有足够的人力、物力和财力，随访依从性好。

2. 历史性队列研究

（1）有比较明确的假设需要验证，开展前瞻性队列研究缺乏可行性。

（2）所研究疾病的发病率或死亡率一般不能太低。

（3）拥有足够完整可靠的过去某段时间有关研究对象的暴露和结局的历史记录或档案材料。

3. 双向性队列研究 当基本具备进行历史性队列研究的条件下，如果从暴露到现在的观察时间还不能满足研究的要求，如结局事件还没有发生或没有完全发生，还需继续前瞻性观察一段时间时，则选择双向性队列研究。

二、研究设计与实施

（一）确定研究因素

队列研究的主要目的是进一步验证描述性研究或病例对照研究中已发现的有特异影响且在统计学上有联系的危险因素或保护因素。研究因素（暴露因素）通常是在描述性研究和病例对照研究的基础上确定的。在设计阶段必须先查阅相关文献，了解国内外在该因素方面已做过的工作，包括其研究的方法及结论等。在研究中还要考虑如何选择、定义和测量暴露因素。暴露因素尽量合理量化，除了暴露剂量水平外，还应当考虑暴露的时间长短以及暴露是否持续。暴露的测量应采用敏感、精确、简单、可靠的方法。

除了要确定主要的暴露因素外，还要同时确定需要收集的其他相关因素，包括各种可疑的混杂因素及研究对象的人口学特征，以利于对研究结果做深入分析。

（二）确定研究结局

结局变量（outcome variable）也称为结果变量，简称结局，指研究者预期的结果事件，也就是研究者希望追踪观察的事件，结局就是队列研究观察的自然终点。

结局不仅限于发病、死亡，也有健康状况和生命质量的变化，还可以是各种生理病理变化指标；既可以是终极的结果（如发病或死亡），也可以是中间结局；结局变量既可以是定量的，也可以是定性的；可以是正面的，也可以是负面的。

判断结局的标准应当明确、统一，尽量采用国际或国内统一标准，并在研究的全过程中严格遵守。需考虑到疾病的不同类型、不同临床表现等，应注意记录下其他可疑的症状或现象供以后详细分析。除主要结局外，可以同时收集多种可能与暴露有关的结局变量。

（三）确定研究现场和研究人群

1．研究现场必须具备的条件

（1）人口相对稳定，有足够符合研究要求的研究对象，便于随访。

（2）结局变量发生率较高。

（3）当地领导重视，研究对象愿意合作。

（4）当地医疗条件较好，交通较便利。

（5）无明显的环境污染或其他混杂因子存在。

2．确定研究人群

（1）采用合适的抽样方法从目标人群中抽出具有代表性的人群。

（2）选择未患有所研究疾病或不存在结局变量的个体，按其是否存在暴露因素分为暴露组和对照（非暴露）组。

（四）选择暴露组

1．职业人群（occupational population） 如果要研究某种可疑的职业暴露因素与疾病或健康的关系，必须选择相关职业人群作为暴露人群。另外，由于职业人群有关暴露与疾病的历史记录往往较为真实全面和可靠，故如果做历史性队列研究，常常选择职业人群作为暴露人群。

2．特殊暴露组 选择暴露强度特别高的特殊人群作为研究对象，容易获得足够的病例数。需要注意的是，由于对某些职业暴露和某些特殊暴露的危险多半不是一开始就能认识到，一旦认识到了大多都采取了防护措施以减少暴露，所以一般不宜或不允许进行前瞻性队列研究，而常使用历史性队列研究。

3．一般人群 某行政区域或地理区域范围内的全体人群，选择其中暴露于所研究因素的人做暴露组。选择一般人群作为暴露组通常考虑两点：①不打算观察特殊人群发病情况，而是着眼于一般人群及今后在一般人群中的防治，使研究结果具有普遍意义；②所研究的因素和疾病都是一般人群中常见的，不需要选择特殊人群或没有特殊人群可选，特别是研究一般人群的生活习惯或环境因素时。美国弗雷明汉地区的心血管疾病队列研究就是很好的例子。

4．有组织的人群团体 指一般人群的特殊形式，如医学会成员、某行业工会成员、机关、社会团体等某些群众组织或专业团体成员、参加人寿保险的人员等，其优点是便于有效率地收集随访资料，其缺点是研究结果有一定局限性。

（五）选择对照组

设立对照是为了比较，为了更好地分析暴露的作用。设置对照组的基本要求就是要有较高的可比性，即对照组除暴露于所研究的因素（暴露因素）外，其他各种因素的影响或人群的特征（年龄、性别、民族、职业等）都应尽可能地与暴露组相同。

1. 内对照（internal control） 选择一个暴露因素分布不均的人群，将其中暴露者组成暴露组，没有暴露的人群便自然地成为对照组，而无须另外去找，这样的方式选择对照组，称为内对照。这样做的好处是选取对照组比较省事，并可以无误地从总体上了解研究对象的发病率等情况。

2. 外对照（external control） 当采用特殊暴露人群作为暴露组时，往往不能从这些人群中选出对照，需要在该人群去寻找对照组，故称为外对照。其优点是观察随访时可免受暴露组的影响，即暴露组的“污染”；缺点是可比性受一定影响，工作量增大。

3. 总人口对照（total population control） 可认为是外对照的一种，也可以看成不设对照，因为实际上并未与暴露组平行地设立，而是利用整个地区的现有发病后死亡资料，即以全人口率为对照。优点是一般人群的发病率或死亡率比较稳定且容易获得，节省大量的经费和时间，缺点是资料不够全面，不精确或缺乏要比较的项目，与暴露人群的可比性较差。因为要注意与暴露组人群在地理、时间上的一致性，不能随便与一个人群作比较，否则易引起偏倚。

4. 多重对照（multiple control） 即同时采用上述 2 种或 2 种以上形式的对照，优点是避免单一对照组作比较时可能产生的偏倚。

（六）确定样本含量

1. 影响样本含量的因素

（1）一般人群中所研究疾病的发病率 p_0: p_0 越接近 0.5，所需样本量越大。

（2）暴露组与对照人群的发病率之差：用 p_1 表示暴露组人群发病率，用一般人群的发病率 p_0 代替对照组人群发病率，两组人群的发病率之差 $d = p_1 - p_0$，d 值越大所需样本量越小。

（3）显著性水平：即检验假设的第Ⅰ类错误 α 值。

（4）把握度：1-β。

2. 样本量计算方法 在暴露组与对照组样本等量的情况下，可用下式计算出各组所需样本量：

$$n_1 = n_2 = \frac{\left(Z_\alpha\sqrt{2pq} + Z_\beta\sqrt{p_0q_0 + p_1q_1}\right)^2}{(p_1 - p_0)^2}$$

式中 p_1、p_0 分别是暴露组合对照组预期发病率，$p = \dfrac{p_1 + p_2}{2}$，$q = 1 - p$，Z_α、Z_β 分别为 α、β 水平下的标准正态离差。

（七）资料的收集与随访

1. 选择与培训调查员 要选择态度科学、工作作风严谨且具备相关知识的人员作为调查员。以统一的方法和技巧对调查员进行培训，并事先进行预调查或预实验，考核培训情况。同时制订调查员手册以说明全部操作程序、注意事项及调查问卷说明等。

2. 基线资料的收集 在开始随访之前，必须详细收集每个研究对象在研究开始时的基本情况，包括暴露资料及个体的其他信息，这些资料就是基线资料。基线资料的来源一般有以下途径。

（1）现有记录如医疗记录、工作档案、工作日志等。

（2）调查访问直接询问、电话询问或邮寄调查表等方式来访问队列成员或其他可提供资料的人。

（3）医学检查常需做医学或其他特殊检查以便获得研究对象也不了解的某些信息。

（4）环境测量根据不同的研究假设作不同的暴露测量，还可以调查家庭环境、居住环境、工作环境和区域环境等。

3. 随访（follow up）

（1）目的：确定被观察对象是否处于观察之中；确定研究人群中的各种疾病事件或结局；进一

步收集有关暴露和混杂因素的资料。

（2）对象：所有被选定的研究对象，不论是暴露组还是对照组，都一律同等重视、同一时间随访至观察终点。

（3）内容：同基线调查，具体项目可视研究目的与设计而不同。

（4）方法：可利用常规登记的人群和疾病资料随访，也可进行特殊安排的随访，必要时可进行健康检查或采样检测等。暴露组和对照组在整个随访过程中随访方法应保持不变。

（5）观察终止时间：观察终点是指研究对象出现了预期的结果，如所研究疾病的发生、死亡或一项某水准的检测指标。观察终点必须事先明确规定。观察终止时间是指整个研究工作截止的时间。观察时间长短应根据所研究疾病的自然史和潜伏期而定，随访期的确定应以暴露因素作用于人体至产生疾病结局的一般潜隐期为依据。

（6）随访间隔：如果观察时间较短，在观察终止时一次性收集资料即可。如果观察时间较长，则需要多次随访，其随访间隔与次数将视研究结局的变化速度、研究的人力、物力等条件而定。

（7）随访执行者：由经过统一专业培训的调查员进行随访，由操作技术规范的技术人员负责各项检验与测量工作。最好采用单盲或双盲方法随访。

三、资料的整理与分析

资料分析前应对资料进行审查，了解资料的正确性与完整性。队列研究资料分析主要是计算发病率或死亡率及其差别的显著性检查，及暴露因素与疾病是否有联系、联系强度高低等。

（一）人时的计算

1. 人时的概念　人时（person time，PT）是将人数和时间结合起来考虑的一种度量单位，即观察人数乘以随访单位时间的积。它是观察人群中全部个体暴露于研究因素的时间总和，即人数 × 每人暴露时间 = 人时数，时间可以是日、月、年中任何一种单位，通常多用人年，故又称为人年。如一个人观察 5 年是 5 人年，5 个人每人观察 3 年是 15 人年。

2. 人时的计算方法

以个人为单位计算人年的方法：该方法较为精确，适合样本量不太大时。以某研究中的 3 个研究对象为例说明其计算方法（表 5-1 和表 5-2）。

表 5-1　3 例研究对象的出生日期与进出研究时间

编号	出生日期	进入研究时间	退出研究时间
1	1947.04.22	1987.08.20	1997.10.15（失访）
2	1955.05.10	1981.12.12	1994.01.02（出现终点结局）
3	1962.12.13	1990.03.02	2001.02.02（观察结束时仍健在）

表 5-2　3 例研究对象的人年计算

年龄组（岁）	对象 1 1947 年 4 月 22 日出生	对象 2 1955 年 5 月 10 日出生	对象 3 1962 年 12 月 13 日出生	暴露人年
25 ~		1981.12.12 ~ 1985.05.09 共 3 年 4 个月 27 天合 3.41 人年	1990.03.02 ~ 1992.12.12 共 2 年 9 月 10 天合 2.78 人年	6.19

续表

年龄组（岁）	对象 1 1947 年 4 月 22 日出生	对象 2 1955 年 5 月 10 日出生	对象 3 1962 年 12 月 13 日出生	暴露人年
30 ~		1985.05.10 ~ 1990.05.09 共 5 人年	1992.12.13 ~ 1997.12.12 共 5 人年	10.00
35 ~	1986.08.20 ~ 1987.04.21 共 8 个月合 0.67 人年	1990.05.10 ~ 1994.01.02 共 3 年 7 个月 22 天合 3.65 人年	1997.12.13 ~ 2001.02.02 共 3 年 1 个月 20 天合 3.14 人年	7.46
40 ~	1987.04.22 ~ 1992.04.21 共 5 人年			5.00
45 ~	1992.04.21 ~ 1997.04.21 共 5 人年			5.00
50 ~	1997.04.22 ~ 1997.10.15 共 5 个月 24 天合 0.48 人年			0.48
合计	11.15 人年	12.06 人年	10.92 人年	34.13

从表 5-2 可以看出，虽然总的观察对象只有 3 例，且进出研究的时间不一，但其观察经历可以合并为一个总的统一的人时单位，即 34.13 人年。

3. 用近似法计算人年数的方法 人年数 = 平均人口数 × 观察年数。在每人观察年数相等的组，人年数等于观察人数乘以随访年数。如果样本量不大且各人随访年数不同，则先算出各人的随访年数，再计算总人年数。该法计算简单但精确性较差。

4. 用寿命表法计算人年数的方法 常用的计算方法是规定观察当年内进入队列的各人均作 1/2 个人年计算，失访或出现终点结局的各人也作 1/2 个人年计算。该法计算简便并有一定精确度。

$$L_x = I_x + \frac{1}{2}(N_x - D_x - W_x)$$

$$L_{x+1} = I_x + N_x - D_x - W_x$$

式中 Lx 为 x 时间内的暴露人年数，Ix 为 x 时间开始时的观察人数，Nx 为 x 时间内进入队列的人数，Dx 为 x 时间内出现终点结局的人数，Wx 为 x 时间内失访的人数。

（二）率的计算

结局事件的发生率的计算是队列研究资料分析的关键，根据观察资料的特点，可选择计算不同的指标。

1. 常用指标

（1）累积发病率（cumulative incidence）：如果研究人群的数量较大而且比较稳定，则无论其发病强度大小和观察时间长短，均可用观察开始时的人口数作为分母，以整个观察期内的发病（或死亡）人数作为分子，计算某病的累积发病率，累积发病率的量值变化范围为 0 ~ 1，报告累积发病率时必须说明累积时间的长短，否则其流行病学意义不明确。

（2）发病密度（incidence density）：如果队列研究观察的时间较长，就很难保证研究人口的稳定。例如，研究对象进入队列的时间可能先后不一；在观察截止前，可能由于迁移、其他原因死亡或其他原因退出，造成各种失访；研究对象出现终点结局的时间不同等原因均可造成每个对象被观察的时间不一样。此时以总人数为单位计算发病（死亡）率是不合理的，因为提早退出研究者若能坚持到随访结束，则仍有发病可能。此时需以观察人时为分母计算发病率，用人时为单位计算出来的率带有瞬时频率性质，称为发病密度。

（3）标化比：当研究对象数目较少，结局事件的发生率比较低时，无论观察的时间长或短，都不宜直接计算率，而是以全人口发病（死亡）率作为标准，算出该观察人群的理论发病（死亡）人数，即预期发病（死亡）人数，再求观察人群实际发病（死亡）人数与此预期发病（死亡）人数之比，得到标化发病（死亡）比。最常用的指标为标化死亡比（standardized mortality ratio，SMR），这一指标在职业病流行病学研究中常用。需要注意的是，标化比并不是率，是以标准人口的发病（死亡）率作为对照计算出来的比值。如果某单位的历年人口资料不能得到，而仅有死亡人数、原因、日期和年龄，则可改算标化比例死亡比（standardized proportional mortality ratio，SPMR），其计算方法是以全人口中某病因死亡占全部死亡的比例乘以某单位实际全部死亡数而得到某病因的预期死亡数，然后再计算实际死亡数与预期死亡数之比。

2. 显著性检验 由于队列研究多为抽样研究，当发现两组率有差别时，首先要考虑抽样误差导致的可能，因此需要进行统计学显著性检验。

（1）U检验：当样本量较大时，p 和 $1-p$ 都不太小，若 np 和 $n(1-p)$ 均大于5时，样本率的频数分布接近正态分布，此时可应用正态分布的原理来检验率的差异是否有统计学意义，即用U检验法来检验暴露组与对照组之间的差异。

（2）其他检验方法：如果率比较低，样本较小时，可改用直接概率法、二项分布法或泊松（Poisson）分布检验；当率稍大和样本较大时，率的显著性检验可以利用卡方检验；对SMR或SPMR可用卡方检验或非参数检验，具体方法详见后面章节。

（三）效应的估计

流行病学的主要效应测量指标是相对危险度与归因危险度，即暴露组与对照组之间的危险度比和危险度差。队列研究的最大优点就是能直接计算出研究对象的结局发生率，因而可以直接计算出RR和AR，进而直接评价暴露的效应。

1. 相对危险度（relative risk，RR） RR也叫危险度比（relative ratio，RR），是暴露组的危险度（测量指标是累积发病率）与对照组的危险度之比。暴露组与对照组的发病密度之比称为率比（rate ratio，RR）。危险度比和率比都是反映暴露与发病（死亡）关联强度最有用的指标。

$$RR = \frac{I_e}{I_0} = \frac{a/n_1}{c/n_0}$$

式中 I_e 和 I_0 分别代表暴露组和对照组的率。RR表明暴露组发病或死亡的危险是对照组的多少倍。RR值越大，表明暴露的效应越大，暴露与结局关联强度越大。表5-3列出了一个常用的判断标准。

表5-3 相对危险度与关联的强度

RR		关联的强度
0.9～1.0	1.0～1.1	无
0.7～0.8	1.2～1.4	弱
0.4～0.6	1.5～2.9	中
0.1～0.3	3.0～9.9	强
＜0.1	10～	很强

注：来自Monson，1980

上式算出的相对危险度是RR的一个点估计值，是一个样本值。若用来推论总体参数水平，考虑抽样误差的存在，计算其可信区间，通常采用 95% 可信区间。计算相对危险度 95% 可信区间的方法很多，常用的有 Woolf 法和 Miettinen 法。Woolf 法是建立在 RR 方差基础上的简单易行的方法，公式如下：

$$Var(\ln RR)=\frac{1}{a}+\frac{1}{b}+\frac{1}{c}+\frac{1}{d}$$

$\ln RR$ 的 95% 可信区间 $=\ln RR\pm1.96\sqrt{Var(\ln RR)}$，其反自然对数就是 RR 的 95% 可信区间。

2. 归因危险度（attributable risk，AR） 又称特异危险度、危险度差（risk difference，RD）和超额危险度（excess risk），是暴露组发病率与对照组发病率相差的绝对值，表示危险特异度归因于暴露因素的程度。

$AR=I_e-I_0=a/n_1-c/n_0$，由于 $RR=I_e/I_0$，$I_e=RR\times I_0$，所以 $AR=RR\times I_0-I_0=I_0(RR-1)$。

RR 与 AR 都是表示关联强度的重要指标，彼此密切相关，但其流行病学意义却不相同。RR 说明暴露者与非暴露者比较相应疾病危险增加的倍数；AR 则是指暴露人群与非暴露人群比较，所增加的疾病发生数量，如果暴露因素消除，就可减少这个数量的疾病发生。前者具有病因学意义，后者更具有疾病预防和公共卫生学意义。

3. 归因危险度百分比（attributable risk proportion or percent，ARP，AR%） 又称病因分值（etiologic fraction，EF）或归因分值（attributable fraction，AF），是指暴露人群中的发病或死亡归因于暴露的部分占全部发病或死亡的百分比。

$$AR\%=\frac{I_e-I_0}{I_e}\times100\% \text{ 或 } AR\%=\frac{RR-1}{RR}\times100\%$$

4. 人群归因危险度（population attributable risk，PAR）与人群归因危险度百分比（population attributable risk proportion or percent，PAR%） 人群归因危险百分比也称为人群病因分值或人群归因分值。PAR 是指总人群发病率中归因于暴露的部分，而 PAR% 是指 PAR 占总人群全部发病（死亡）的百分比。

RR 和 AR 是通过比较暴露组与对照组，说明暴露的生物学效应，即暴露的致病作用有多大；而 PAR 和 PAR% 是通过比较暴露组与全人群，说明暴露对一个具体人群的危害程度，以及消除这个因素后该人群中的发病率或死亡率可能降低的程度，既与 RR 和 AR 有关，又与人群中暴露者的比例有关。

PAR 和 PAR% 的计算公式如下：

$$\text{PAR}=I_t-I_0$$

其中，I_t 代表全人群的率，I_0 代表非暴露组的率。

$$\text{PAR}\%=\frac{I_t-I_0}{I_t} \text{ 或 } \text{PAR}\%=\frac{\text{P}_e(RR-1)}{\text{P}_e(RR-1)+1}\times100\%$$

式中 Pt 表示人群中有某种暴露者的比例。

5. 剂量反应关系的分析 如果某种暴露存在剂量反应关系，即暴露的剂量越大，其效应越大，则该种暴露作为病因的可能性就越大。分析方法是先列出不同暴露水平下的发病率，然后以最低暴露水平组为对照，计算各暴露水平的相对危险度和危险度差。必要时应对危险度（或率）的变化做趋势性检验。

四、常见偏移及其控制

队列研究和其他各种流行病学研究方法一样，在设计、实施和资料分析等各个环节都可能产生偏倚，本节重点介绍队列研究中的特殊偏倚。

（一）选择偏倚

1．常见情况

（1）选择研究对象的方法不当。

（2）最初选定参加研究的对象中有人拒绝参加了。

（3）历史性队列研究中部分档案丢失或记录不全。

（4）研究对象由志愿者组成，他们往往或是健康，或是有某种特殊的倾向或习惯。

（5）在研究开始时未能发现早期或亚临床期患者。

（6）暴露与疾病的定义不明确，或执行不当等。

2．控制措施

（1）研究者对整个研究过程可能出现的各种选择偏倚应有充分的了解和掌握。

（2）严格按规定的标准选择研究对象。

（3）研究中尽量取得研究对象的合作，以减少失访或退出，获得尽可能高的应答率。

①选择便于随访的人群，做好组织工作，对患者及其家属宣传研究工作的意义，以提高依从性。

②加强对随访人员的管理，随访要有专人负责，建立健全随访管理制度，制订随访计划和监测措施，对失访者要及时采取措施以保证随访。

③回答研究对象来信的要求，不失信于研究对象，随访信件格式与内容，删除使研究对象及其家属反感的措辞，采用关心体贴的言语。

④调查手段简便易行，对调查内容中的敏感问题采取适当的处理技巧。

（二）混杂偏倚及其控制措施

1．混杂偏倚（confounding bias） 混杂偏倚是指在研究某暴露因素与疾病（事件）之间的关联时，由于一个或多个既与疾病（事件）有制约关系，又与所研究暴露因素密切相关的外来因素的影响，掩盖或夸大了所研究暴露因素与疾病（事件）的联系。引起混杂偏倚的因素称为混杂因子（confounding factor）。

2．控制混杂因素 研究的设计阶段可利用限制、匹配等方法均衡混杂因素；对于无法均衡的混杂因素，收集资料阶段认真收集其详尽材料；分析阶段可采用分层分析、标准化法和多因素分析模型等方法控制混杂因素。

五、优点与局限性

（一）优点

1．研究对象定义明确，选择偏倚较小。

2．所收集的资料完整可靠，回忆偏倚小。

3．病例是以无偏方式获得的。

4．可直接计算发病率或死亡率及危险度，还可以按照暴露水平分级，从而可能观察到剂量反应关系。

5．可同时研究一种暴露与多种疾病的关系。

6．暴露因素作用于疾病发生的时间顺序明确。

7．检验病因假设的能力强，可确证因果关系。

8．有助于了解人群疾病自然史。

9．在追踪观察中可以了解和记录观察对象某些特征或暴露情况的改变及其所致的结果。

10．样本量大，结果比较稳定。

11．适合于评价某种罕见因素对人群健康的影响。

（二）局限性

1．需要大样本、长时间随访，不宜保持良好的依从性，易产生失访偏倚，时间长，研究对象各项特征包括暴露与否都会发生变化。

2．不适用于发病率很低的疾病病因的研究。

3．计算暴露人时的工作量繁重。

4．每次只能研究一个因素，投入人力、物力大，花费时间长，且准备与组织工作都复杂、繁重，要保质保量开展工作难度大，若得不出结果则损失较大。

5．研究设计要求严密，有时一种疾病除主因外还有辅因，从而增加设计难度。

6．资料收集和分析难度较大。

7．随访过程中已知变量的变化或未知变量的引入增加了资料分析的难度。

8．研究者虽然可预先根据暴露与否进行分组，但有时难以控制暴露以外的其他特征在两组中的分布而造成混杂因素，尤其在进行回顾性队列研究时往往缺乏准确的暴露记录以及有关混杂因素的资料。

第二节　病例对照研究

一、基本原理

病例对照研究（case control study）是选定患有所研究疾病的人群作为病例组，未患有该病的人群作为对照组，分别调查上述两组所有对象既往对某个（或某些）因素的暴露情况和暴露水平，并比较两组中暴露率或暴露比例的差异，以研究该疾病与这个（或这些）因素关系的一种观察性研究方法。这是一种回顾性、由结果探索病因的研究方法，是在疾病发生之后去追溯假定的病因因素的方法，是在某种程度上检验病因假说的一种研究方法。

由病例对照研究的基本原理可知，该方法具有以下特点：①观察性研究，研究者对研究对象不施加任何干预措施，只是客观地收集研究对象既往对某个（或某些）因素的暴露情况；②研究方法是回顾性的，是由果推因的研究；③设立对照组，与病例组进行有比较的研究；④可用于探索疾病的危险因素以及初步检验病因假设，但不能验证暴露因素与疾病是否存在因果关系。

二、研究类型

按照病例与对照比较方法的不同，将病例对照研究分为成组病例对照研究和匹配病例对照研究。

1. 成组病例对照研究　是指按照一定的原则和标准，在设计所规定的病例和对照人群中分别抽取一定数量的研究对象组成病例组和对照组进行研究。两组的人数可以相等也可以不相等。

2. 匹配病例对照研究　匹配（matching）或称配比，即要求对照在某些因素或特征上与病例保持一致，其目的是对两组进行比较时排除匹配因素的干扰。例如以年龄作为匹配因素，在分析比较两组资料时，可以免除由于两组年龄构成的差别对疾病和因素关系的影响，从而更正确地说明所研究因素与疾病的关系，匹配分为频数匹配与个体匹配。

（1）成组匹配病例对照研究：又称为频数匹配，是指具有某些因素或特征者在病例组合对照组所占的比例一致或接近。

（2）个体匹配病例对照研究：个体匹配是指病例组和对照组以个体为单位进行某些因素或特征的匹配。即每选择一个病例的同时，就选择一个或几个对照，若一个病例只匹配一个对照，使病例与对照配成对子，称为配对研究；若一个病例匹配多个对照，则称为配比研究。

3. 衍生的研究类型

（1）巢式病例对照研究（nest case-control study）：将传统的病例对照研究和队列研究进行组合后形成的一种研究方法，也就是在对一个事先确定好的队列进行随访观察的基础上，再应用病例对照研究（主要是匹配病例对照研究）的设计思路进行研究分析。

巢式病例对照研究是在某特定队列中进行的，因此对应于队列研究的两种类型，可分为前瞻性巢式病例对照研究和回顾性巢式病例对照研究。

（2）病例队列研究（case-cohort study）：又称病例参比式研究，也是一种队列研究与病例对照研究结合的设计形式。其基本设计方法是队列研究开始时，在队列中按一定比例随机抽样选出一个有代表性的样本作为对照组，观察结束时，队列中出现的所研究疾病的全部病例作为病例组，与上述随机对照组进行比较。

（3）病例交叉研究（case-crossover design）：基本原理是如果暴露与某急性事件有关，那么在事件发生前较短的一段时间（危险期）内，暴露的发生应比事件发生前较远的一段时间（对照期）内更频繁。

（4）单纯病例研究（case only study）：基本原理是确定某一患病人群作为研究对象，追溯每一成员的环境暴露资料，并收集患者的一般情况、混杂变量及其他宏观资料，采集患者的生物标本，采用分子生物学技术检测基因型。以具有某一基因型的患者作为病例组，以无该基因型的患者作为对照组，在调整其他协变量（如性别、年龄、职业等）后，根据基因型与环境暴露情况，按病例对照研究的方式处理资料。其前提是在正常人群中，基因型与环境暴露各自独立发生，且所研究的疾病为罕见疾病。

（5）病例时间对照设计（case-time-control design）：该方法是在病例交叉设计的基础上结合传统的病例对照研究设计的一种方法，在药物流行病学研究中应用较多。

三、实施步骤

（一）一般步骤

1. 提出假设　根据已有的描述性或现况调查研究得到的资料，结合文献检索结果，提出欲研究疾病的病因假设。

2. 制订研究计划

（1）明确研究目的，选择合适的对照形式，选择病例与对照比较的类型。

（2）病例与对照的来源和选择方法，确定病例的诊断标准和诊断方法。

（3）估计研究样本含量。

（4）根据病因假设与研究所具备的条件，确定调查因素或暴露变量。

（5）设计调查表，特别注意混杂变量。

（6）设计中要考虑整个研究过程中可能出现的偏倚，并预先设计好如何控制各种偏倚。

（7）考虑获取研究因素信息的方法。

（8）考虑资料整理与分析的方法。

（9）研究所需费用的概算。

（10）人员分工与协作单位的协调。

（11）制订一套严格的、可行的、针对各个环节的质量控制措施。

3. 收集资料

（1）培训调查员并进行预调查。

（2）开展正式调查。

4. 整理分析收集到的资料

5. 总结并提出研究报告

（二）病例与对照的选择

病例与对照的选择，特别是对照的选择成功与否，是病例对照研究的关键。研究所得结论是否可靠，首先要看对照的选择是否合理。病例与对照选择的基本原则：一是所选择的研究对象应具有代表性，选择的病例要足以代表总体的病例，对照应足以代表产生病例的总体人群或源人群；二是要强调病例组与对照组的可比性，要求病例组与对照组的成员在年龄、性别等主要特征方面尽可能一致。

病例与对照的来源主要有两方面：一是以医院为基础的（hospital-based），即来源于医院的现有患者，包括医院住院患者和门诊患者，医院和门诊的病案以及出院记录等；二是以社区为基础的（community-based），即来源于社区的监测资料或普查、抽样调查的人群资料。

1. 病例的选择 被选入研究对象的病例首先必须符合规定的诊断标准，在可能的情况下，应该尽量采用“金标准”，即目前大家公认的真实性最好的疾病诊断方法，如病理诊断、活组织检查等。其次，由于病例对照研究是由疾病开始得到过去某研究因素的暴露史，因此所选的病例必须具备暴露于研究因素的可能性。最后，为减少调查时引起的回忆偏倚，应该尽量选择新发病例进行调查研究。

（1）以医院为基础选择病例：在某个或某些医疗机构中，选择一定时期内符合要求的连续病例。这些病例比较合作，资料容易获得且比较完整、准确，较易实施。但医院的病例代表性差，往往会产生选择偏倚，特别是当患者选自专科医院时，往往带有一定的选择性，其结果仅能反映该医院患者特点，而不是全人群该病患者的特点。为了减少偏倚，病例应尽可能选择不同地区、不同水平的综合医院。

（2）以社区为基础选择病例：以一定地区某段时间内发生的全部新病例（或现患病例）。其优点是病例的代表性好，对照的选择比较简单，不易产生选择偏倚。但调查对象的依从性难以保证，且很难将全部病例均包括在研究范围内，所以选择此类型的病例进行研究可行性较差。

2. 对照的选择 对照选择的原则：①对照组应与病例组来自同一总体；②经采用相同诊断标准确认为不患有所研究疾病的人；③不患有与研究因素有关的其他疾病；④对照组应与病例组有相似的暴露于研究因素的可能性。设立对照的目的是平衡研究以外的其他因素如年龄、性别等对研究结果的影响，以提供比较的基础。

（1）对照的来源

①医院和门诊中患有其他疾病的人：优点是应答率高，合作性好，资料容易获得且质量较高，不足之处是代表性差，易发生选择偏倚。因此应选择多家医院、多个科室、多病种的患者作为对照。

②人群对照：即从一般人群中选择对照。如果病例来源于人群，如来源于死亡报告、肿瘤登记、疾病监测、普查或抽样调查等的病例，则对照也应从人群中选择，以提供良好的可比性和代表性。但无应答率较高，不易实施，且费时、费钱。

③病例的亲属、同事、邻居：优点是对照在很多方面与病例相一致，可比性较好。例如，同胞作为对照可平衡生长发育早期的环境因素和遗传因素的影响；配偶作为对照可控制婚后环境因素的影响。缺点是在某些研究因素方面可能与病例有相同的暴露。

（2）对照与病例比较的方法

①成组比较法（group comparison）：指根据样本量选择一定数量的对照。一般要求对照组人数多于或等于病例组人数。这种方法较匹配法容易，但方法本身不能控制混杂因素。

②匹配法：指根据设计的要求和所需的样本量采用成组匹配或个体匹配的方法选择对照。

（三）样本含量估计

1. 影响样本大小的因素

①人群中被研究因素的暴露率 p_0。

②预期的演技因素与疾病关联强度的大小，即相对危险度（RR）或比值比（OR）大小。

③检验水准 α 值，即第Ⅰ类错误的概率。

④假设检验的功效 1-β，β 为第Ⅱ类错误的概率。

2. 样本含量的估计方法　不同的匹配方法的样本量计算方法不同，除了利用公式计算外，还有现成的表可查。需要注意的是：①所估计的样本量并非绝对精确的数值，因为样本量的估计是有条件的，而这些条件并非是一成不变的；②应当纠正样本量越大越好的错误看法，样本量过大，常会影响调查工作的质量，增加负担、费用；③总的样本量相同的情况下，病例组和对照组样本量相等时统计学效率最高。

（1）成组病例对照研究且病例数与对照组相等

$$N = 2\overline{pq}\ (U_\alpha + U_\beta)\ /\ (p_1 - p_0)^2$$

其中，$p_1 = \dfrac{p_0RR}{1+(p_0RR-1)}$，$\bar{p} = 0.5 \times (p_1 + p_0)$，$\bar{q} = 1 - \bar{p}$。

式中 p_1 为病例组的暴露率；p_0 为对照组的暴露率；U_α、U_β 分别是第Ⅰ类错误概率为 α 及第Ⅱ类错误的概率为 β 的标准正态分布临界值；RR 为相对危险度。

（2）个体匹配病例对照研究

① 1∶1 配对病例对照研究

$$m = [U_{\alpha/2} + U_\beta\sqrt{p\ (1-p)}\ ]^2 / \ (p - 1/2)^2$$

其中，$p = OR/\ (1+OR) \approx RR/\ (1+RR)$，m 为暴露状况不一致的对子数。

因此，需要的总对子数 $M \approx m/\ (p_0q_1 + p_1q_0)$。

p_0 和 p_1 分别代表目标人群中对照组与病例组的估计暴露率：

$p_1 = p_0RR/\ [1 + p_0\ (RR-1)\ ]$，$q_1 = 1 - p_1$，$q_0 = 1 - p_0$。

② 1∶r 匹配病例对照研究：可以用下式计算出病例数与对照数之比为 1∶r 时研究所需的病例数（n），进而求得对照数为 r × n。

$$n = [U_\alpha \sqrt{(1+1/r)\,\bar{p}\,(1-\bar{p})} + U_\beta \sqrt{p_1(1-p_1)/r + p_0(1-p_0)}\,]^2/(p_1-p_0)^2$$

其中，$p_1=(OR\times p_0)/(1-p_0+OR\times p_0)$，$\bar{p}=(p_1+rp_0)/(1+r)$

（四）确定研究因素

在病例对照研究中，根据病因假设与研究所具备的条件确定研究因素，包括确认的危险因素、可疑的危险因素、保护因素及可能的混杂因素等。具体内容可涉及被调查者的人口统计学特征、行为生活方式、工作及生活环境、社会心理因素、家族史、疾病史等诸多方面。所确定的研究因素要全而精，必要的一项也不能漏，不必要的一项也不能多。同时，每个研究因素都应有明确的定义，并尽可能采用国际或国内统一的标准。此外，还要明确规定研究因素的测量，即要规定研究因素的资料时通过仪器、实验室检查还是通过询问调查获得的，有关研究因素的暴露程度是用数值来表示还是用等级来表示，如“有”和“无”、“-”“±”和“+”、“经常”“偶尔”和“从不”等。

（五）资料的收集

病例对照研究的资料可通过多种途径获得，如查阅医院病案记录、疾病登记报告以及出生、死亡、健康体检记录；测量各种指标，如检测患者的体液标本、生物监测、环境的测量；现场观察等。但主要还是依靠问卷调查获得信息，具体方法包括电话询问、信访、面对面调查、自填问卷等。无论采用什么方法收集资料，都应严格实行质量控制，以保证资料收集的准确性和可靠性。

四、资料的整理与分析

（一）资料的整理

第一步应该核查调查资料，内容包括项目填写是否完整、有无漏项、有无逻辑错误、抄写与计算的数字是否有误等。对缺失项尽量进行弥补，纠正逻辑错误项，并弃去不合格者。待资料整理核查完毕后，进行编码并建立数据库。

（二）资料的分析

1. 描述性分析

（1）描述研究对象一般特征：描述病例组和对照组的一般特征，如病例组和对照组中研究对象的人数、性别、年龄、职业、居住地、出生地、疾病类型等。一般用均数和构成比表示。成组匹配时，还应描述病例组和对照组中匹配因素的比例。

（2）均衡性检验：检验病例组与对照组在研究因素以外的其他基本特征方面是否相似或相同，目的是为了检验两组间的可比性。因为只有两组间的非研究因素均衡可比，才能认为所研究疾病的发生与两组间该因素的暴露率差异有关。

2. 统计性推断 病例对照研究中表示疾病与暴露之间关联强度的指标为比值比（odds ratio，OR；又有译作比数比、优势比、交叉乘积比）。这里的比值（odds）是指某事物发生的可能性与不发生的可能性之比。

表 5-4 病例对照研究资料整理表

暴露或特征	疾病		合计
	病例	对照	
有	a	b	$a+b=n_1$
无	c	d	$c+d=n_0$
合计	$a+c=m_1$	$b+d=m_0$	$a+b+c+d=t$

据表 5-4，病例对照研究中病例组的暴露比值为：

$$\frac{a/(a+c)}{c/(a+c)}=a/c$$

对照组的暴露比值为：

$$\frac{b/(b+d)}{d/(b+d)}=b/d$$

因此，比值比为：

$$OR=\frac{\text{病例组的暴露比值（a/c）}}{\text{对照组的暴露比值（b/d）}}=\frac{ad}{bc}$$

病例对照研究（某些衍生类型除外）不能计算发病率，所以不能计算相对危险度，只能用 OR 作为反映关联强度的指标。OR 的含义与相对危险度类似，是指暴露者的疾病危险性是非暴露者的多少倍。若 OR ＞ 1，说明疾病的危险度因暴露而增加，暴露与疾病之间为“正”关联；若 OR ＜ 1，说明疾病的危险度因暴露而减少，暴露与疾病之间为“负”关联。但是在不同患病率和不同发病率的情况下，OR 与 RR 是有差别的。疾病率小于 5% 时，OR 是 RR 的极好近似值。无论以暴露比值和非暴露比值计算，或是以有病比值和无病比值计算，比值比的结果都是一样的，OR 恒等于 ad/bc。

五、常见偏移及其控制

（一）选择偏倚

选择偏倚（selection bias）是由于选入的研究对象与未选入的研究对象在某种特征上存在差异，即由于选择的研究对象不能代表总人群造成的系统误差。选择偏倚常发生在研究的设计阶段。

1. 入院率偏倚 也称伯克森偏倚（Berkson's bias），指利用医院门诊患者或住院患者作为病例与对照时，常因各种疾病的入院机会不同而使研究结果偏离了真实值。入院率可受诸多因素的影响，如患者的经济条件、所患疾病的严重程度、医院技术水平的高低及医疗条件的好坏、居住地与医院的远近等。

避免和控制入院率偏倚的方法，主要是在研究的设计阶段，尽量采用随机原则选择研究对象，并尽量在多个医院选择一定时期内符合诊断标准的全部病例。如果不能做到选择所有或绝大多数符合诊断标准的病例，那么为了减少入院率偏倚的发生，就要尽可能地在多个医院选择病例，并在相应的医院多科室中选择多病种对照。

2. 现患病例 - 新发病例偏倚 也称为奈曼偏倚。在病例对照研究中常常选择现有患者作为病例，不包括那些死亡病例、轻型病例、不典型病例以及病程短的病例。这样调查得到的信息可能与存活有关，未必与所研究的疾病有关，进而高估了某些研究因素的作用；另外，由于某些患者患病在后，改变了其不良生活习惯，进而降低了某些研究因素的作用；最后，由于调查时某些患者夸大或缩小了其在发病前后生活习惯上的某些特征，进而导致研究者错误估计某些因素与疾病的关联。

避免此类偏倚发生的方法是在研究的设计阶段明确规定病例的纳入标准为新发病例。若有可能，进行队列研究，将暴露程度、暴露时间及暴露结局三者联系起来得出结论，也可减少现患病例 - 新发病例偏倚。

3. 检出症候偏倚（detection signal bias） 也称暴露偏倚，指某因素与某疾病在病因学上虽无关联，但由于该因素的存在而引起该病的某些症状或体征出现，促使患者及早就医，从而使具有该暴露因素的人群该病的早期病例检出率高，以致得出该因素与疾病有关联的错误结论。

避免或控制此类偏倚的方法是延长收集病例的时间，使收集病例的时间超过疾病由早期向中晚期发展的时间，那么就可使检出病例中某些因素暴露者的比例趋近正常。

4. 时间效应偏倚（time effect bias） 此类偏倚常发生在慢性病的病例对照研究中，慢性疾病如肿瘤、冠心病等，自开始暴露于危险因素到出现临床症状需要经历一个较长的过程。因此在病例对照研究中常可能把有暴露史但尚未出现临床症状的人或已发生早期症状但通过现有的检查手段未能检出的人列入对照组，从而错误地估计了研究因素与疾病关联性。减少时间效应偏倚的措施有：对病理和对照的诊断尽量采用敏感的早期检测技术，进行观察期足够长的纵向调查。

（二）信息偏倚

1. 回忆偏倚（recall bias） 在病例对照研究中，主要是通过对病例组和对照组人群的询问调查而获得某些因素既往的暴露情况，因此若被调查者回忆失真或不完整可导致所获得的研究结果偏离真实值。由此产生的偏倚称为回忆偏倚。虽然此类偏倚在病例对照中常见且难以避免，但通过一些措施可减少其发生，例如选择客观指标或选择不易被人们遗忘的重要指标做调查，或选择一个与暴露史有联系的记忆明确的指标帮助被调查者回忆，同时注意询问技巧及方式，或调查知情人及家属等。

2. 报告偏倚（reporting bias） 也称说谎偏倚，指研究对象出于某种原因有意夸大或缩小某些信息而导致的偏倚。为了避免或减少这类偏倚的发生，在调查开始前应向研究对象说明研究的目的及意义，并告知被调查者的所有信息均会得到严格保密。同时，还可采用敏感问题调查技术，调查表采用匿名法等。

3. 诱导偏倚（inducement bias） 由于调查者的询问技术不当或诱导被调查者做出倾向性的回答而产生的偏倚。表现为在询问病例组人群时，重点询问甚至诱导可疑危险因素的暴露情况，而对于对照组人群的询问则不诱导且草率了事。

诱导偏倚可通过盲法，严格培训调查员，采用统一的调查方式等措施加以控制。

（三）混杂偏倚

在病例对照研究中，由于存在一个或多个既与研究因素有关，又受研究疾病有关的混杂因素的影响，掩盖或夸大了研究因素与疾病之间的真正关联。其控制的方法主要有：在选择研究对象时，对可能的混杂因素加以限制；对照与病例比较的方法采用匹配法，将混杂因素作为匹配因素，使其在病例组和对照组保持一致，以消除混杂因素对结果的影响；在分析资料时，可采用分层分析法或多因素分析法予以控制。

六、优点与局限性

（一）优点

1．省时、省力（人力和物力）、节省经费，出结果快且较易组织实施。

2．可以同时研究多个因素与某种疾病的联系。

3．适合于对病因复杂、发病率低、潜伏期长的疾病进行研究，特别适用于发病率低的罕见病的研究。

4．不仅用于疾病的病因学探讨，还可用于其他研究，如爆发调查、疫苗免疫学效果考核等。

（二）局限性

1．不适合于研究人群中暴露率很低的因素的研究，因为需要很大的样本量。

2．由于不仅不能直接计算暴露与无暴露人群的发病率，只能估计相对危险度即计算比值比，而且暴露与疾病的时间顺序又难以确定，所以检验因果关系的能力较队列研究弱。

3．收集资料时难以避免回忆偏倚。

4．选择研究对象时为病例选择合理的对照较为困难。

（陈银苹）

第六章

矿山职业卫生安全防治效果研究

矿山职业卫生安全防治效果研究是在矿山人群中，针对特有的职业危害及影响因素，采用某些干预措施进行防治，进而评价其效果。虽然该研究类型针对的人群具有特殊性，但其研究设计、实施过程、评价方法等环节均具有实验性研究的特点。本章节将就实验性研究的特点及其在矿山职业卫生安全防治中的应用特点进行描述。

第一节　实验性研究概述

随着医学科学研究的快速发展，实验流行病学方法在20世纪初具雏形后，于第二次世界大战后，逐步在流行病学研究中推广应用。该研究类型以人群为对象，在工厂、学校、社区等单位开展不同内容的研究工作。1938年，美国耶鲁大学的Paul教授第一次提出了“临床流行病学”的概念，建议把流行病学的思维应用于临床实践工作。此后，很多学者将流行病学方法与临床实践紧密结合，并最终形成了新的分支学科——临床流行病学。目前，临床试验（clinical trial）已成为实验流行病学的一个重要类别。

一、定义和特点

实验流行病学（experimental epidemiology）是通过比较给予处理措施后的试验组人群与对照组人群的结局，从而判断处理因素效果的一类研究方法。为了确保研究结果的真实性和可靠性，研究者必须预先做好试验设计，以保证研究过程和研究结果的科学性。实验流行病学研究流程见图6-1。

实验流行病学有以下基本特点。

1. 属于前瞻性研究　即先施加处理措施，后观察结局。

2. 随机化　试验组或对照组的分配应采用随机的方法，确保两组均衡可比（即两组人群的基本特征相符）。

3. 设置对照　应与试验组来自于同一总体，便于比较两组的结局差异，避免混杂因素的影响。

4. 主动施加干预措施　与观察性研究不同，实验流行病学研究的干预措施是研究者主动施加于

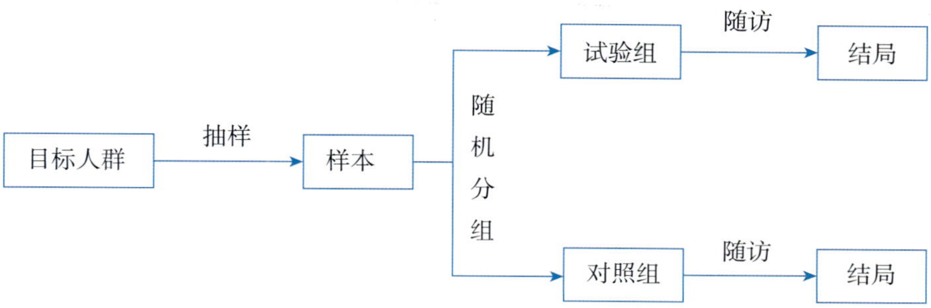

图 6-1　实验流行病学研究流程示意图

研究对象的。

二、主要类型

（一）按研究场所划分

1. 现场试验（field trial） 在社区或现场环境下进行的试验。以自然人群为研究对象，评价干预措施的效果。根据现场试验接受干预的基本单位不同，可分为下列两种类型。

（1）个体试验（individual trial）：接受处理或某种预防措施的基本单位是个人，是未患所研究疾病的个体。但为了提高试验的效率，通常在高危人群中进行研究，如评价预防接种（疫苗）的效果。

（2）社区试验（community trial）：以整个社区人群为研究单位，常用于评价不易实施到个体的干预措施的效果。如检验食盐加碘预防地方性甲状腺肿的效果或通过改水降氟预防饮水型地方性氟中毒的效果。

2. 临床试验（clinical trial） 在医院或其他医疗环境下进行的试验。以临床个体为研究对象，主要用于评价药物疗效或治疗方案的效果，以及观察并评价患者的不良反应。接受处理或某种预防措施的基本单位与个体分组试验一样是个人，但不同的是个体分组试验研究对象是尚未患所研究疾病的个体，而临床试验的研究对象是患者，包括住院和未住院的患者。常用于对某种药物或治疗方法的效果进行检验和评价。

（二）按设计的基本特征划分

1. 真实验（true experiment） 是将研究人群随机分为试验组和对照组，研究者对试验组人群施加某种干预措施后，随访并比较两组人群的结局，以判断干预措施效果的一种研究方法。真实验必须具备四个基本特征，即前瞻性设计、主动施加干预措施、随机分组、平行对照。

2. 类实验（quasi-experiment） 非随机的对照试验和无平行对照试验。分别为设立了对照组但没有随机分配，或者没有设立对照组。

三、优缺点

1. 优点 可以人为控制研究对象的条件和暴露程度，便于对结果进行评价；随机分组提高了试验组和对照组的可比性；前瞻性设计，先因后果，可验证因果关系。

2. 缺点 设计和实施相对复杂；研究对象的代表性不高，影响研究结果的外推；由于研究对象是人，对象的依从性不易保证，同时易受伦理学的限制。

第二节 预防试验——现场和社区试验

一、定义

现场试验（field trial）是在某一特定的环境下，以自然人群为研究对象的试验研究，干预措施实施的基本单位是个体。

社区试验（community trial）也有人称为社区干预项目、生活方式干预试验、以社区为基础的公共卫生试验等，是以尚未患所研究疾病的人群作为整体进行试验观察，常用于对某种预防措施或方法进行考核或评价。社区试验接受干预的基本单位是整个社区，有时也可以是某一人群的各个亚群。如果某种疾病的危险因子分布广泛，不易确定高危人群时，也需要采用社区试验。

二、适用范围

现场和社区试验的目的包括：评价疫苗、药物或其他措施对疾病的效果；依靠干预降低人群中危险因素暴露水平，以预防疾病或促进健康，同时可验证病因及危险因素；评价卫生服务措施和公共卫生实践的效果，为卫生行政部门制定相关政策提供依据。随着现场试验的应用范围日益广泛，主要适用于以下几个方向。

（一）评价某项预防措施的效果

一种新的措施或已经应用过又加以改进的措施对疾病的防治效果。常用于免疫制剂、预防药物的考核和评价，如接种乙型肝炎疫苗对乙型肝炎预防效果的评价。

（二）预防感染或疾病的治疗性措施

例如，水中加氟预防龋齿；食盐中加碘预防地方性甲状腺肿及食盐掺入海群生预防丝虫病等。

（三）评价某种新的治疗药物的预防、治疗作用及药物的安全性和副作用

应用降血脂药物对于预防冠状动脉粥样硬化、急性心肌梗死有重要的作用。

（四）探讨疾病的病因

一般是在病因分析的基础上，在人群中以试验的手段去除病因并观察相应效果。

（五）医疗保健措施的评价

如 Becker 等应用现场试验方法对比惯用的医疗门诊和连续性的门诊医疗保健的质量评价。对比发现，连续性医疗保健方式优于惯用的医疗保健。

三、设计类型

1. 随机对照试验（randomized controlled trial，RCT） 将研究对象以个体为单位进行随机分组。例如，评价某种疫苗的预防效果，可采用随机对照试验设计。该种方法将在临床试验章节中详细介绍。

2. 整群随机对照试验（cluster randomized controlled trial） 按社区或团体分配的方式，即以一个家庭、一个学校、一个医院、一个机关、一个工厂、一个村庄或居民区等为单位进行随机分组。

例如，行为干预研究、环境暴露干预研究、采用宣教方式干预研究。但应注意该设计方法的抽样误差较大，所需样本量也较大。

3. 类实验（quasi-experiment） 常用于研究数量大、范围广而实际情况不允许对研究对象做随机分组的情况。例如，对整个居民区人群进行干预，随机分组不能实施，这时可选另一社区人群作为对照，但应注意两个社区人群的可比性。

四、评价方法

（一）评价治疗措施效果的指标

1. 有效率（effective rate）

$$有效率 = \frac{治疗有效例数}{治疗的总例数} \times 100\%$$

2. 治愈率（cure rate）

$$治愈率 = \frac{治愈人数}{治疗人数} \times 100\%$$

3. 病死率（fatality rate）

$$病死率 = \frac{因某病死亡人数}{某病受治疗人数} \times 100\%$$

4. 生存率（survival rate）

$$N年生存率 = \frac{N年存活的病例数}{随访满N年的病例数} \times 100\%$$

（二）评价预防措施效果的指标

1. 保护率（protection rate，PR）

$$保护率 = \frac{对照组发病（或死亡）率 - 试验组发病（或死亡）率}{对照组发病（或死亡）率} \times 100\%$$

2. 效果指数（index of effectiveness，IE）

$$效果指数 = \frac{对照组发病率}{试验组发病率}$$

3. 抗体阳转率（antibody positive conversion rate）

$$抗体阳转率 = \frac{抗体阳性人数}{疫苗接种人数} \times 100\%$$

4. 抗体几何平均滴度（geometric mean titers，GMT）

$$GMT=(\text{antilog}2^{m}) \times C \text{ 或者 } GMT=2^{m} \times C$$

五、实施中应注意的问题

（一）研究人群的选择

一般来说，选择试验人群应当代表公共卫生计划将要实施干预措施的目标群体。定义目标人群应当谨慎，目标人群中的个体应当是干预措施可能带来最大利益的那些人。由于在人群选择过程中制订了较为严格的标准，从而使研究结果的外推存在一定的局限性。

（二）结局变量的确定

结局变量包括主要结局变量和中间结局变量（次要结局变量），现场试验和社区试验的主要结局变量为减少发病或死亡，但通常也要包括次要结局变量。例如，在一项评价麻疹疫苗的现场试验中，麻疹抗体阳转率和平均滴度属于中间结局变量，而麻疹发病率属于主要结局变量。在社区试验中，一般需要考虑结局是否具有公共卫生意义，能否达到满意度，以及能否被准确记录。在健康危险行为的干预试验中，还要注意健康效应的滞后性，因此评价行为改变这个直接效应也是非常重要的。

无论用哪种效果指标，都涉及疾病诊断问题。因此，疾病的诊断标准必须明确、客观。对于传染性疾病，最好要有特异性诊断检出病原体或相应抗原或抗体。而非传染性疾病根据疾病的不同，应有病理学、影像学或其他可作为诊断依据的指标。

（三）确定试验观察期限及随访办法

明确观察期限即明确研究对象要观察多少“人年”数。观察期限是根据试验目的决定的。原则上，在观察时间内，要保证能获得试验组与对照组明显差别的足够数量的病例数。随访次数及随访中应进行的工作，事先都应进行设定。随访次数和随访间隔时间应视疾病潜伏期长短和随访期限长短而定。

（四）减少失访

现场试验往往涉及较多的研究对象，样本量较大，所以更容易出现失访问题。在流行病学试验中应尽量设法减少失访，一般要求失访率低于10%，试验过程中出现失访时，尽量用电话或专门访视进行调查，能追踪到的一定要追踪调查。

（五）避免“沾染”

受现场情况复杂性及受试者行为多样性的影响，现场试验和社区试验会更容易发生“沾染”的问题。若因为人群的聚集性造成“沾染”难以避免，可考虑分组试验设计。

（六）控制混杂因素

应用随机化是研究设计中的一项重要原则。通过随机分组可以：①消除选择偏倚，不管这个偏倚是来自研究对象还是研究者；②试验组和对照组除干预措施外，其他一切可能影响结果的因素都是均衡的，两组间有较好的可比性；③对于未知的影响因素在两组间同样可达到均衡可比。

除随机化外，混杂因素控制方法还包括：在设计时采用匹配措施，平衡两组人群的基本特征；在资料分析时采用分层分析、多变量分析等方法控制混杂。对自身前后比较的类实验资料，要注意可能存在的时间效应偏倚。

（七）研究中的伦理问题

实验流行病学研究以人作为对象，必须在实验中遵循伦理道德。特别是设置对照时，必须以不损害受试者身心健康为前提。一般应注意下列问题。

1. 研究应有充分的科学依据作为基础 现场和社区试验的预防或干预措施必须有充分的科学依据，经过严格的设计和充分的准备，既保证获得有科学价值的结果又使受试人群受益。其预防或干预措施的风险一般比临床试验小，但由于参与者众多，影响较大，故需谨慎行事。

2．获得知情同意　现场和社区试验的受试者很多，应以最易理解的方式对其做出关于研究的解释，包括试验目的、试验流程、可能的益处和风险等。由于样本量大，一般情况下应得到当地卫生部门的协助，争取当地调查人员的积极配合。这样能提高社区的参与率、依从率和随访率，从而提高社区试验的研究质量。

六、研究实例

首都钢铁公司人群心血管病 24 年干预效果评价［吴锡桂，顾东风，武阳丰，等，中华预防医学杂志，2003，37（2）：93-97.］

1．背景及研究目的　首都钢铁公司（首钢）是我国开展心血管病流行病学调查及人群防治最早的单位，通过阜外心血管病医院与首钢医院的密切合作，已基本摸清了首钢职工心血管病流行情况及影响因素，同时还总结出一些切实可行、有科学依据、初见成效的综合防治措施。现对 24 年（1974 ～ 1998 年）来在首钢人群中进行的心血管病人群防治的效果进行初步分析。

2．研究对象　1974 年阜外心血管病医院和首钢医务人员在首钢厂区 6 万职工中开展流行病学抽样调查及人群防治。1981 ～ 1982 年又开展中美流行病学及国家攻关项目合作研究，进一步加强心血管病危险因素的研究并扩大了观察人群；1987 ～ 1995 年在厂区 11 万余职工中选择 2 个分厂为平行对照，进行心血管病危险因素的综合干预试验，自 1974 年始按国际规定进行人群疾病登记持续至今。

3．干预方法

（1）以卫生宣教与健康促进为基础，除就诊时面对面宣传和咨询外，定期发放宣传品，利用厂内闭路电视、厂报和黑板报等进行宣传。

（2）把改变职工不良生活习惯、建立健康的生活方式作为干预的重点，在职工食堂培训采购、炊食人员采用健康合理的食品，并指导减重、戒烟、限酒等。

（3）重视对高血压患者的检出、随访和管理，除在加强干预厂加强对高血压的控制外，对血压正常高限水平的人，也强调采取非药物治疗措施。

（4）注意培训基层医务人员，帮助更新知识、总结干预经验，使防治工作逐步提高。

4．效果评价

（1）用首钢人群与其他协作组比较危险因素水平变化的趋势，协作组为 1983 ～ 1998 年研究心血管病危险因素的协作组人群，包括 6 组农民（北京石景山、广东番禺、山西盂县、陕西汉中、广西武鸣和江苏金坛县），另有广州船厂、首钢 2 组工人和浙江舟山渔民共 9 组人群。

（2）用平行对照样本人群即 1986 ～ 1995 年在首钢厂内设置的 2 个厂，整群抽样 18 ～ 60 岁男性工人分别作为加强干预组与一般干预组，评价采用综合性措施干预高血压前后危险因素变化的效果。

（3）用 1974 ～ 1998 年首钢人群疾病监测共三个方面的资料来评价改变首钢职工生活方式、加强高血压管理后对心血管病危险因素水平和脑卒中、冠心病事件发病率及死亡率变化的影响。

5．统计方法　组间均值比较采用 Z 检验，两组间的检验采用 u 检验。

6．结果

（1）干预前后收缩压、舒张压的变化：为进一步观察加强高血压管理和改变生活方式对心血管病危险因素的影响，1987 ～ 1995 年在首钢厂内选择条件相似、基线资料可比的 2 个分厂的职工作为平行对照试验来评价干预效果。干预 8 年后加强干预厂人群（包括高血压患者）平均收缩压较干预前下降 5.3 mmHg，舒张压下降 2.9 mmHg，比一般干预厂收缩压净下降 1.9 mmHg，舒张压净下降

2.2 mmHg。为消除药物对降压效果的影响，剔除高血压患者后所得结果表明，加强干预厂收缩压较干预前平均下降 3.4 mmHg，较一般干预厂净下降 2.5 mmHg；舒张压平均下降 1.9 mmHg，较一般干预厂净下降 2.2 mmHg。上述事实表明，非药物途径对一些轻型高血压和正常高限血压的人，同样会取得一定的降压效果。

（2）食堂膳食结构的变化：在首钢人群中进行的多次流行病学调查结果表明，他们的膳食结构为高盐、高脂肪和高胆固醇，且随着经济条件的改善，虽然加大对改善食物配餐宣传的力度，但食堂就餐人群每人每日食物中胆固醇的平均含量仍由 1987 年的 325 mg 增加至 1995 年的 383 mg，与对照厂比较无明显差异。但干预厂每人每日食盐用量却由 16 g 减少到 10.6 g。

（3）首钢人群脑卒中、冠心病事件发病率及死亡率的变化：依据首钢人群疾病监测资料，按 1974 年、1978 年、1982 年、1986 年、1990 年、1994 年和 1998 年时间分段，首钢人群脑卒中标化发病率分别为 147.9/10 万、93.6/10 万、104.2/10 万、70.2/10 万、89.7/10 万、89.8/10 万和 67.0/10 万；脑卒中死亡率则分别为 61.9/10 万、26.6/10 万、15.1/10 万、13.0/10 万、19.9/10 万、18.4/10 万和 15.9/10 万，表明首钢人群脑卒中标化发病率 24 年来降低了 54.7%，死亡率则下降了 74.3%。急性心肌梗死标化发病率为 18.4/10 万、31.3/10 万、20.6/10 万、11.8/10 万、27.8/10 万、18.2/10 万和 31.4/10 万，冠心病猝死标化发病率为 3.0/10 万、8.5/10 万、17.9/10 万、9.2/10 万、6.4/10 万、7.5/10 万和 7.8/10 万。结果表明，通过人群干预，改变生活方式已使脑卒中发病率和死亡率均有明显下降，但冠心病事件发病率还在波动中缓慢上升。

7. 结论 在我国城市企业人群中开展心血管病的防治不仅是可行的，而且是有效的，但需坚持。

第三节 治疗试验——临床试验

一、临床试验的定义和特点

（一）临床试验定义

临床试验（clinical trial）是以患者（住院患者或非住院患者）为研究对象，随机分为试验组和对照组，评价临床治疗措施有效性的研究方法。临床试验的目的包括：①对新药进行研究：新药在上市前必须经过临床试验评价，确认其安全性和有效性；②对目前临床上应用的药物或治疗方案进行评价，找出一种较为有效的药物或治疗方案。通过临床应用，提高患者的治愈率，降低致残率和病死率，提高生存质量。

（二）临床试验分期

临床试验研究根据研究的阶段和深入程度不同，可以分为四期。

1. Ⅰ期临床试验 在实验室经动物试验证实安全有效后，可进行Ⅰ期临床试验。样本例数为 10 ～ 30 例，样本来源为招募志愿者。其目的是进行临床药理学和人体安全性评价，观察人体对药物的耐受程度和药物代谢动力学，确定安全剂量范围，观察药物的副作用等，为制订给药方案提供依据。

2. Ⅱ期临床试验 样本例数为 100 ～ 300 例，样本来源为具有目标疾病的患者，其目的为评价药物的有效性、适应证和副作用，推荐临床用药剂量。

3. Ⅲ期临床试验 为多中心（＞ 3）的随机对照试验，样本例数为 1000 ～ 3000 例，其目的为进一步确定试验药物的有效性、适应证、药物间的相互作用及其副作用。

4. Ⅳ期临床试验 为新药批准上市后开展的进一步研究，以开放试验或队列研究展开，其目的为监测不同人群用药效果、药物的新适应证、药物间的相互配伍及疗效，并观察药物的远期或罕见的副作用。

（三）临床试验特点

临床试验主要是帮助临床医生确定有效的治疗措施，它可以是对一种药物、外科手术或治疗措施的效果进行评价，也可以对一组完整的治疗方案或综合的治疗措施进行评价。临床试验具有以下特点。

1. 平行对照 即在临床研究中，设立条件类似、诊断一致的可供相互比较的组别。因为临床试验中存在很多干扰或混杂因素，通过设立对照，去除非研究因素的干扰作用。此外，临床试验的目的是明确药物或治疗措施的有效性和安全性，因此需要通过对照比较才能得出明确结论。

2. 随机化 通过受试者进入试验组或对照组的概率相等，可尽量保证两组人群的特征相近，从而提高组间的均衡性，排除非研究因素的干扰，使研究结果具有良好的可比性。

3. 盲法 在试验过程中，研究者和受试者的主观心理因素会对研究结果产生影响。而通过盲法，使研究者或受试者不知分组组别或不知治疗措施，从而避免主观因素的影响，以得到客观真实的结果。

4. 重复 要获得研究因素的真实效应，除用随机方法缩小抽样误差外，重复是消除非处理因素影响的重要手段。重复是指在相同的条件下重复试验的过程。

二、设计类型

（一）随机对照试验

采用随机分配的方法，将合格的研究对象分别分配到试验组和对照组，然后接受相应的试验措施，在一致的条件下或环境中，同步进行研究和观测试验的效应，并用客观的效应指标对试验结果进行科学的测量和评价。

（二）半随机对照试验

与随机对照试验设计相似。唯一区别是试验对象分配方式不同。它是按半随机分配方式，即按照试验对象的生日、住院日或住院号等的末尾数字的奇数或偶数，将试验对象分配到试验组或对照组，接受各自的试验措施。半随机对照试验由于分配方式的关系，容易受选择性偏倚的影响，造成基线情况的不平衡，影响结果的真实性和可靠性。

（三）非等量随机对照试验

试验对象按一定比例（通常为 2∶1 或 3∶1）随机分配进入试验组或对照组。主要应用于新药疗效验证时，由于患者来源和研究经费有限而研究者希望尽快获得结果。但是随着试验组病例数的增多，检验效能会随之降低。

三、研究步骤

（一）严格制订详细计划

随机对照试验在实施前必须制订科学、严谨的研究计划。研究计划应包括以下几方面内容。

1．明确试验目的，即本研究要解决的问题是什么。

2．明确试验对象的具体要求和来源。选择研究对象时，要使用统一的疾病诊断标准，并严格遵照执行；要注意研究对象的代表性，即研究对象的年龄、性别、病情、病变部位、病变的范围等。

制订明确的入选排除标准。

3．明确干预的内容，如给药的剂量、时间或疗程、给药途径等。

4．确定结局指标，即反映干预措施效果的指标，通常确定1～2个主要结局指标，以及数个次要结局指标。尽量选择客观的或定量的指标。

5．确定随访方法、时间及内容。通常是根据药物的治疗效果、疾病严重程度和结局来确定药物治疗后随访观察的时间。

6．资料收集后要进行整理和分析，研究设计中应明确说明数据管理的方式和内容以及将采用的统计分析方法。

（二）确定研究人群

首先，在制订试验计划时，应首先考虑选择哪些人入选，包括试验组和对照组。选择研究对象时应注意以下几点：必须使用统一的入选和排除标准；入选的研究对象应能从试验中受益。当试验结束时患者的疾病可得到有效治疗或症状得到缓解；尽可能地选择已确诊的患者作为研究对象。在这些人群中容易获得要观察的试验效应；尽可能不用孕妇作为研究对象；尽量选择依从者作为研究对象。在临床试验中，对照组具有重要意义。要正确评价干预措施的效应，必须采用严密的、合理的对照设计，由此来控制偏倚，使研究者有可能作出正确评价。

1．影响研究效应的主要因素

（1）不能预知的结局（unpredictable outcome）：由于个体的生物学变异和社会、心理因素的影响，导致临床上患相同疾病的个体，其临床特征（临床表现、病情轻重、预后等）存在较大差异。例如，感冒、细菌性痢疾、病毒性肝炎等许多传染性疾病都有明显的自愈倾向，而在高血压、糖尿病、胃溃疡等慢性病的病程中，也存在病情的自行缓解与加重现象，即使是恶性肿瘤，其生存时间长短、并发症的发生等情况也各不相同。

（2）疾病的自然史：不同疾病的发生、发展过程有一定的变化规律，有些疾病有自愈倾向，有些有季节性或周期性波动。如果没有对照则不能说明问题。对于一些疾病自然史不清楚的疾病，其效应也许是疾病发展的自然结果，不设立可比的对照组，则很难与干预措施的真实效果区分开来。

（3）霍桑效应（Hawthorne effect）：指人们因成为研究中特别感兴趣和受关注的对象而产生的一种正向心理 - 生理效应，这种效应与他们接受的干预措施的特异性作用无关。例如，某些研究对象因迷信有名望的医生和医疗单位而产生的一种心理、生理效应，对干预措施产生正面效应的影响。当然，有时因为厌恶某医生或不信任某医疗单位而产生负面效应。

（4）安慰剂效应（placebo effect）：某些研究对象，即使仅使用了安慰剂，也可能表现出病情好转等不该有的效果，其实质是某些研究对象由于依赖医药而产生的一种正向心理效应。

（5）向均数回归现象（regression to the mean）：指一些极端的临床症状和体征有向均数接近的倾向。如血压水平处于高限5%的人，即使不给任何处理，经过一段时间后，其血压值也可能有所降低（向均数靠近）。

（6）潜在的未知因素的影响：人类的知识总是有局限性的，很可能还有一些影响干预效应的因素，但目前尚未被我们所认识。

鉴于上述情况，为了避免偏倚，在设置试验组和对照组时，要求除了试验组接受的干预措施外，对照组也应该接受对照措施。

2．常用的对照方法

（1）标准对照（standard control）或称阳性对照（positive control）：是临床上最常使用的一种对

照，也称有效对照或积极性对照，即以现行最有效或临床上最常用的药物或治疗方法作为对照，用以判断新药或新疗法是否优于现行的药物或疗法。

（2）安慰剂对照（placebo control）或称阴性对照（negative control）：药物常具有特异和非特异效应，为了排除非特异效应的干扰，常用安慰剂作为对照。安慰剂是指没有任何药理作用的物质，常用的物质有淀粉、乳糖、生理盐水等。使用安慰剂对照时要注意两点：第一，要求安慰剂的剂型和外观尽量与试验药物相同，而且对人体无害，以便于实施盲法；第二，要掌握安慰剂的使用指征，应限制在目前尚无有效药物治疗的疾病研究中，或虽然使用安慰剂，但对患者的病情和预后基本没有不良影响，否则不要应用安慰剂对照。

（3）交叉对照（crossover control）：将两组受试对象分两个阶段进行试验。例如，第一组第一阶段试验 A 措施，间隔一段洗脱期后再试验 B 措施；第二组第一阶段试验 B 措施，间隔一段洗脱期后再试验 A 措施，然后对比 A、B 两种措施的效果。交叉对照同样可以保证每个受试对象都接受有效治疗的处理，消除个体差异，提高统计效率，并且可以避免因试验先后顺序对结果的影响。但是，该方法的应用也主要限于慢性复发性疾病。

（4）互相对照（mutual control）：如果同时研究几种药物或治疗方法时，可以不设专门的对照，分析结果时，各组之间互为对照，从中选出疗效最好的药物或疗法。

（5）自身对照（self control）：将一组受试对象分为前后两个阶段，分别施加不同的干预措施，然后比较两个阶段的两种处理效应的差异。一般在前一阶段结束后应有一段时间间隔，称为洗脱期。设置洗脱期的目的是为了避免前一阶段的处理效应影响后一阶段的处理效应。

（三）计算样本量

1　决定样本量大小的因素

（1）研究因素的有效率：有效率越高，试验组和对照组结局事件比较指标的数值差异越大，样本量越小，反之样本量越大。

（2）研究事件或疾病的发生率：预期结局出现的事件或疾病的发生率越高，所需的样本量越大，反之越小。

（3）检验的显著水平 α（Ⅰ类错误的概率）：通常取 0.05 或 0.01，α 越小样本量越大。

（4）检验效能 $1-\beta$（β 为Ⅱ类错误的概率）：通常取 0.10 或 0.20，β 越小所需样本量越大。

（5）单侧检验或双侧检验：单侧检验所需样本量小，双侧检验所需样本量大。

2. 计算公式　由于资料的性质不同，样本量的计算公式也不同。

（1）计数资料

$$N=\frac{[Z_{\alpha}\sqrt{2P(1-P)}+Z_{\beta}\sqrt{P_c(1-P_c)+P_e(1-P_e)}\,]^2}{(P_c-P_e)^2}$$

式中，P_c 为对照组结局事件发生率，P_e 为试验组结局事件发生率（估计值），P 等于（P_c+P_e）/ 2，Z_{α} 为 α 水平相应的标准正态差，Z_{β} 为水平 β 相应的标准正态差，N 为每组所需样本量。标准正态分布界值 Z 可在确定 α 和 β 后查表获得。

（2）计量资料

$$N=\frac{2(Z_{\alpha}+Z_{\beta})^2\sigma^2}{d^2}$$

式中，σ 为估计的标准差，d 为两个样本均数之差（估计值），Z_{α} 为 α 水平相应的标准正态差，

Z_β 为水平 β 相应的标准正态差，N 为每组所需样本量。

（四）随机化 - 随机抽样和随机分组

由于临床试验的目标总体常常是无限总体，如某种疾病的所有患者或产生该疾病的人群，在研究中以全部总体为研究对象的可行性很小；另一方面，由于人力、财力、时间等因素的限制，也不可能把所有对象都纳入研究，因此，只能从总体中抽取一定的样本进行研究。随机抽样（random sampling）是在抽样过程中，采用随机化方法，使总体中所有对象都有同等的机会被抽取进入研究样本。随机抽样的目的是保证样本的代表性，避免发生选择偏倚。

随机分组又叫随机分配（random allocation），它是指在研究样本确定后，进一步采用随机的方法，使研究对象以同等的机会被分配进入试验组或对照组中。随机分组的主要目的是提高组间的均衡性，减少非研究因素的干扰。

1. 简单随机法（simple randomization） 最常用的方法是利用随机数字表或随机排列表，也可用抽签或抛硬币等方法。简单随机法的应用和操作简单，但分配到各组的样本量可能不等，如果组间样本量差异较大时有必要再次经随机化原则调整。多中心试验研究时，不适合用单纯随机法，因为可使各医院两组人数比例不等，甚至可相差悬殊，从而产生偏倚。

2. 区组随机法（block randomization） 区组随机法主要用于随机分组。当研究对象人数较少，而影响试验结果的因素又较多，简单随机化不易使两组具有较好的可比性时，可以采用区组随机化法进行分组。其基本方法是将条件（如年龄、性别、病情）相近的一组受试对象作为一个区组，每一区组的研究对象数一般按分组数的倍数来确定。如研究分为试验组、对照组两组，则区组例数可选 2、4、6、8 等。然后应用简单随机分配方法将每个区组内的研究对象进行分组。该法的优点是在分组过程中，任何时刻试验组与对照组病例数保持相对一致，并可根据试验要求设计不同的区组。

3. 分层随机法（stratified randomization） 按照对治疗效果影响较大的特征（如年龄、性别、病情、临床分型等）进行分层，再运用简单随机化方法将每层内的研究对象分到治疗组和对照组，最后将各层试验对象合在一起作为试验组，将各层对照对象合在一起作为对照组，实现分层随机分组。分层随机抽样可以保证各“层”都有一定研究对象进入样本，提高了样本的代表性；分层随机分组可以保证各“层”都有对象进入试验组或对照组，提高了试验组间的均衡性。当影响因素较多时，如果不使用分层随机法，两组患者都包含很多影响疗效的因素，试验对象的个体差异较大，需要对较多的患者进行对比才能显示两组的差别。而使用分层随机化方法能将影响疗效的因素按影响程度的大小依次分层加以考虑，就使得两组的临床特征比较相近，增加组间可比性，结论更可靠。分层随机法的优点是所用样本量小，效率高；缺点是分层不可太多，分层越多选择可比性的研究对象越难，需要的样本量越大。

4. 系统随机法（systematic randomization） 系统随机抽样简称系统抽样或机械抽样。即先将总体的观察单位按某一特征的顺序（如按入院先后顺序）编号，再根据抽样比例将其分为若干部分，先从第一部分随机抽取第一个观察单位，然后按某固定间隔在第二、第三等各部分抽取观察单位组成样本。例如，欲从 2000 个观察单位中抽取 100 个组成样本，即抽样比例为 5%（抽样间隔为 1/20），可先从第 1 ～ 20（第一部分）之间随机抽取一个观察单位，如为 8 号，此后按每隔 20 抽取一个单位，即 28、48、68……至 1988 号组成样本。

系统抽样的优点是简单易行，适用于大样本的流行病学调查，样本的观察单位在总体中分布均匀，抽样代表性较好。缺点是如果总体的排列顺序存在一定周期性，以该方法进行抽样则可能出现较大偏倚。

5. 整群随机法（cluster randomization） 是以群体（社区、街道、乡、村、医院、病房等）为单位进行抽样或分组。被抽取群体中的所有观察单位，都将作为研究样本。例如，采用整群抽样方法，从某地区的30所中学中随机抽取3所，并对这3所中学的全部学生进行查体，以了解该地区中学生的肥胖率。

采用整群随机抽样应注意各个群体间的变异，否则将影响样本的代表性或组间的可比性。一般情况下，用相同的样本含量，整群抽样的抽样误差最大，整群随机分组组间的可比性最小。但整群随机法节约人力、物力且容易实施，适用于大规模研究。

6. 多级抽样法（multi-stages sampling） 多级抽样是一种从大到小多个级别进行抽样的方法。例如，进行全国高血压抽样调查，应首先从全国随机抽取范围较大的单元（例如省、市），再从抽中的单元中随机抽取范围较小的单元（如区、街道），以此类推。多级抽样是应用于大规模研究的实用抽样方法，且常与上述各种基本抽样方法联合使用。

（五）盲法

盲法（blinding）是指临床研究过程中，指标的观测、数据的收集和结论的判断均在不知道研究对象分配的组别、不知接受的是试验措施还是对照措施的前提下进行。此外，盲法还用于对研究资料的分析与报告。

临床医学研究要求对每一个研究对象的诊断、疗效或预后等做出准确、可靠的测量和评价，否则将出现测量偏倚，导致研究结果偏离真实值。在临床试验中，测量偏倚既产生于研究人员方面，也产生于研究对象方面。如果研究对象知道自己分在对照组，则可能因主观因素的影响，反映出较差的疗效或预后，甚至会对治疗失去信心而中途退出；而分入治疗组的受试对象可能因感觉受益而较多反映有利的结果。另一方面，如果研究人员知道受试对象的分组情况，则可能因希望研究得出阳性结论而有意或无意识地暗示受试对象，诱导治疗组对象多报告有利结果，对照组对象多报告不利结果。进行盲法试验的主要目的就是为了克服可能来自研究者或受试者的主观因素所导致的偏倚。

在一项临床研究中，往往涉及研究对象、观察者、统计分析者等，根据“盲”的对象不同，一般可将盲法分为单盲、双盲、三盲三种类型。

1. 单盲（single blind） 单盲是指研究对象不知道自己所在分组和所接受的处理，但观察者和资料收集分析者知道。单盲实施简便，容易进行，观察者知道受试者分组的情况，对受试者的健康和安全有利。观察者可根据病情变化，采取方案允许的相应处理措施，做到心中有数。单盲可以减少来自研究对象的偏倚，但不能防止来自观察者的观察性偏倚，即不能避免观察者主观因素引起的偏倚。若观察者认为研究对象的主观回答和客观反应与研究前的假说不一致，就可能下意识地在研究过程中给研究对象以暗示或引导他们按照观察者的意图回答，或是有目的地增加某些辅助处理以得到阳性或阴性结果，由此可影响结果的可靠性和研究结论的正确性。

另外，研究人员可能通过许多方面去影响患者的治疗，如医生对接受新疗法的患者观察特别细致，护士对新疗法组患者的关心和热情，这些都可能影响或暗示他们产生不同的应答反应。

2. 双盲（double blind） 研究对象和观察者都不知道分组情况，也不知道研究对象接受的处理措施，称为双盲。患者与医生只知道药物的编号，如A和B。待试验结束和资料分析后才宣布A药和B药何为试验药，何为对照药。双盲法较复杂，执行起来也比较困难，应用时必须考虑其可行性，在执行中要有严格的管理制度和方法。

在试验过程中，双盲状态可因种种原因遭到破坏，因此在使用时应注意一些问题：①试验药的制剂应防止破盲，试验药和安慰剂两种制剂的颜色、气味、大小、外形要相同，甚至容器和外包装也要一样，一般常用胶囊制剂；②保证试验对象的安全，在双盲试验中，当医生发现患者出现了严重的不良反应、治疗无效或病情加重时，不应单纯为追求完整的资料而继续试验，必须从医德和伦理的观点出发，对该患者应立即停止盲法治疗，并公开该患者所用的真实药物。因此，在盲法试验之前，应由设计者预先制订出停止盲法的条件，以利于观察者执行，避免给患者带来不良影响或严重后果；③不适用于危重患者，双盲法的缺点是在管理中缺乏灵活性，因而不适于危重患者的抢救。此外，有特殊副作用的药物容易破盲。

双盲法虽然可收集到患者用药后的客观真实反应结果，但在资料整理和分析时，资料的整理和分析者为得出某种结果，不按统计学原则处理资料，如去掉试验组的极小值，去掉对照组的极大值，人为导致两组资料的差异。

3. 三盲（triple blind） 指研究对象、观察者和资料整理分析者均不知道研究对象分组和处理情况，只有研究者委托的人员或是药物的制造者知道患者分组和用药情况，直到试验结束时才公布分组和处理情况。这种方法在理论上可减少资料分析时产生的偏倚，使研究结果更符合客观情况。该法减弱了对整个科研工作的监督作用，使科研的安全性得不到保证，应用并不普遍。在实际应用中通常用双盲随机对照试验。

相对而言，单盲简单易行，但不能避免研究者主观因素造成的影响。双盲是临床试验最常采用的一种盲法形式，可以有效避免受试对象和观察者的主观偏倚。但其在管理上缺乏灵活性，有特殊副作用的药物容易被破盲，且其不适用于危重患者。三盲可以使偏倚减至最低程度，使受试者的效应反应和评价结果更符合客观情况。但其设计复杂，执行难度较大，常因医德、沾染、补偿、失密等问题而难以坚持。因此在实际工作中使用并不普遍。

此外，并非所有临床医学研究都适用盲法，例如，比较手术疗法和保守疗法治疗某病的效果，探讨功能训练或针灸疗法的疗效，评定生活习惯（吸烟、运动、饮食）对疾病的影响等。在这种情况下，盲法试验难以实施，只能采用非盲法评定。另外，如果临床试验的效应指标是明确的硬指标（如存活或死亡），很少受主观因素影响，采用非盲法评价也可以获得比较满意的结果。

（六）结局指标和随访期确定

1. 结局指标 临床试验中结局指标的选取直接决定了我们对研究目标措施的认识，仅凭借某单一指标或某方面的指标，无法全面了解干预措施对人体的作用以及影响，如果用于指导临床决策，就有可能导致无用甚至有害，或是无害却耗费医疗资源较多的干预措施在临床使用。因此，了解临床试验结局指标的主要类型可以帮助我们更全面地认识临床干预措施，根据试验目的和研究对象选取适当的结局指标。临床干预措施对人体施加的影响是多层次、多方位的，涉及人体生理、心理、社会功能以及周围环境等多个方面。一般情况下，与干预措施最直接相关的评价就是有效性和安全性。一个具有临床应用价值的干预措施首先必须是有效的，同时也是安全的。几乎所有医疗干预措施都会对人体存在或多或少的不良影响，因此评价某项干预措施，不但要了解其作用是否有效，还要知道其不良作用。另一方面，在现有医疗卫生资源条件下，如何有效而公平地使用有限的卫生资源也是需要重视的问题。因此，对临床干预措施的评估主要着重于以下三个方面，即有效性、安全性和卫生经济学评价。据此，临床试验中的结局指标主要可分为以下三种类型。

（1）有效性指标

终点指标：是临床试验主要评估指标的最佳选择。它一般是指对患者影响最大、患者最为关心的、与患者的切身利益最为相关的事件，主要包括对患者生存或死亡、残障水平或其他一些重要临床事件，如疾病复发等的测量。终点结局指标由于与患者最为相关，因此对临床决策最具参考价值。终点结局指标往往可以用率来表示，如病死率、治愈率、缓解率、复发率、副反应率、生存率等。

替代指标：在终点指标的测量不可行（如需要很长时间）的情况下，就需要采用替代指标来评估干预措施的效果。替代指标一般易于测量，如常用的单纯生物学指标，包括实验室理化检测和体征发现，如血脂、血糖、血压、血清胆固醇含量、实体肿瘤体积的缩小等。

采用替代指标必须有足够证据支持其与临床终点结局的关系，并可预测疾病结局。其应用的前提是替代指标的改善也将会相应改善疾病的终点结局。替代指标选择不当有可能导致错误估计干预措施对临床最终结局的作用。

生存质量：患者报告的结局指标是临床评价的重要内容，在对临床疗效的整体评估中日益受到重视，它包括患者描述的功能状况、症状以及与健康相关的生存质量。生存质量一般通过专门设计并经科学检验的量表来进行评估，生存质量量表通常分为适用于一般人群的普适性量表和针对特定疾病人群的特异性量表。选择量表时，除了考虑量表信度、效度和可信度等方面的指标，还要对量表的内容有全面的了解，针对研究目的和研究对象来选择适合的量表。

患者的满意度：改善患者的生存质量，令患者感到满意是医学干预措施的重要目的之一。特别是在很多慢性病没有十分有效的治疗方法的情况下，满意度调查具有一定的价值。

（2）安全性指标：干预措施在对病情发生影响的同时，有可能会对患者造成不适甚至伤害。临床上主要通过观察、记录或及时报告不良反应、不良事件（包括严重不良事件）和副作用，来对治疗的安全性进行评估。对不良事件的记录应参照《药品不良反应监测管理办法（试行）》的要求，对每一个不良事件尽量予以确诊或记录症状、体征。严重不良事件应与不良事件的严重程度区别开来，如剧烈而不需住院的头痛是程度较严重的不良事件，但通常将危及生命、导致住院或延长原住院时间、致残、致癌、致畸、致出生缺陷、对器官功能产生永久损伤等的事件定义为严重不良事件。

（3）卫生经济学指标：常用的对临床干预措施进行卫生经济学评价的指标主要有以下 3 种：成本 - 效果分析（cost-effectiveness analysis，CEA）、成本 - 效用分析（cost-utility analysis，CUA）和成本 - 效益分析（cost-benefit analysis，CBA）。在比较多种不同干预措施时，如果临床结局相同，可选用 CEA，其表示方法为每一效果单位所耗费的成本。比较不同疾病治疗方法的成本时，可以选用 CUA，它将不同的临床结局转换成相同的效果单位，一般采用质量调整生命年（quality adjusted life years，QALYs）来测量效用。CUA 可以用来确定投入哪些疾病可以获得最大的整体健康回报。CBA 将投入与产出用可以直接比较的统一的货币单位来估算。它可以比较投入医疗卫生服务和社会其他领域的回报，从而合理地分配有限的社会资源。

2. 随访期确定　随访的目的是确定哪些人尚在观察之中，哪些已死亡，哪些已无法追踪，即弄清楚“率”的分母的信息；确定终点事件的发生，即确定关于“率”的分子的信息。关于分子的信息，必须尽可能正确；关于分母的信息，如果无法掌握每一成员的动态，也可用抽样、寿命表法计算预期数等方法估计。此外，随访还包括进一步收集有关暴露和混杂因素的资料。

（1）随访起始时间：确定随访起始时间需了解疾病诱导期和潜伏期方面的知识。诱导期是指病因开始作用至疾病发生的一段时期。潜伏期（incubation period）是指疾病发生到临床被发现的时间间隔。随访前应事先对疾病诱导期和潜伏期的长短有所了解或做出假设。理论上，随访应在疾病的最短诱导期和潜伏期后开始进行，但在实际工作中往往难以做到，因为许多疾病特别是慢性病的诱导期和潜伏期是无症状、体征的。如果最短诱导期和潜伏期是未知的，最好不要在暴露一开始就随访。

（2）随访的间隔时间：随访间隔时间的长短，要视研究目的、研究结局的变化速度、被研究疾病的自然病程、暴露因素的性质、研究的人力物力等条件来决定。一般对于潜伏期较长的疾病病因研究，若暴露因素比较稳定时，则随访间隔的时间可以长一些，可间隔 1 年或更长时间随访 1 次。若研究疾病的自然病程以及转归，随访的时间间隔应该适当缩短。

（3）随访期：随访期（follow-up period）是指从第一次随访开始到最后一次随访结束所需的时间。随访期的长短取决于暴露与疾病的联系强度，暴露因素作用越强，导致的病例数越多，随访期就越短；反之，随访期就越长。随访时间的长短也与疾病的潜伏期有关，潜伏期只有数天或数月的急性病，随访可以很快结束。另外，还要考虑人力、物力、财力等客观因素，在保证随访期间内会出现预期结果的基础上尽量缩短随访期。

（4）随访终止时间：随访终止时间是指停止随访的时间，确定随访中止时间要涉及观察终点和观察终止时间这两个概念。观察终点是指研究对象出现预期结果，如观察的预期结果是冠心病，若研究对象出现冠心病，则可终止随访。观察的终止时间是指整个研究工作截止时间，即预期可以得到结果的时间。

（七）收集、整理资料

1. 收集资料 收集资料前，应该根据研究目的设计不同的病例报告表（case report form，CRF），在实施过程中仔细纪录调查表中的各项内容。收集资料的过程，就是填写调查表、记录和收集体检或实验室检查结果的过程，包括面对面访谈、信件访谈或电话访谈。

研究结果是否具有真实性，除了要做好严谨的科研设计外，还需收集高质量的资料，即具有可靠性、完整性及可比性的资料。因此，要对研究的全过程实行质量控制。培训专门调查人员，定期对 CRF 的内容进行核查。有专门的数据核查人员，采用目视核查和逻辑核查两种方式对数据库中的数据进行纠错。发现错误或不详信息后，及时向临床人员发送疑问函，以便确认和纠正，从而保证数据的准确性。

2. 整理资料 整理资料是依据研究目的和设计对研究资料的完整性、规范性和真实性进行核实，并进一步录入、归类，使其系统化、条理化，便于进一步分析。需要注意的是，要对进入研究的所有对象的资料进行整理，与研究目的相关联的正、反两方的资料都应当选取，不能只选用与预期结果相符合的所谓“有用资料”，而舍弃与预期结果不符的资料，要说明退出者和缺失资料情况。

资料整理时要注意以下对象的资料。

（1）不合格（ineligibility）的研究对象：在资料整理时，一般要把不合格的研究对象剔除，包括不符合纳入标准者、一次也没有接受干预措施或没有任何数据者。但需注意的是，在实验研究时，研究者对试验组往往观察仔细，因此试验组中的不合格者比较容易发现，结果造成不合格而被剔除的人数多于对照组。另外，研究者对某些研究对象的反应的观察与判断可能有倾向性。例如，对效果差者可能特别注意，更容易发现不符合标准并将其剔除，而留在组内的往往是效果较好的研究对象，由此得出的结论往往会高估实际的效果。鉴于上述情况，有的学者主张在随机分配后发现不符合标准者，可根据入选标准将研究对象分为“合格者”和“不合格者”两个亚组分别进行分析，如果两者结果不一致，则在下结论时应慎重。

（2）不依从（noncompliance）的研究对象：是指研究对象在随机分组后，不遵守试验所规定的要求。试验组成员不遵守干预规程，相当于退出或脱落（withdrawal，drop-out）试验组，对照组成员不遵守对照规程而私下接受干预规程，相当于加入（drop-in）试验组。研究对象不遵守试验规程的原因一般有以下几种：①试验或对照措施有副作用；②研究对象对试验不感兴趣；③研究对象的情况发生改变，如病情加重等。

（3）失访（lose to follow-up）的研究对象：是指研究对象因迁移或与本病无关的其他疾病死亡等而造成失访。在实验流行病学研究中应尽量设法减少失访，一般要求失访率不超过 10%。在试验中出现失访时，尽量用电话、其他通信或专门访视进行调查，以减少失访。

在资料收集和分析时，应考虑两组失访率的差异，若失访率不同，则资料分析结果可能产生偏倚；即使两组失访率相同，但失访原因或失访者的特征不同，则两组效应也可能不同。

不合格、不依从、失访均可导致原定的样本量不足，破坏原来的随机化分组，使研究工作效力降低。如不合格、不依从、失访在试验组和对照组分配不均衡，更会对研究结果的真实性产生影响。

（八）偏倚及控制

偏倚可以发生在研究工作的任何阶段，从而影响结果的正确性。临床研究中常见的偏倚如下。

1. 选择偏倚（selection bias） 主要是选择研究对象和分组时，由于人为干预而导致的偏倚，使研究结果偏离真实情况。防止的方法就是严格掌握研究对象的入选标准，并在抽样和分组过程中使用随机化方法。

2. 测量偏倚（measurement bias） 收集资料过程中，因仪器或试剂问题所产生的误差，以及观察者操作的误差和被观察者主观的误差均可导致测量偏倚的发生。防止的方法主要是试验前对所使用的仪器进行标定，试验过程中使用统一的试剂，而且对操作规程进行规范。此外，还应严格培训实验室人员，尽量减少人员数量，并使其操作标准化。

3. 干扰和沾染 干扰是指试验组或对照组额外地接受了类似试验药物的某种制剂，从而人为地夸大了疗效。如试验组接受了其他药物，导致疗效提高，引起试验组与对照组疗效差异的增大；反之，如果对照组接受了其他药物，则可引起对照组疗效增高，使两组间的疗效差异缩小。沾染是指对照组的患者额外地接受了试验组的药物，从而人为地造成一种夸大对照组疗效的现象。控制干扰和沾染的办法即盲法。

4. 依从性 依从性是指研究对象遵守试验设计所规定的程序和措施的程度。临床试验中的不依从有三种：①换组，临床开始治疗后，试验组与对照组互换或各治疗组间互换；②进入，患者在分组后治疗前，试验组和对照组互换；③撤出，研究对象不再接受相应的治疗而退出研究队列。要提高患者的依从性，可在试验的设计和实施阶段采取措施。试验设计阶段，应尽可能缩短研究持续的时间，选择水平较高的医院开展研究，选择居住地离医院近的患者等；试验开始后充分做好宣传工作，让患者了解研究的重要性，随访时尽量给患者方便，与研究对象保持密切联系。

四、评价方法

（一）临床试验统计分析

根据研究对象的依从性分为三种。

1. 意向性分析（intention-to-treat analysis，ITT） 是指参与随机分组的对象，无论其是否接受该组的治疗，最终应纳入所分配的组中进行疗效的统计分析。该项原则强调，只要是参与了随机分配的病例，就应当纳入最后的结果分析。因为随机分配的原则是确保组间的可比性，如果排除退出和失访病例，只对所谓“资料完整”者进行分析就会破坏组间的均衡性。

2. 遵循研究方案分析（per-protocol analysis，PP） 只对试验依从的人进行分析，能反映试验药物的生物效应，但由于剔除了不依从者，可能高估干预的效果。

3. 接受干预措施分析 是对接受了实际干预措施者进行分析。但因为比较的对象非随机分组，可能存在选择偏倚。

上述分组分析说明，不依从会对实验研究的真实效应造成影响，在评价随机对照干预试验的效应时，单独用上述任何一种结果分析均存在一定的局限性。所以建议同时使用上述三种分析方法，以获得更全面的信息，使结果的解释更为合理。ITT 分析虽然可能高估或低估处理的生物效应，但因为它遵循了随机分组，两组人群的可比性较好，引出的偏倚较小，因此其结果具有重要意义。

（二）常用指标

1. 临床试验主要是评价某种药物或治疗方法的效果及其安全性，常用指标包括有效率、治愈率、病死率、不良事件发生率、生存率等。

（1）有效率（effective rate）

$$有效率 = \frac{治疗有效例数}{治疗的总例数} \times 100\%$$

（2）治愈率（cure rate）

$$治愈率 = \frac{治愈例数}{治疗总例数} \times 100\%$$

（3）病死率（fatality rate）

$$病死率 = \frac{因该病死亡人数}{某病受治疗人数} \times 100\%$$

（4）不良事件发生率（adverse event rate）

$$不良事件发生率 = \frac{发生不良事件病例数}{可供评价不良事件的总病例数} \times 100\%$$

（5）生存率（survival rate）

$$N\,年生存率 = \frac{N\,年存活的病例数}{随访满\,N\,年的病例数} \times 100\%$$

2. 治疗组和对照组的事件发生率的相对和绝对差异表达

（1）相对效应指标：常用的相对效应指标有相对危险度、比值比及其 95% 的可信区间。相对危险度（relative risk，RR）是治疗组的结局事件发生率与对照组结局事件发生率的比值。比值比（odds ratio，OR）是治疗组结局事件发生概率与对照组结局事件发生概率的比。比值比与相对危险度是对同一干预结局的不同表达方式，在结局事件发生率较低时，如低于 10%，二者的值会较为接近。

（2）绝对效应指标：常用的绝对效应指标为绝对危险度，亦称为绝对危险度降低，以及需要治疗的病例数。绝对危险度（absolute risk）是指对照组结局事件率与试验组结局事件率之差的绝对值。需要治疗人数（number needed to treat，NNT）是绝对危险度的倒数，是指要使一个患者从治疗中得益所需要治疗的患者总数，相同的绝对效应指标在不同的危险度水平时其临床意义可能会有很大的差异。例如，绝对危险度是 2% 时，58% ～ 60% 的变化可能没有临床意义，此时相对危险度约是 97%，但是从 1% 到 3% 则在自身比例上变化较大，可能具有一定的临床意义，此时相对危险度是 33%。因此，绝对效应指标和相对效应指标是从不同的角度对同一结局效应的不同表达方式，在报告临床结局的时候，应根据临床意义选择适合的效应测量方法予以说明。

①绝对危险度降低（absolute risk reduction，ARR）

$$绝对危险度降低 = 对照组事件发生率 - 试验组事件发生率$$

②需要治疗人数（number needed to treat，NNT）

$$需要治疗人数=\frac{1}{绝对危险降低度}$$

五、伦理问题

根据《中华人民共和国药品管理法》《药物临床试验质量管理规范》以及《世界医学大会赫尔辛基宣言》、WHO《生物医学研究审查伦理委员会操作指南》、国际医学科学组织委员会《涉及人类受试者的生物医学研究国际伦理准则》，国家食品药品监督管理局制定了《药物临床试验伦理审查工作指导原则》。依此，临床试验过程中应充分考虑伦理学要求。

伦理问题主要包括如下几方面内容。

1．研究方案的科学设计与实施　试验方案是否科学，是否考虑了伦理原则，是否充分考虑了受试者可能承担的风险。新药试验启动后不会侵犯受试者的合法权益。

2．研究者的资格、经验　研究者是否有充分的时间参加临床试验，人员配备及设备条件等是否符合试验要求，这些都是临床试验能否顺利完成的关键之一，因此要求有一支专业水平较高的研究者队伍，所有参加药物临床试验工作的研究者必须经过培训。

3．知情同意书　在整个临床试验中，“知情同意”是受试者应享有的最基本的权利，也是试验成功与否的重要环节。知情同意书是每位受试者表示自愿参加某一试验的文件证明。研究者在设计试验方案和制订知情同意书时，必须按照《药物临床试验质量管理规范》和指南的伦理原则进行，并提供给受试者能充分获取临床试验有关信息的资料。知情同意书必须完整易懂。使受试者清楚发生与临床试验有关的损害时可能得到相应的治疗和补偿。同时，对无能力表达同意的受试者，应向其法定代理人说明上述情况。

4．受试者的权益　受试者的权益、安全和健康必须高于对科学和社会利益的考虑。在临床试验中要进一步明确受试者的权益，其内容主要包括：①受试者的自愿参与权；②受试者的知悉权；③受试者的隐私权；④受试者的安全权；⑤受试者的及时救治权；⑥受试者的补偿权。

《世界医学大会赫尔辛基宣言》指出：“患者的健康必须是我们首先考虑的事，在符合患者的利益时，医生才可提供可能对患者的生理和心理产生不利影响的医疗措施。”在进行药物临床试验时，必须严格遵守赫尔辛基宣言的精神，严格执行《药物临床试验管理规范》的规定，坚定奉行患者健康第一的原则，树立正确的人体医学研究伦理原则，才能真正做好药物临床试验工作。

六、研究实例

重组葡激酶与重组组织型纤溶酶原激活剂治疗急性心肌梗死的随机多中心临床试验［急性心肌梗死再灌注治疗研究协作组、中华心血管病杂志，2007，35（8）：691-696.］

1．研究背景和目的　急性心肌梗死（acute myocardial infarction，AMI）早期再灌注治疗可明显降低病死率并改善幸存者的心功能。再灌注治疗的方法主要包括溶栓治疗和直接经皮冠状动脉介入治疗（percutaneous coronary intervention，PCI）。但在我国大部分地区和医院，AMI再灌注治疗仍以溶栓为主。在现有的溶栓药中，非选择性溶栓剂链激酶、尿激酶价格便宜，溶栓后冠状动脉再通率低；选择性溶栓剂重组组织型纤溶酶原激活剂（rt-PA）溶栓再通率高，降低病死率的效果优于链激酶。但价格十分昂贵，在我国难以推广使用；另外，由于半衰期短，必须静脉滴注90 min，给药不方便。因此，研制溶栓疗效好、价格低、使用方便的新型溶栓剂具有重要现实意义。

重组葡激酶（r-sak）为一新型溶栓药，具有溶栓能力强、纤维蛋白结合特异性好、纤维蛋白原降解活性低、免疫原性低等特点。国内Ⅰ期临床试验在健康受试者的研究表明，其清除半衰期为（47.21 ± 10.28）min。本研究为经国家食品药品监督管理局（现国家药品监督管理局）批准进行的Ⅰ类新药 r-sak（成都地奥九泓制药厂研制）的Ⅱ期临床试验（现已获新药证书 s20060060）。目的在于与 rt-PA 对照，验证 r-sak 用于 AMI 溶栓治疗的安全性及有效性。

2. 研究人群 本研究为 2002 年 1 月至 2003 年 10 月在国内 12 家医院进行的多中心、随机、平行对照试验，研究方案经中国医学科学院阜外心血管病医院伦理委员会批准。

（1）入选标准：AMI 发病 12 h 内，年龄 ≤ 70 岁，心电图示 ST 段在两个或以上肢体导联抬高 ≥ 0.1 mV，或在相邻两个以上胸前导联抬高 ≥ 0.2 mV，已签署知情同意书者。

（2）排除标准：包括年龄 > 70 岁，活动性出血，卒中或中枢神经系统外伤、肿瘤或颅内、脊髓内手术史，6 个月内大手术或外伤史，未控制的高血压［入选时收缩压 > 170 mmHg（1 mmHg = 0.133 kPa），或舒张压 > 110 mmHg］，对扩容和血管加压素无反应的心源性休克，与以前梗死部位相同的再梗死，正在口服抗凝药及严重进展性疾病患者。

3. 研究方法

（1）随机分组及治疗：以计算机分层随机方法将入选患者随机分为 3 组：① r-Sak 组，3 mg 于 1 min 内静脉注射，12 mg 于 30 min 内静脉滴注，总量 15 mg；② rt-PA 组，8 mg 静脉注射，42 mg 于 90 min 内静脉滴注，总量 50 mg。全部溶栓治疗患者均于溶栓前给予阿司匹林 300 mg 口服，以后每日 300 mg，7 天后改为每日 100 mg。并于溶栓前静脉注射肝素 5000 U，30 min 后以 1000 U/h 速率静脉滴注肝素，连续 24 h，根据活化的部分凝血活酶时间（activated partial thromboplastin time，APIT）调整肝素用量，使 APIT 维持在 60 ~ 85 s。停用肝素 4 ~ 6 h 后，待 APIT ≤ 60 s 拔除动脉鞘管。压迫止血成功后 1 h 开始给予低分子肝素皮下注射，体重 ≥ 75 kg 者给予 60 mg；体重 < 75 kg 者给予 40 mg，每次 12 h，共 4 天。

（2）左心室及冠状动脉造影：全部纳入溶栓治疗的患者均于溶栓开始后 90 min 行左心室及冠状动脉造影，如果溶栓过程中病情急剧恶化或发生心源性休克可提前行冠状动脉造影。要求首先完成梗死相关冠状动脉（intravonous renal arteriography，IRA）造影（根据心电图推测梗死部位），IRA 造影前不应向冠状动脉内注射硝酸甘油，首次投照 IRA 应采用大视野，以便观察全部血管床，曝光时间应足够长，至造影剂排空为止。左冠状动脉至少投照 3 个体位，右冠状动脉至少投照 2 个体位。

冠状动脉造影结果按心肌梗死溶栓治疗临床试验（thrombolysis in myocardial infarction，TIMI）血流分级标准进行分级，术者根据 TIMI 血流分级决定是否行补救性 PCI。原则上 TIMI 血流 0 ~ 2 级进行补救性 PCI，TIMI 3 级者不行立即 PCI。行补救性 PCI 者术前口服氯吡格雷负荷量 300 mg，术后每日 75 mg，至少 8 周。左室造影采用右前斜位 30° 投照，病情危重者可不进行。全部溶栓患者股动脉鞘管保留 24 h。

（3）研究终点及定义

主要终点：① r-Sak 和 rt-PA 组 90 min 冠状动脉造影显示的 TIMI 血流分级；② 30 天内死亡、非致死性再梗死、心肌缺血复发及上述 3 项之总和（复合临床终点）。心肌缺血复发指症状、心电图改变和（或）新的低血压、肺水肿或经医生认定为由于心肌缺血引起的杂音。

再梗死：依据下述 4 项中至少 2 项判定：①入选后心肌梗死症状消失后再出现心肌缺血症状，持续 15 min 以上；②出现新的 ST 段改变或新的 Q 波；③心肌酶第 2 次升高超过正常上限（或如果已超过正常上限，再超过 20%）；④原造影证实通畅的冠状动脉再闭塞。

次要终点：①出血，包括轻微出血、严重出血及脑出血的发生率。轻度：出血不需要输血，也无血液动力学受损，包括皮下出血、小血肿、穿刺部位渗血等。中度：出血需要输血，但未引起需要干预的血液动力学异常。包括大血肿、操作引起的出血（如心导管检查），或通过临床检查或超声检查证实的腹膜后出血，未引起血流动力学的异常，但需要输血。严重或威胁生命：颅内出血或出血导致血液动力学异常（这种异常必须由出血引起）需要干预者，包括任何颅内出血和可引起血液动力学异常的任何出血。②其他主要临床事件，包括心源性休克，心力衰竭或肺水肿，室性心动过速或心室颤动，心房颤动或扑动，一度或三度房室传导阻滞、心脏破裂、缺血性脑卒中、补救性 PCI 及血管重建术。

4. 统计学分析 计量资料以均值 ± 标准差表示，两组资料比较采用 *t* 检验；计数资料以百分数（%）表示，应用扣除中心效应的卡方检验和秩和检验；以 $P < 0.05$ 为差异有统计学意义。应用 SAS 软件包，在意向治疗原则的基础上进行。

5. 研究结果

（1）患者基线资料：12 个临床试验中心共纳入 324 例患者，由于违反方案纳入标准（误纳入年龄＞70 岁者），剔除 13 例（剔除病例全部存活）。对 311 例合格患者进行统计学分析，其中 r-Sak 组 104 例，rt-PA 组 106 例。

（2）溶栓后：90 min 造影显示 IRA 残余狭窄 r-Sak 组为（80.2 ± 19.8）%，rt-PA 组为（82.9 ± 20.5）%，两组差异无统计学意义。溶栓治疗开始后 90 min，两组总体血流分级差别有统计学意义。90 min 冠状动脉通畅率（TIMI 2 级 +3 级）r-Sak 组显著高于 rt-PA 组。两溶栓组患者 r-Sak 组 56 例、rt-PA 组 61 例行补救性 PCI（其中包括 r-Sak 组 14 例和 rt-PA 组 9 例 TIMI 3 级血流者，因严重残余狭窄在方案外进行了立即 PCI）。补救性 PCI 后 TIMI 血流两组差异无统计学意义。

（3）两组临床事件的比较

①主要临床终点事件：包括住院期及 30 天时两组死亡、非致死性心肌梗死、心肌缺血复发率及其 3 项的总和（复合临床终点），除住院期 r-Sak 组心肌缺血复发少于 rt-PA 组外，其他指标两组间差异无统计学意义。

②其他临床事件：各种事件发生率两组间差异无统计学意义。两溶栓组患者共死亡 15 例（7.1%），r-Sak 组死亡 9 例（8.7%），其中死于心脏破裂 4 例，心源性休克 5 例；rt-PA 组死亡 6 例（5.7%），其中心源性休克 3 例，脑出血 2 例，介入治疗并发症 1 例。在 15 例死亡患者中，6 例死亡发生在一个研究中心（r-Sak4 例，rt-PA2 例）。心脏破裂在 r-Sak 组发生 4 例，均为临床诊断，无病理证实。rt-PA 组无心脏破裂，差异无统计学意义，但有增多趋势（$P = 0.0584$）。

（4）出血并发症：出血总发生率在 r-Sak 和 rt-PA 组间差异无统计学意义（28.8% 比 27.4%，$P = 0.8105$），严重或威胁生命的出血两组间差异亦无统计学意义。两组患者中绝大多数出血发生在冠状动脉造影血管穿刺部位。rt-PA 组 4 例（3.85%）脑出血（其中 1 例可疑颅内出血，未经 CT 确诊），2 例死亡；r-Sak 组 1 例（0.96%）脑出血，经治疗后存活；脑出血发生率两组差异无统计学意义（$P = 0.3691$）。

6. 研究结论 r-Sak 是一种安全、有效的纤维蛋白特异性溶栓剂，在 30 min 内静脉滴注 15 mg（其中 3 mg 静脉推注），可使 57.6% 的患者达到 TIMI 3 级血流，其疗效至少类似于或优于 rt-PA 50 mg，出血发生率与 rt-PA 相似。未见血液系统及肝、肾功能损伤，无过敏反应发生。

（胡 治）

第七章

矿山职业流行病学研究资料收集与管理

资料的收集与管理是矿山职业流行病学研究过程中的两个重要步骤，收集资料是获得研究所需原始数据的过程，需要根据研究目的确定收集的资料。整理资料是根据研究的需要，将收集到的大量个体资料用科学方法进行加工处理，使资料系统化、条理化，便于进行统计分析，以反映所研究现象的总体特征。

第一节　资料类型与来源

一、资料类型

（一）总体与样本

总体（population）是根据研究目的确定的同质观察单位的全体，也可以理解为同质的所有观察单位某种观察值（变量值）的集合。总体可以分为有限总体（finite population）和无限总体（infinite population），有限总体指在明确的研究时间、研究空间内具有有限个观察单位，如 2010 年某矿区井下掘进工人数；无限总体指没有时间和空间范围限制，观察单位数是无限的，如研究用某药物治疗尘肺患者的疗效，该研究所确定总体的同质基础是尘肺患者，同时用某药物治疗，即所有用该药物治疗的尘肺患者，属于无限总体。

在许多情况下，矿山职业流行病学研究的总体是无限总体，要直接观察总体的情况是不可能的。即使某些为有限总体，但如果总体包含的观察单位过多，对总体中的每个个体均进行观察需要投入大量的人力、物力、财力及时间，也是难以实现的。例如，某工厂生产的炸药出厂前检验合格率，不可能将所有炸药均引爆。所以在实际工作中经常是从总体中抽取样本，用样本信息推断总体的特征。样本（sample）是从总体中随机抽取的部分个体，样本必须具备代表性和可靠性，即样本能代表总体的特征。如上例中，可以从一批炸药中随机抽取 10 个样品进行检验，组成样本。抽样时必须随机（random），指总体中每个个体都有同等的机会被抽到样本当中，随机抽样是保证样本代表性和可靠性的有效方法，样本所包含观察单位的个数称为样本量。

（二）变量类型

总体的特征需要通过一个或多个数量进行描述，进行数据处理的对象就是变量（variable）。正确识别变量类型非常重要，因为研究不同类型的变量，收集的资料类型不同，使用的统计分析方法也不一样。变量常分为定量变量（quantitative variable）和定性变量（qualitative variable）。

1. 定量变量　也就是通常所说的连续量，如长度、重量、产量、人口、速度和温度等，它们是由测量或计数、统计所得到的量，这些变量具有数值特征，称为定量变量。定量变量可以分为离散型定量变量（discrete quantitative variable）和连续型定量变量（continuous quantitative variable）。离散型定量变量只能取整数值，如 1 个月中的手术患者数、1 年内的新生儿数等。连续型定量变量可以取实际意义范围内实数轴上的任何数值。有些变量的数值通过测量得到，大多属于连续型定量变量，如血糖、体重等。“连续”是指该变量可以在实数轴上连续变动。有一些变量如白细胞计数，它的单位是“个”，只能取整数值，但是其数值非常大，如果以“千”或“万”为单位时，可以取小数值，因此通常将这样的变量也看成是连续型定量变量。

2. 定性变量　不存在数量上的变化，而只有性质上的差异，如性别、血型、职业、疗效等，这样的变量称为定性变量。定性变量可以分为分类变量（categorical variable）[名义变量（nominative variable）] 和有序变量（ordinal variable）（等级变量）。分类变量既无等级关系，也无数量关系，如性别（男、女）、职业（工人、农民、教师、干部）和血型（A 型、B 型、AB 型、O 型）等。最简单也是最常用的分类变量是二分类变量，如性别（男、女）、疾病（有、无）和结局（生、死）等。二分类变量常用 0 和 1 进行编码，也可以称为 0-1 变量。有序变量没有数量关系，但存在着次序关系。例如某种疾病的治疗结果分为治愈、显效、好转、无效，某些实验室检查结果用 –、+、++、+++ 来表示。

实际工作中，常需要对不同类型的变量进行转化，转化的顺序是由“高级”转向“低级”，“高级”和“低级”是相对的，指变量包含信息量的多少，转化顺序为定量变量→有序变量→分类变量→ 0-1 变量，不能进行反向的转化。

（三）资料类型

变量的观测值称为变量值，也叫作资料。变量的类型不同，所得资料的类型也不一样，资料类型常分为计量资料（measurement data）、计数资料（count data）和等级资料（ranked data）。

1. 计量资料　可以使用定量方法获得的变量测定值，其变量值是定量的，表现为数值大小，一般有度量衡单位，通常是由定量变量构成。如对某矿区井下工人进行体检，以人为观察单位，每个人的身高（cm）、体重（kg）、血压（mmHg）、血糖（mmol/L）等均属于计量资料。

2. 计数资料　通过清点，按性质分类的资料，其观察值是定性的，变现为互不相容的类别或属性，各类之间没有程度的差别，由定性变量中的分类变量构成。如某矿区男女职工人数、尘肺患者和非尘肺患者人数、不同工种（主掘工、纯掘工、纯采煤工、主采煤工、混合工及辅助工）人数等。

3. 等级资料　按程度或级别获得变量的个数，各类之间有程度的差别，给人以“半定量”的感觉，由定性变量中的有序变量构成。如某院结核患者的痰涂片结果为阴性、可疑、阳性的人数；某种药物治疗某种疾病患者，治疗结果为治愈、显效、好转、无效的人数等。

二、资料来源

（一）调查

调查（investigation）是矿山职业流行病学研究收集资料的重要手段之一。调查研究所获得的数据资料大多直接来自于某人群或相应人群中的个体，因此这些资料是关于疾病或健康问题的第一手资料，研究结果更具有说服力，可以直接用于指导职业病的防治实践。由于研究中的环境因素、研究对象的行为、研究对象的主观意识等很难被控制，所以调查结果容易出现偏倚，影响研究结果的真实性。访谈或询问是调查的主要方式，但有时必须借助仪器设备检测，或借助实验室分析化验完成调查。

调查设计的要点是：

①明确调查员的组成及人数；②调查的方式、方法；③调查的组织形式；④调查员的培训内容及方式。

（二）查阅历史资料

在职业流行病学研究中，一些历史记录是重要的资料来源，如个人的职业史、体检报告及作业场所的监测报告、职业危害防护措施等，设计时应明确资料来源、查阅方式、查阅的内容等。

（三）现场检测

作业场所的环境质量、有害因素的暴露程度等是职业流行病学研究的重要资料，这些资料可以通过查阅例行的监测报告获得，但作为科学研究，还需要现场实际检测。现场检测的设计包括：①选点；②采样方法；③采样时间；④采样次数；⑤样品处理。现场检测技术需要结合劳动卫生和环境卫生学的知识。

（四）临床检查

职业人群的健康体检报告为职业流行病学研究提供了较为可靠的既往病史资料，然而当前的资料需要通过临床检查获得。设计时要明确：①检查的内容；②检查的方法；③重要的仪器设备；④操作人员及技术标准；⑤诊断标准。临床检查的结果通常被用作效应指标，因此采用的方法、技术、标准应该是当前最常用的或公认标准的。

第二节　资料整理与管理

一、资料整理的意义和程序

（一）资料整理的意义

资料整理是指根据研究的需要，把资料收集阶段所搜集到的大量个体资料，用科学方法进行加工处理，使之形成反映研究对象总体特征的综合资料的工作过程。它是从个体的实际表现到总体的综合数量表现的认识过程。资料整理一般是指对原始资料的整理，广义的整理还包括对已经加工的综合资料的再整理，它是资料收集的继续，也是统计分析的前提。通过搜集到的大量原始资料只能得到零散、不全面的感性认识，只有通过资料整理，才能提供全面、系统反映总体特征的综合性资料，使认识深化。同时，资料整理的质量会直接影响统计分析的结果，因此资料整理是矿山职业流行病学研究中的一个重要环节。

（二）资料整理的程序

资料整理是一项细致而周密的工作，必须有组织、有计划地进行。在对资料进行整理前，必须设计整理方案，然后对原始资料审核，再进行数据处理等。资料整理的程序一般包括以下步骤。

1. 资料整理方案的设计　根据研究目的，确定需要整理的分组体系和指标体系，将其设计到整理表和综合统计表上，并制订编制说明和具体工作规划。

2. 对原始资料的审核　对原始资料的审核主要审核资料的完整性、及时性、准确性，也就是检查所有被调查单位是否遗漏，指标数值填写是否齐全，调查表是否按规定的份数、项目和时间上报，数据的计算范围、计算方法、计量单位是否符合规定等。使用计算机汇总时，由于有些指标是手工编码的，所有对于代码的审核也极其重要。对于审核出来的问题，要予以纠正，以保证资料整理的质量。

3. 数据处理　在对原始资料审核、纠正误差和补充遗漏后，对数据进行以下工作。

（1）分组：按照一定的分组标志将资料分为若干个组，以便深入地反映总体特征。

（2）汇总：将原始资料按照分组标志进行综合，整理出各组的观察单位个数。

分组和汇总是资料整理的中心工作，尤其分组是资料整理的关键。

4. 编制统计表　将汇总的结果通过统计表有条理、有顺序地表示出来，以便于利用这些资料进行分析对比。

5 资料的积累和保管　资料整理是一项经常性的长期工作，因此必须注意资料的积累，并对资料进行妥善的保管，为今后提供资料做好准备。

二、统计分组

（一）统计分组的概念

统计分组就是根据研究的需要和研究对象的特点，将总体按照一定标志分为性质不同的若干组或若干类型的方法。经过分组使每个组内的观察单位具有某种共性，而不同组的单位之间则存在着差异。例如，将某矿业集团的尘肺患者按照工种的不同，分为主掘工、纯掘工、纯采煤工、主采煤工、混合工及辅助工六组。

（二）统计分组的作用

统计分组的基本作用是把分散的原始资料条理化、系统化，反映总体的某项特征，以便于揭示研究对象的规律性。统计分组的根本作用在于区分研究对象的质。

统计分组的作用具体表现在以下三个方面。

1．区分研究对象的不同类型，反映各个类型的数量特征。如某矿业集团各工种煤工尘肺患者的人数，如表7-1。

表 7-1　某矿业集团各工种煤工尘肺患者的人数

工种	煤工尘肺患者数
主掘工	329
纯掘工	165
纯采煤工	216
主采煤工	305
混合工	71
辅助工	40

2．分析研究对象内部结构和比例关系。通过统计分组可以得到研究对象各部分所占的比重或各

部分之间的比例关系，如2020年某医院急性阑尾炎患者付费方式的分布，如表7-2。

表7-2 患者付费方式分布

付费方式	例数（n）	构成比（%）
城镇职工医疗保险	353	42.6
城镇居民基本医疗保险	153	18.5
农村合作医疗	127	15.3
商业保险	46	5.5
自费	150	18.1
合计	829	100.0

3．研究变量之间的依存关系。变量之间存在着相互联系、相互依存的关系，通过统计分组可以从数量上反映它们的依存关系。如某省不同地区水质的碘含量及其甲状腺肿的患病率资料，见表7-3。

表7-3 某省不同地区水质碘含量与甲状腺肿患病率

地区	碘含量（ug/L）	患病率（%）	地区	碘含量（ug/L）	患病率（%）
1	1.0	40.5	10	7.7	6.3
2	2.0	37.7	11	8.0	7.1
3	2.5	39.0	12	8.0	9.0
4	3.5	20.0	13	8.3	4.0
5	3.5	22.0	14	8.5	4.0
6	4.0	37.4	15	8.5	5.4
7	4.4	31.5	16	8.8	4.7
8	4.5	15.6	17	24.5	0.0
9	4.6	21.0			

（三）统计分组的种类

统计分组的种类是按照分组时所选用分组标志的性质和分组标志的数量来划分的。统计分组从不同角度看可分为不同种类，在矿山职业流行病学研究中，主要根据分组标志性质的不同进行分组，可分为按性质分组和按数量分组。

1．按性质分组 按性质分组就是选择反映研究对象属性差异的标志，并划定区别各组间性质差异的界限，如表7-1资料按工种分组。

2．按数量分组 按数量分组就是选择反映研究对象数量差异的标志，并划定各组之间的数量界限。例如研究某矿业集团煤工尘肺患者的一般情况，按照患者年龄分为50岁～、60岁～、70岁及以上组。

三、统计表

（一）统计表的基本概念

统计表是将统计分析的事物及其指标用表格列出，以反映事物的内在规律性和关联性。统计表有广义和狭义之分。广义的统计表包括统计工作中常用的调查表、整理表和统计分析表等。狭义的统计表仅指调查报告和研究论文中的统计分析表。本书所介绍的统计表为狭义的统计表，即统计分析表。

（二）统计表的作用

使数据系统化、条理化；避免繁杂的文字叙述；便于计算；便于事物间的比较分析。

（三）统计表的制作原则

1. 重点突出 即一张表只包括一个中心内容，表达一个主题。

2. 层次清楚 即标目的安排及分组要合理，符合逻辑，便于分析比较。习惯上，将被描述对象放在表的左边，作为横标目，描述指标放在表的右边，作为纵标目。

3 简单明了 即一切文字、数字和线条等应该尽量从简。

（四）统计表的结构

从外形上看，统计表由标题、标目（包括横标目、纵标目）、线条、数字和备注五个部分构成。其基本格式如表 7-4。

表 7-4 不同煤矿尘肺患者结核患病率

煤矿	尘肺人数	结核人数	患病率（%）
A 矿	137	29	17.5
B 矿	460	37	7.4
C 矿	128	31	19.5
合计	725	97	11.8

统计表各组成部分的编制要求如下。

1. 标题 概括说明表的中心内容，要求用词简练、确切。必要时注明资料的时间、地点，写在表的上端中央。

注意：防止标题过于简略或过于繁杂，有的甚至不写标题。

2. 标目 要求文字简明，有单位的标目要注明单位。横标目位于表的左侧，说明各横行数字的含义。纵标目位于表的右侧，向下说明各纵行数字的含义。

注意：防止标目过多，层次不清。

3. 线条 只需要顶线、底线及纵标目下面与合计上面的横线。

注意：线条不宜过多，表的左上角不宜有斜线，表内不能有纵线。

4. 数字 表内数字一律用阿拉伯数字表示，同一个指标的数字精确度应当一致，表内不宜有空格，暂缺数据用“…”表示，不存在数据用“—”表示，数字为 0，则填写 0。

5. 备注 表格一般不列备注或其他文字说明，如有特殊情况需要说明时可用“*”标出，将文字说明写在表格的下面。

（五）统计表的种类

根据说明事物的主要标志的复杂程度，统计表可以分成简单表和复合表。

1. 简单表 只有一种主要标志，即主语按一个标志分组，常用于相互独立的各个事物或者某个事物不同水平组间的比较。

2. 复合表 有两种或两种以上的标志，即主语按多个标志分组。在安排上可以将部分主语放在表的上方与谓语配合起来，如表 7-5 所示。

表 7-5 2015 年某市中学生吸烟行为抽样调查结果

分组	例数	家长不吸烟		家长吸烟	
		吸烟人数	吸烟率（%）	吸烟人数	吸烟率（%）
初中生	564	14	2.47	30	5.32
高中生	630	60	11.32	200	31.74
合计	1194	74	6.20	230	19.26

四、SPSS 数据库与数据管理

数据管理是利用计算机硬件和软件技术对数据进行有效的收集、存储、处理和应用的过程，主要是为了有效充分地发挥数据的作用。矿山职业流行病学研究中的数据一般具有数据量大、数据控制性要求高、数据管理要求复杂多样等特点，其研究数据的管理一般是采用数据库系统完成的。目前在医学研究中最常用的数据库管理软件有 EpiData、Epi Info、Access、Excel、CHISS、VFOXPRO、FoxPro 等，另外，SPSS、SAS 等一些常用的统计分析软件也具有数据库录入和管理的功能。由于 SPSS 软件用户界面亲和，易于掌握，且同时具有数据管理和数据分析的功能，故本书中介绍 SPSS 软件。

（一）使用 SPSS 进行数据分析的基本步骤

1．输入数据到 SPSS（Data Editor 窗口 /File 菜单）。

2．分析前的数据准备，如数据核查、筛选、数据转换、编码等工作（Data/Transform 菜单）。

3．选择分析方法和分析过程（Analyze/Graphs 菜单）。

4．选择分析的变量和观察个体。

5．运行分析过程，浏览结果。

（二）SPSS 软件主要窗口和功能

初次安装 SPSS 软件后，打开 SPSS 软件会弹出如图 7-1 所示窗口。

1. 数据编辑窗口 数据编辑窗口（Data Editor）是 SPSS 提供的以类似电子表格形式创建、编辑、浏览数据的一种直观方法。运行 SPSS 后自动打开此窗口。在数据表中，每一行表示一个观察个体（Case），每一列表示一个变量（Variable）。

数据编辑窗口分为两个不同的窗口即“Data View”（数据编辑）和“Variable View”（变量编辑）。

（1）数据编辑窗口（Data View）：在数据编辑窗口内可以浏览、修改、编辑数据值。窗口的主要内容如下（图 7-2）。

①行：代表观察个体，每一行代表一个观察对象或实例。它由该观察对象的所有属性（变量）

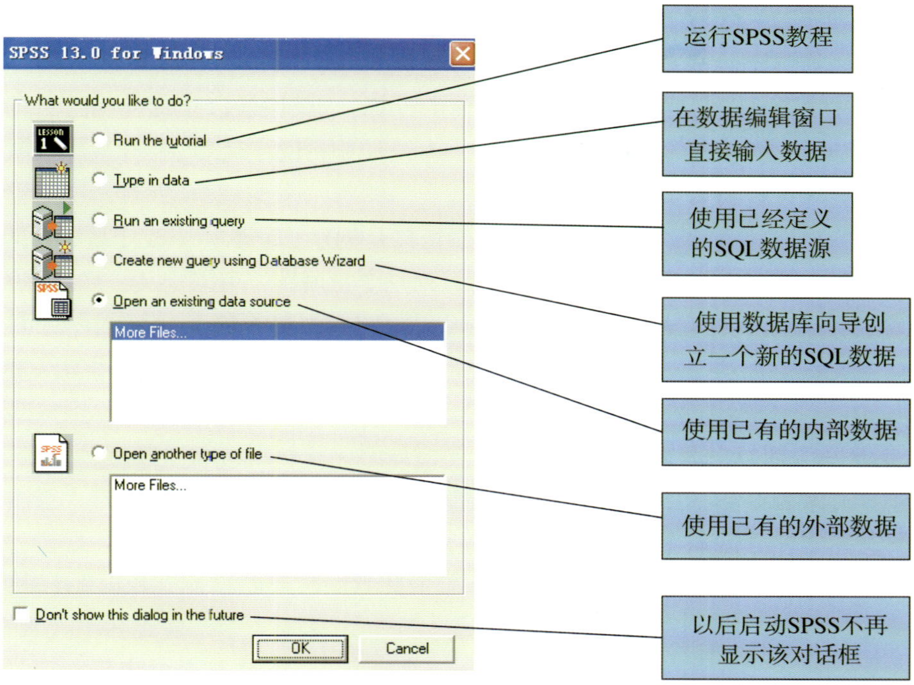

图 7-1　SPSS 任务向导窗口

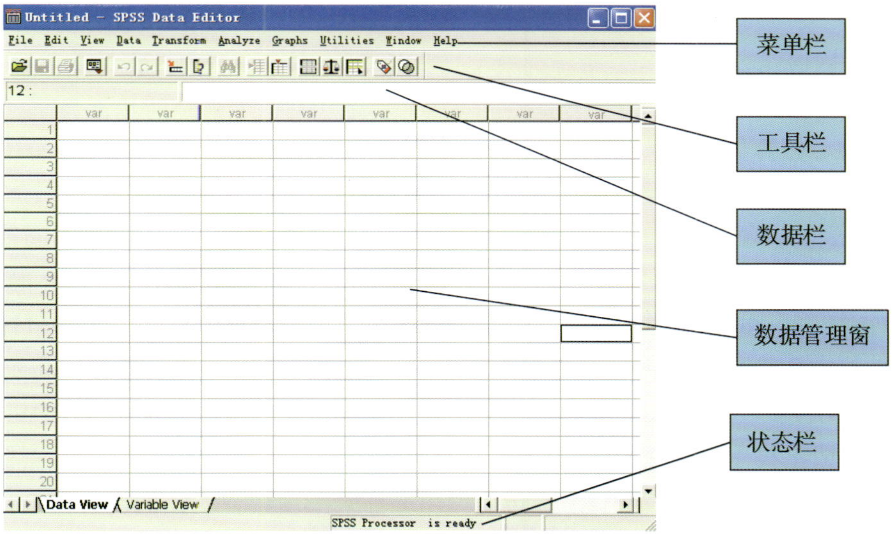

图 7-2　SPSS 数据编辑窗口

构成。

②列：代表变量，每一列代表被观察对象的一个特性或者属性，同一列所有值的类型全部相同。

③数据格：每个数据格内为对应观察对象的某个属性的观察值或者数据值标签。

④ SPSS 菜单

File：文件管理菜单，执行有关文件的调入、存储、显示和打印功能。

Edit：编辑菜单，执行文本内容的选择、拷贝、粘贴、寻找和替换等功能。

View：视图菜单，执行有关工具栏、状态栏、字体选择、网络等显示功能。

Data：数据管理菜单，执行有关数据变量定义、数据格式选定、观察对象的选择、排序、加权、数据文件的转换、连接、汇总等功能。

Transform：数据转换处理菜单，执行有关数值的计算、重新赋值、缺失值替代等功能。

Analyze：统计菜单，包含了一系列统计方法，为统计分析的主菜单。

Graphs：绘图菜单，进行有关统计图的制作。

（2）变量编辑窗口（Variable View）：变量编辑窗口是创建、显示、修改变量属性的窗口，窗口内仅显示数据表中各个变量的有关属性。行代表变量，列是变量属性，可以定义、修改有关的变量属性。

变量属性包括变量名（Name）、类型（Type）、整数位数（Width）、小数位数（Decimals）、变量标签（Label）、变量值标签（Values）、缺失值（Missing）、对齐（Align）、显示宽度（Columns）、变量测度（Measure）等，如图 7-3 所示。

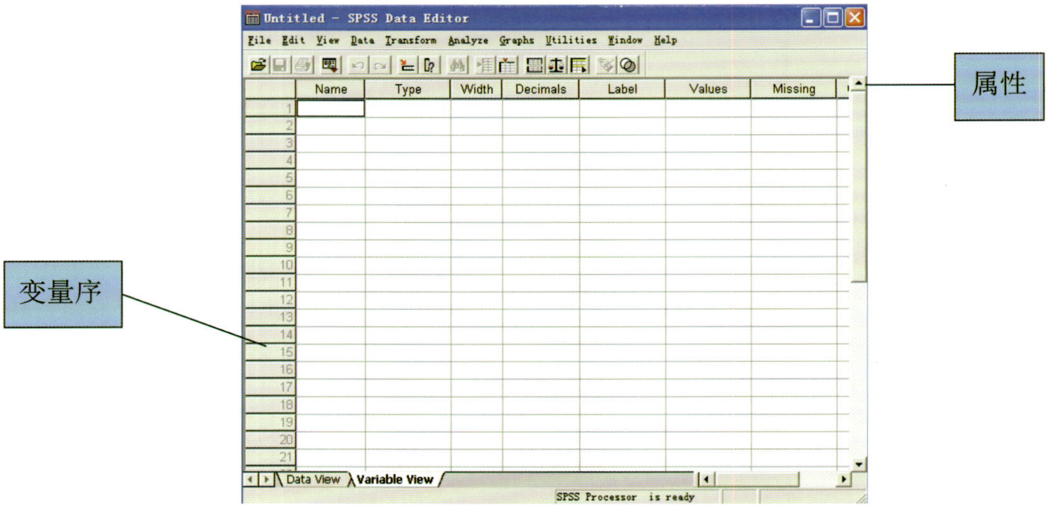

图 7-3 SPSS 变量编辑窗口

2. 结果浏览窗口 在第一次分析完成后，系统自动打开结果浏览窗口（图 7-4）。SPSS 的所有计算分析结果都显示在结果浏览窗口（Viewer）中。在此窗口可以浏览、编辑输出结果，改变输出显示顺序等。通过结果浏览窗口还可以将计算结果输出到其他软件中，如输出到 Word 文档中（图 7-5、图 7-6）。

结果浏览窗口分为左右两个子窗口。左边为输出导航大纲窗口，右边为内容窗口。

（1）输出导航大纲窗口：此结果显示计算结果的输出大纲，内容为输出结果条目。

导航大纲窗口可以控制内容窗口的显示内容。通过鼠标点击完成操作。

该窗口具有编辑功能，可直接进行复制、删除、粘贴等操作，而这些操作就是对内容窗口的编辑。

（2）内容窗口：显示计算输出的全部结果，包括文字、图形和表格等内容。

（3）结果的保存

①结果浏览窗口的内容可以保存为 SPSS 结果输出文件格式（*.SPO），保存的结果包含了大纲和内容两部分。保存的文件以后可以在 SPSS 结果浏览窗口中打开。

保存方法：File—Save/Save As……；工具栏的保存按钮。

②将结果浏览窗口的内容保存为其他文档格式（Word、Excel、PowerPoint、HMTL 文档或文本文档）

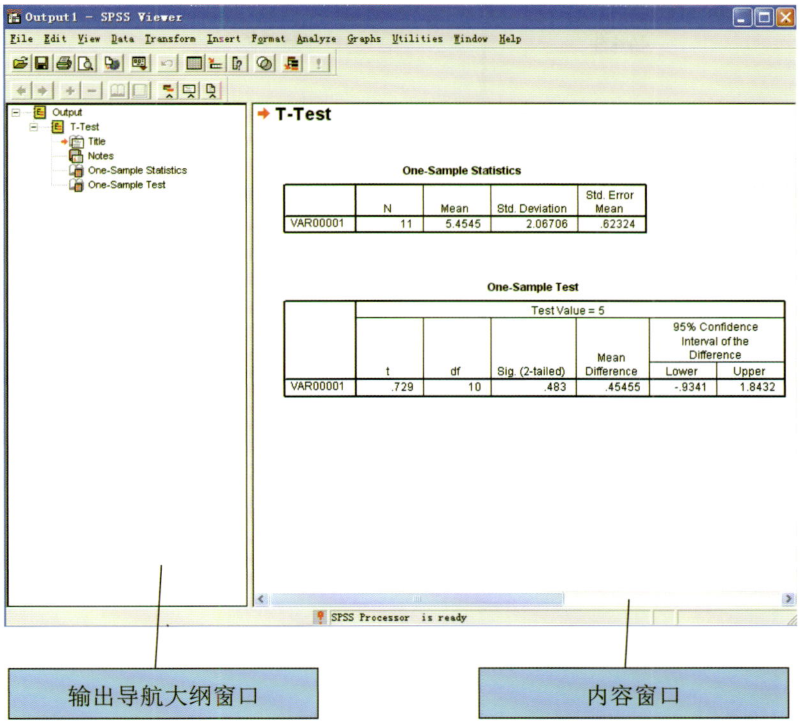

图 7-4　结果浏览窗口

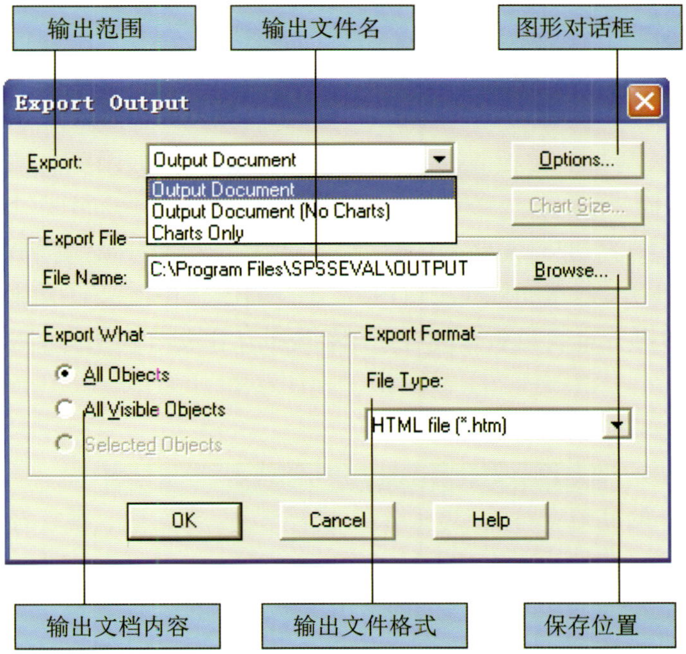

图 7-5　输出对话框

保存方法：File—Export……。

Output Document：输出全部内容，包括文字、统计图、统计表。

Output Document（No Charts）：仅输出文字，包括统计表但不包括统计图。

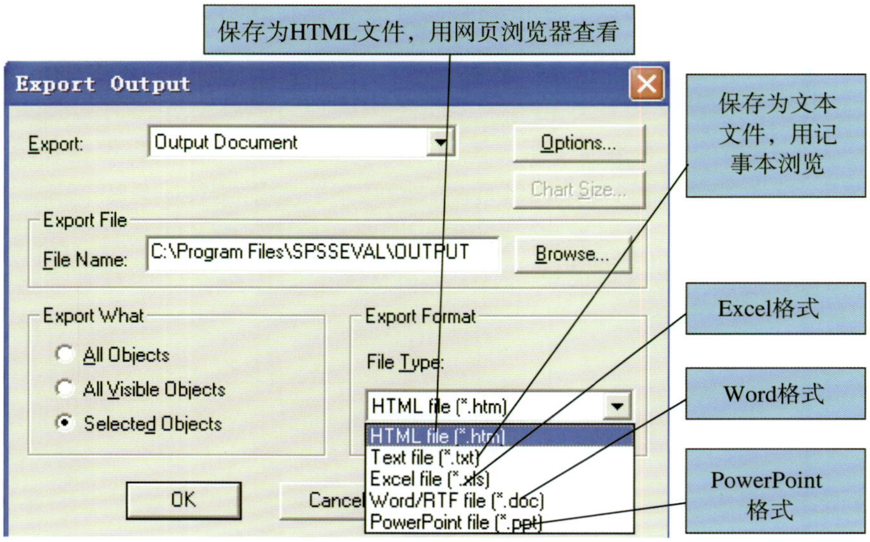

图 7-6　输出到其他文件对话框

Charts Only：仅输出统计图。

All Objects：输出窗口的全部结果项目。

All Visible Objects：输出全部可见结果项目，不包括被隐藏者。

Selected Objects：输出选择的项目。

（三）通过数据编辑窗口输入数据

1. 使用数据编辑窗口输入数据　进入 SPSS 系统后会自动打开数据编辑窗口，在此窗口可直接输入数据。如果在数据编辑窗口已有数据而又需要输入新数据时可以打开新的数据编辑窗口（File—New—Data）。

在数据编辑窗口输入数据时可以直接输入数据值而不需要定义变量属性，也可以先定义变量（数据属性）后再输入数据，还可以先输入数据后再定义变量属性。

2. 定义变量　定义变量就是定义变量的属性。变量属性包括变量名、类型、宽度、小数位、变量标签、变量值标签、缺失值、显示宽度、对齐、变量测度。在创建变量时，必须指定的变量属性是变量名和变量类型，其他属性可以省略或者使用系统默认定义（图 7-7）。

（1）变量名定义

①在同一数据文件内，变量名不能重复。

②首字符必须为字母或者汉字。变量名不能用"."或者"-"结尾。

③变量名首尾字符外的其他字符除"？""*""！""'"及空格 5 种字符不能用，其他字符均可采用。

④变量名长度在 1 ~ 64 个字符。如果全部采用汉字则最多为 32 个汉字。

⑤ ALL、AND、OR、NOT、EQ、NE、GE、GT、LT、LE、TO、WITH、BY 等名字是系统保留名字，不能作为变量名。

⑥英文字母作为名字时，不区分大小写。

（2）变量类型、宽度和小数点的定义：指定每个变量的数据值类型，系统默认的是数字类型。新建变量时除非特别说明是其他类型，否则都是数值类型。常用的类型有如下 3 种：

数值型（Numeric）：需要定义数值的宽度，整数位（Width）默认为 8 位，小数位数（Decimal

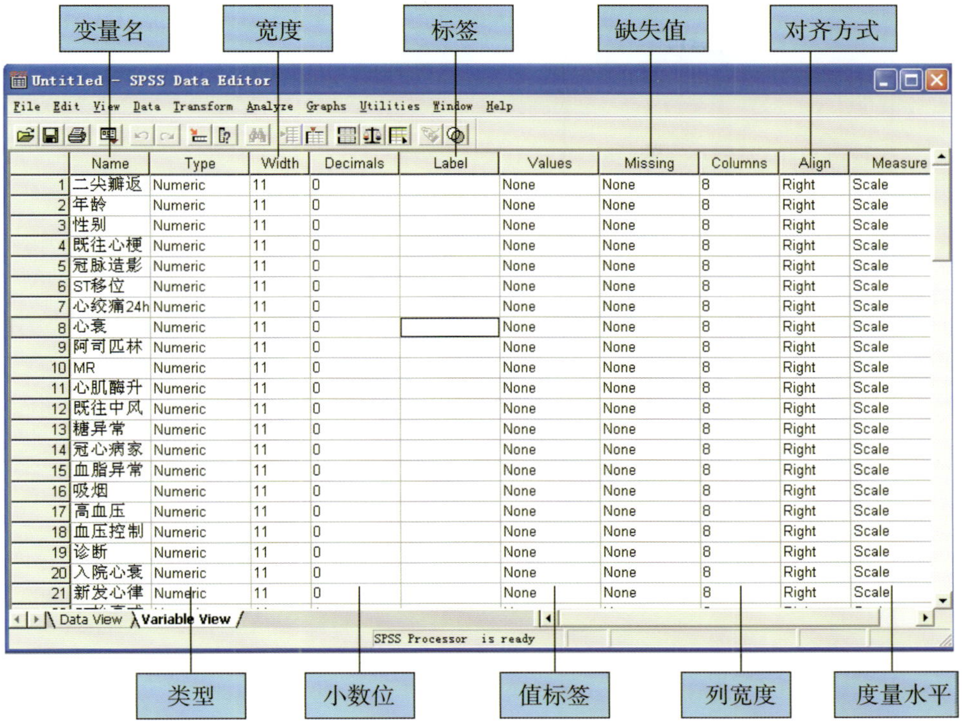

图 7-7　完成变量定义的变量编辑窗口

Places）默认为 2 位。

日期型（Data）：可从系统提供的日期显示形式中选择自己需要的。

字符型（String）：用户可定义字符长度以便输入字符。

（3）变量测度的定义：SPSS 把变量测度（Measure）分为 3 种，即尺度型（Scale）、等级型（Ordinal）和名义型（Nominal），它们分别对应于定量变量、等级（有序）变量和定性变量。

（4）变量标签定义：可采用长达 256 个字符（128 个汉字）对变量做出解释或标注，可以采用任意能输入的字符标签。

（5）变量值标签：用来解释变量值的含义，此功能对等级变量或者定性变量编码时尤其有用。

（四）SPSS 数据文件的存取

1. 存取保存的 SPSS 文件　SPSS 创建的文件类型有多种，不同的文件类型服务于不同的目的，在不同窗口内保存和打开，这些文件类型统称为 SPSS 内部文件。

SPSS 常用的文件类型有 2 种，即数据文件（Data），其扩展名为 .SAV；输出结果文件（Output），其扩展名为 .SPO 或者 .RTF。

2. 读取保存的数据文件　无论是 SPSS 数据文件还是外部数据文件类型，读取数据文件的操作方式相似。

3. 读取 Excel 电子表格数据文件　SPSS 可以直接使用微软 Excel 电子表格建立的数据文件。但需要注意 Excel 电子表格数据文件最好符合数据库文件建立的标准方式，即首行为变量名，同列数据类型相同。SPSS 读取 Excel 数据文件方式如下所示。

File—Open—Data—文件类型选择 Excel（*.xls）（图 7-8）。

选择合适的数据文件，点“打开”后，显示下面所示对话框（图 7-9）。

Read variable names from the first row of data：指定是否首行作为变量名。选择后第一行单元格

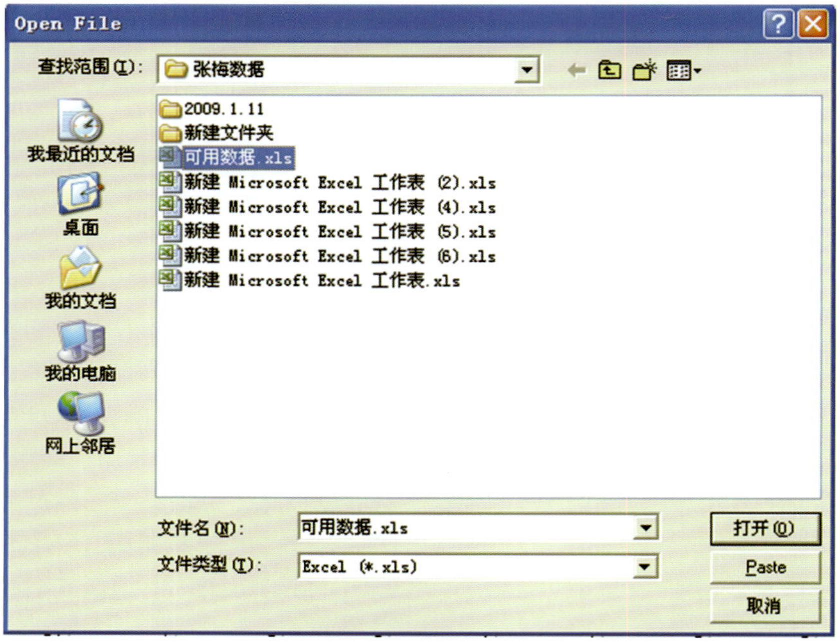

图 7-8 查找 Excel 文件对话框

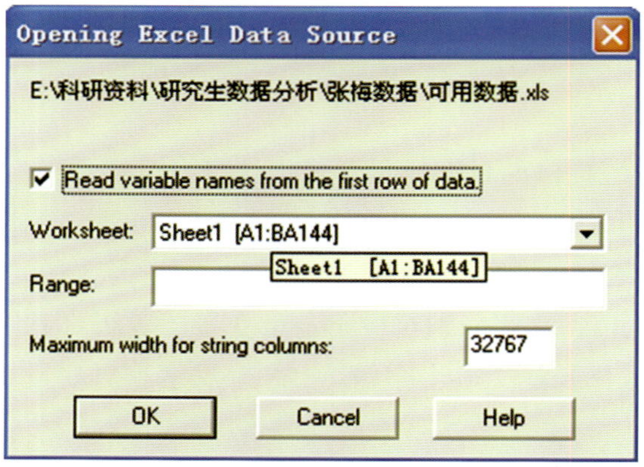

图 7-9 打开 Excel 文件选项对话框

内容作为变量名，不符合 SPSS 变量名命名规则的转换为符合规则的，否则使用默认的名字 V+n，n 为变量序号。

Worksheet：选择读取电子表格文件的表单名。默认读取第一个表单。

Range：指定数据表格单元范围。

Maximum width for string columns：指定单个单元格最大能容纳的字符数量。

4. 保存 SPSS 数据文件 数据窗口内的数据必须保存才能被以后使用，否则退出数据窗口后所有的修改将丢失。如果不仅想保存数据窗口内的数据和数据修改，而且要更换数据文件名和类型，甚至挑选部分变量保存，则选择 File—Save as（图 7-10）。

Variable：选择数据文件中需要保留的变量。

保存类型：选择 SPSS 创建不同的数据文件类型，默认为 SPSS 数据文件。

如果想保存部分变量时，单击“Variable”，弹出下面的对话框（图 7-11）。

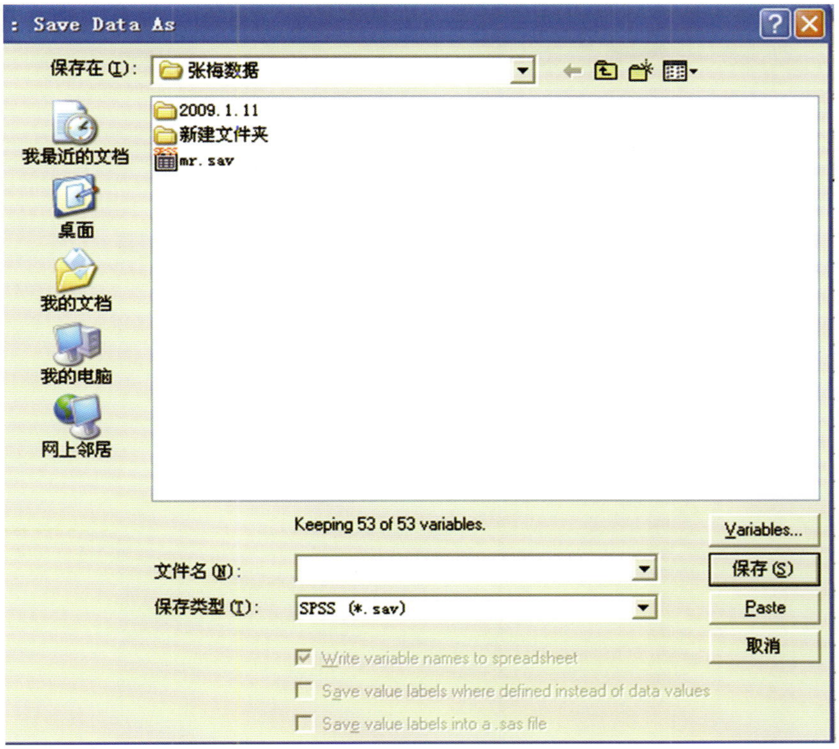

图 7-10　保存数据文件对话框

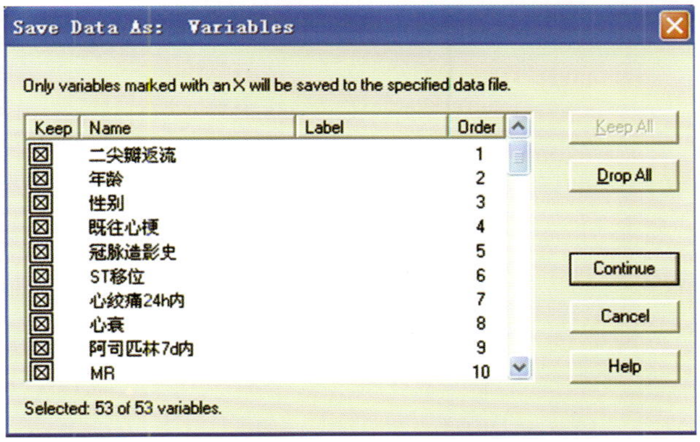

图 7-11　保存数据文件过程中的选择变量对话框

Keep：选择 ☒，不选 ☐。

Keep All：选择全部变量。

Drop All：删除全部变量。

Contiune：完成选择，返回保存对话框。

（五）数据的编辑与整理

在数据分析前，一般需要进行一些必要的编辑和整理。与数据表相关的数据整理，通过 Data 菜单完成。这些整理工作包括：对数据的增添和删减，修改变量属性；对数据表的重构操作，如排序、转置、重构、合并和拆分数据表等；定义变量在分析中的角色。

1. **选择数据**　进行数据分析时，常需要对数据库中某个或某些特定个体进行分析，通过对数据表设置选择条件或过滤条件，可以满足这一要求。只有被选择的数据参加数据分析计算，没有被选择的数据不参加数据分析计算。SPSS 设计了 3 种选择数据的方法，即按条件选择、按数据范围选择和从数据表中抽样。

选择数据操作方式如下：Data—Select cases（图 7-12）。

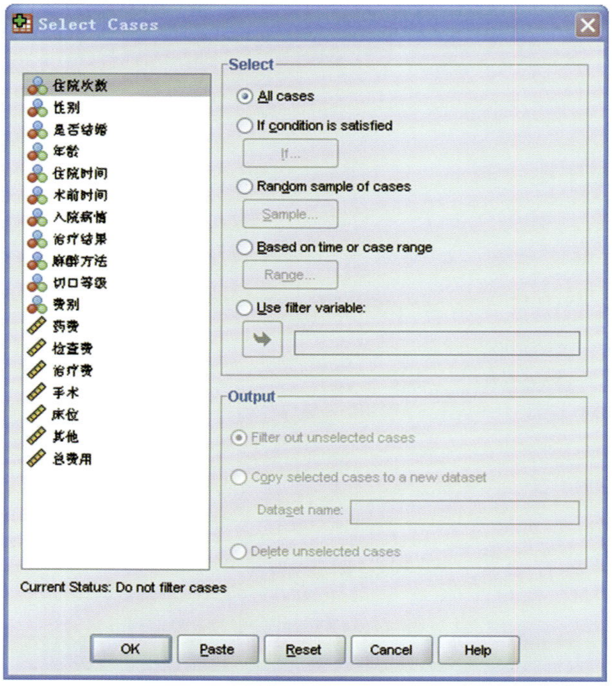

图 7-12　选择数据对话框

All cases：全部数据，取消以前的规则。

If condition is satisfied：按条件选择。

If…：条件定义。

Random Sample of cases：抽取部分样本。

Sample…：样本抽取方法。

Based on time or case range：按数据范围或者时间选择。

Range…：数据范围。

Use filter variable：使用过滤变量，定义过滤变量名。过滤变量的取值为 1 或者 0。取值为 1 表示选择，0 表示被过滤。

Unselected Cases Are：没有选择的数据处理方法。

Filtered：过滤。数据保留在数据表中，但不参加以后的分析计算和制图、制表。

Deleted：删除。数据从数据表中删除。

（1）按条件选择：如果选择按条件选择，则单击 If…按钮，打开选择条件对话框，如图 7-13 所示。

变量清单：选择变量。双击某变量后，在条件公式输入框显示该变量。

函数清单：选择函数。双击某函数后，在条件公式输入框显示该函数。

条件公式输入框：直接输入条件公式，直接编辑修改条件公式。

数字符号按钮：单击后再条件公式输入框输入相应的数字或符号。

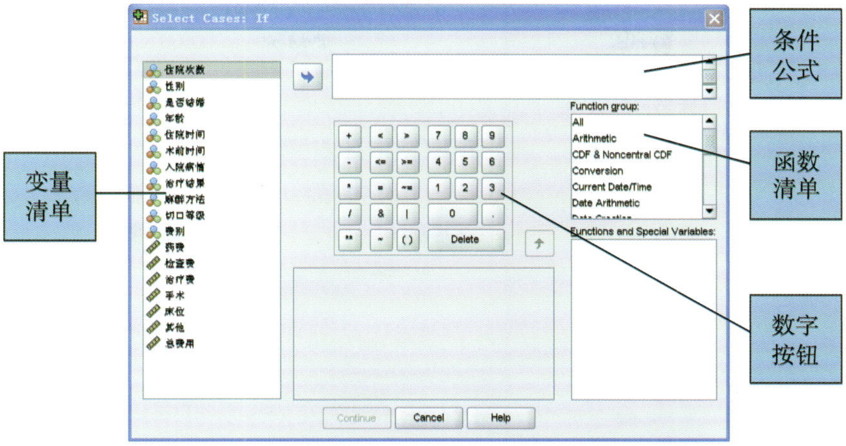

图 7-13　按输入的条件选择数据对话框

（2）随机抽样：如果按随机抽样选择观察个体，则单击 Sample 按钮，打开选择抽样对话框，如图 7-14 所示。

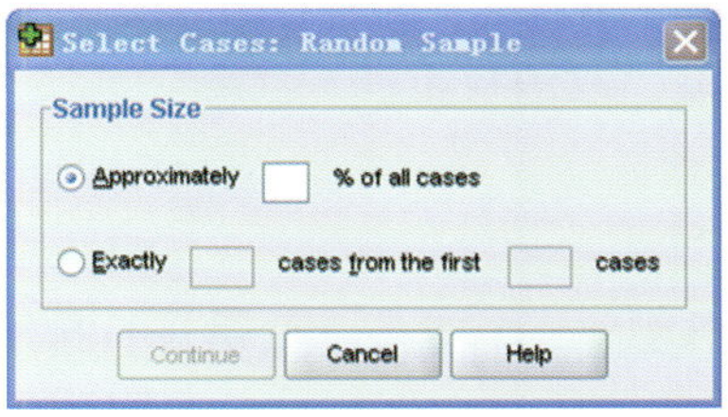

图 7-14　按随机抽样选择数据对话框

Approximately（N）% of all cases：大致抽取例数的百分比。

Exactly（M）cases from the first（N）cases：准确地从 N 例中抽取 M 例。

（3）按数据范围选择：如果按在数据表中的位置范围选择数据，则单击 Range 按钮，打开选择范围对话框，如图 7-15 所示。

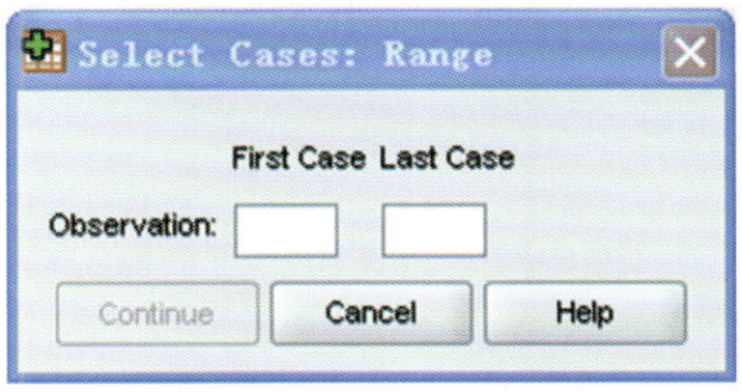

图 7-15　按数据范围选择数据对话框

First case：首例序号。

Last case：末例序号。

（4）设置过滤器：对数据表可以通过选择过滤变量来选择数据。过滤变量是数值型标志变量，其值为零或者确实数据的数据例将被过滤。

Use filter variable—选择过滤变量名。

2. 定义权重 对于计数资料，或频数表资料，每一个分类或每一个组段的例数均不相同，为了在分析时让分析软件知道每个分类或每个组段的频数，需要定义权重变量。权重变量通常表示每个分类或每个组段的频数，其为数值变量，且必须取正值才有意义。

定义权重操作方式如下：Data—Weight Cases（图 7-16）。

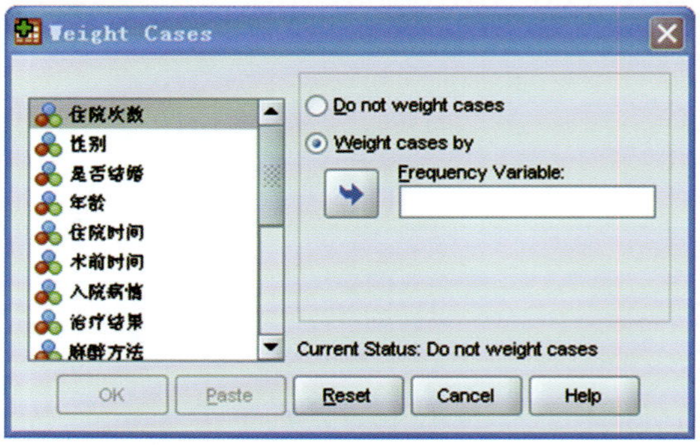

图 7-16 定义数据权重对话框

Do not weight cases：不使用权重，取消权重。

Weight cases by：使用权重。

Frequency Variable：权重变量。

3. 数据排序 SPSS 可以对数据基于一个或多个变量进行排序。

数据排序操作方式如下：Data—Sort Cases（图 7-17）。

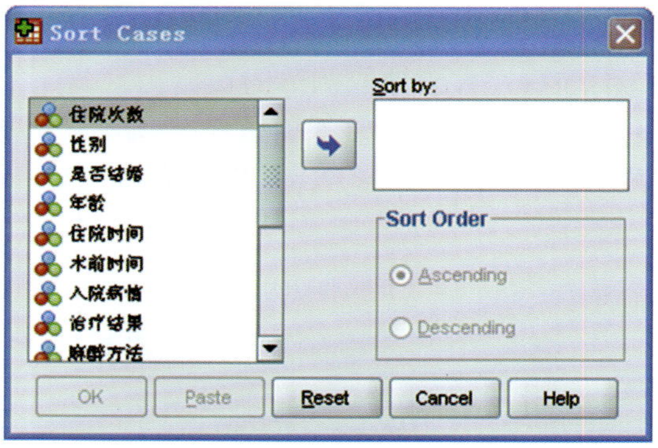

图 7-17 数据排序对话框

Sort by：排序变量列表。

Ascending：按升序排序。

Descending：按降序排序。

（六）数据转换

在数据分析过程中，原始数据有时很难满足要求，必须对数据进行适当的变换，改变变量的取值、编码等。与变量相关的数据整理通过 Transform 菜单完成。

1. 公式计算　公式计算对话框是完成计算的主要工具，在该对话框内输入计算公式就可以计算出相应的结果，并可以把计算结果作为一个新变量保存在数据库中。

公式计算操作方式如下：Transform—Compute Variable（图 7-18）。

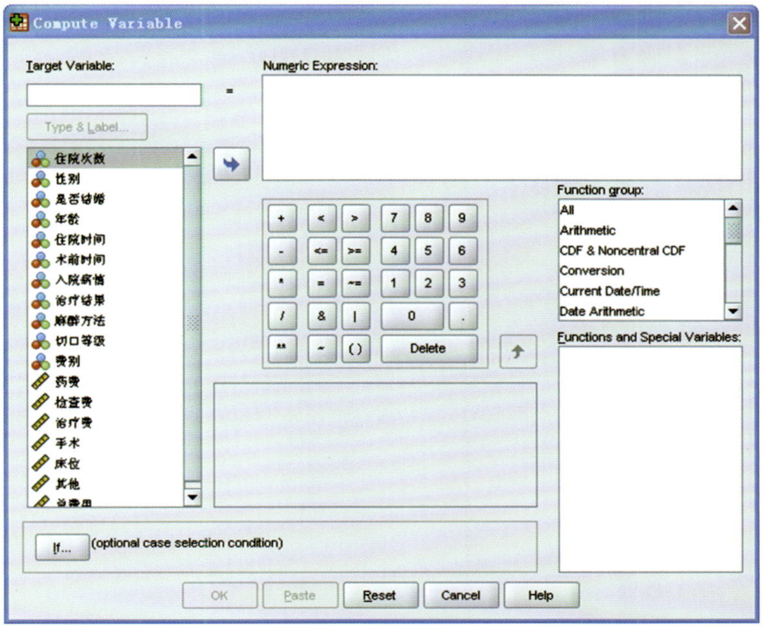

图 7-18　公式计算对话框

Target Variable：结果变量，定义生成新变量的名称。

Numeric Expression：输入数值表达式。

Function group：选择内建函数分类。

Function and Special Variables：选择内建函数。

2　数据编码　在数据输入时可以进行数据编码，在分析过程中也常常因为某个分析目的而重新进行数据编码。新的编码值可以作为原变量保存，也可以生成新变量。

（1）编码到同一变量：编码结果保存在原变量中，编码后原变量值不再保留。

操作方式如下：Transform—Recode into Same Variables（图 7-19）。

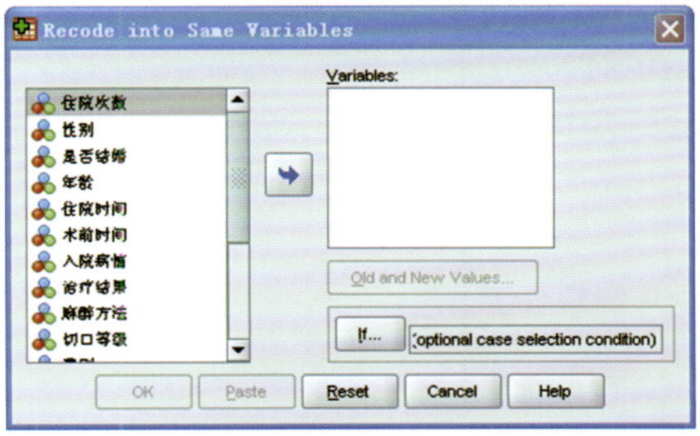

图 7-19　编码到原变量对话框

Variables：选择需要编码的变量。

Old and New Values：打开编码表定义对话框，定义编码表。每一个变量都可以定义一个唯一的编码表。

If… ：打开条件对话框，定义条件，全部编码变量共用一个条件。

原有变量数据值可以是连续数据值或编码值。操作时必须同时指定原来的数据值和新的编码值，这样形成一个编码对，即编码方案。编码表的定义见表 7-20。

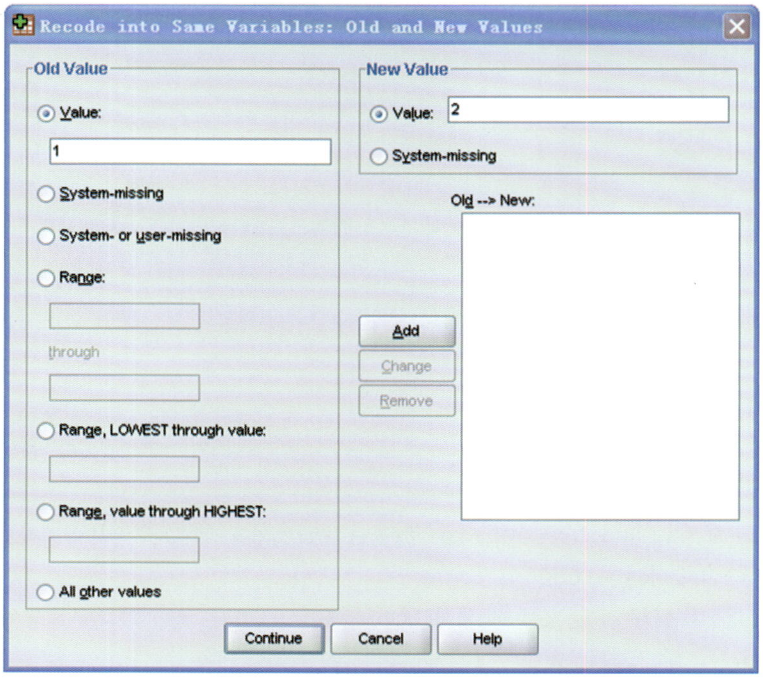

图 7-20 编码数据转换过程中编码方案输入对话框

Old Value：原有编码。

Value：原有数据编码值。

System-missing：系统缺失值。

System- or user-missing：系统和用户缺失值。

Range：选择范围编码。

Range，LOWEST througu value：连续变量编码，指定编码下限。

Range，value througu HIGHEST：连续变量编码，指定编码上限。

All other values：没有在编码表中列出的数据。

New Value：新编码。

Value：新编码值。

System-missing：新编码为系统缺失值。

Add：增添编码方案。

Change：改变已有编码方案。

Remove：删除编码方案。

（2）编码到不同变量：创建新变量保存编码结果，编码后原变量值不变。

操作方式如下：Transform—Recode into Different Variables…（图 7-21）。

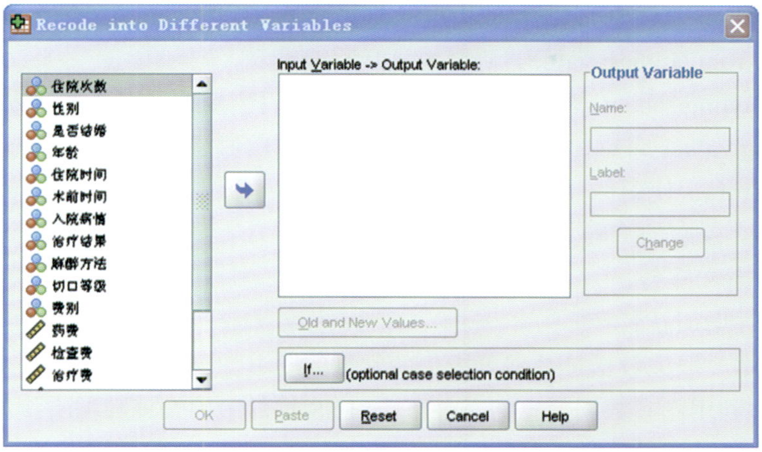

图 7-21　编码到新变量对话框

Name：新变量名。

Label：新变量标签。

Old and New Values：定义编码表。每一个变量都可以定义一个唯一的编码表。

If… ：定义编码条件，所有编码变量共用一个条件。

具体操作步骤如下：Old and New Values—按实际情况定义编码表—If…。（如果需要，以上步骤可以反复进行，直到符合要求）—OK

（3）自动编码：当需要把字符变量编码后转换为数值型变量，或者将原有编码方案转换为连续编码方案时，可以采用自动编码简化编码表的创建工作。

自动编码操作方式如下：Transform—Automatic Recode…（图 7-22）。

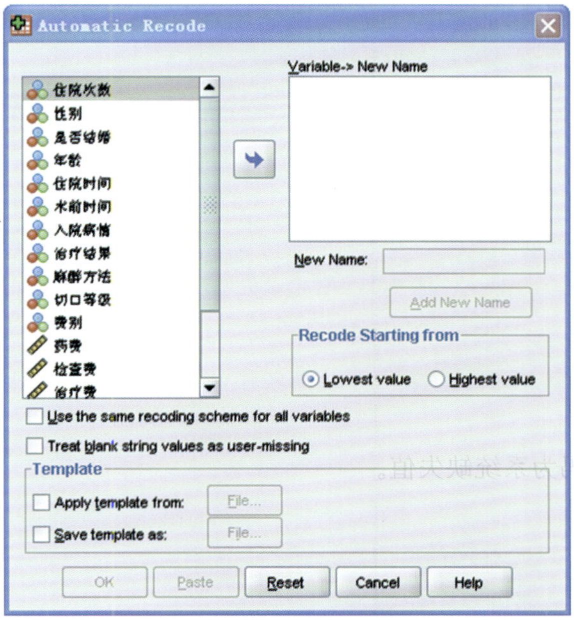

图 7-22　自动编码对话框

Variable → New Name：新旧变量对。

New Name：新变量名。

Recode Starting from Lowest value：从最小值开始编码。

Recode Starting from Highest value：从最大值开始编码。

Use the same recoding scheme for all variables：全部编码变量采用同一编码方案。

Treat blank string values as user-missing：字符变量的空白值是缺失数据。

Apply template from：使用保存的编码方案。

Save template as：保存的编码方案。

File… ：编码方案文件名。

Add New Name：增加新名字。

3. 替代缺失数据 缺失数据是数据分析中的常见问题，如果存在大量缺失数据就会严重影响数据分析。在充分合理利用已有数据信息的条件下，SPSS 提供了用合理数据直接简单代替缺失数据的方法，替换的结果保存在新变量中。

缺失值替代操作方式如下：Transform—Replace Missing Values…（图 7-23）。

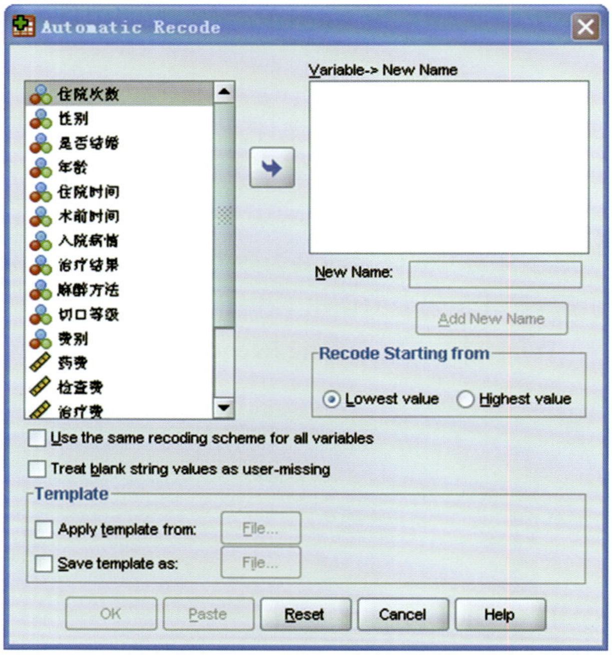

图 7-23 替换缺失值对话框

New Variable（s）：替换方案，选择后可以更名和更换方案。

Name：新变量名。

Method：选择替换方案。

Series mean：变量均值。

Mean of nearby points：邻近点均值。

Median of nearby points：邻近点中位数。

4. 数据例编秩 很多统计分析都是基于秩次的，对变量按观察值大小排序后，得到其在序列中的秩次。秩次保存在新变量中，原始数据顺序不变。系统自动生成新变量和新变量名。

数据例编秩操作方式如下：Transform—Rank Cases…（图 7-24）。

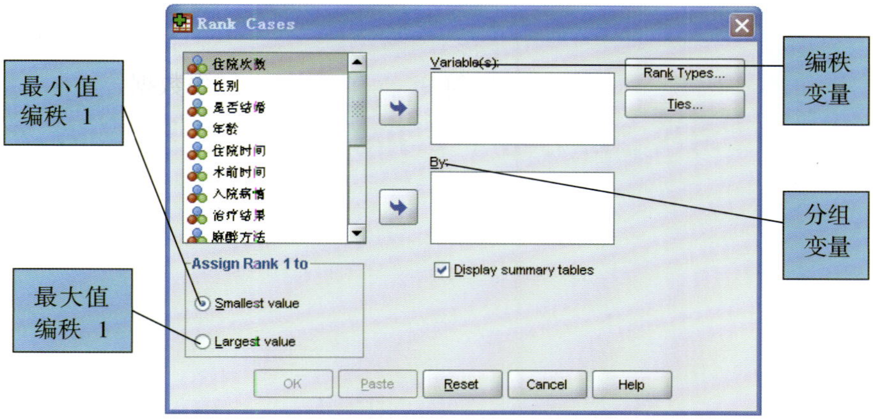

图 7-24　数据编秩对话框

（武建辉）

第八章

矿山职业流行病学研究资料分析

资料的整理分析是对数据的统计分析描述与统计推断，是矿山职业流行病学研究的核心。原始数据往往纷繁复杂，很难从中发现规律或有用的信息，阻碍了信息的有效利用和对各职业性有害因素与职业性疾病的相互关系的认识。因此，对研究资料的整理分析是十分必要的。常见的研究策略是选择几个具有代表性的统计指标反映整个原始数据的基本特征及其分布规律，这便是统计描述，也是进行统计推断的基础。常用的统计描述方法包括统计指标的计算和统计图表的绘制。统计推断是对于样本而言的，通过样本统计量推断总体的变化与规律，需要经过统计学检验。不同数据类型，统计分析的方法略有不同。

第一节　计量资料分析方法

一般而言，我们可通过绘制频数表和频数图描述总体数据的分布特征，包括集中趋势和离散趋势，即数据的分布形态、集中位置和变异程度，以期了解数据的特点和所要研究指标的整体情况。对样本数据而言，首先我们也需要进行原始数据的整理，即描述样本数据的分布特征，进而通过统计来推断样本所在总体的情况。就矿山行业职业人群具体而言，我们可以通过某几个矿区或某一矿区的部分劳动者的某项指标变化或分布规律推断整体矿山行业从业人群或某一矿区劳动者该指标的特征。

一、计量资料的描述

计量资料可通过编制频数表描述其分布情况。也可通过频数图描述其分布特征。频数分布表就是将数据从大到小排列后进行分组，判断数据在哪个区间出现多，哪个区间出现少。频数图是将频数分布表绘制成图形，更直观地反应频数分布特点。对数据分布特征的描述，我们重点关注数据的分布形态、集中位置和变异程度等整体分布特征，我们可通过频数分布表和频数分布图观察数据是否对称，若不对称呈现何种形态等特征。我们可通过集中趋势和离散趋势的常用量化指标进行数据特征的量化。

（一）集中趋势的描述

数据集中趋势的描述，是采用数据集中位置量化指标描述大多数观测值所在的中心位置。常用的指标包括算术均数、几何均数和中位数，它们也称为位置测量指标。

1. 算数平均数　算数平均数简称均数，可用于反映一个变量所有观测值的平均水平，是一个变量所有观测值的和除以观测值的个数。样本的均数常用符号 $\bar{x}$ 表示。

（1）直接计算公式

$$\bar{x}=\frac{x_1+x_2+x_3+\cdots+x_n}{n}=\frac{\sum x}{n}$$

式中 x_1、x_2、x_3，……，x_n 为变量的每个观测值，n 表示变量的观测个数；$\sum$ 为求和符号。

（2）频数表计算公式：如果我们没有某一个变量的每一个观测值，只是获得了该变量的频数分布表，那么我们可以采用频数表每个组段的组中值作为该组段中各个观测值的估计值，计算均数的近似值。

$$\bar{x}=\frac{\sum f_i x_{Mi}}{\sum f_i}=\frac{\sum f_i x_{Mi}}{n}$$

式中 f_i 表示第 i 组段的频数，x_{Mi} 表示第 i 组段的组中值，x_{Mi} =（第 i 组段的上限 + 第 i 组段的下限）/2。

表 8-1　某矿业集团公司 200 名职工年龄频数分布表

年龄组（1）	频数 f（2）	频率（%）（3）	累计频数（4）	累计频率（%）（5）	组中值（x_{Mi}）（6）
20 ～	45	22.5	45	22.5	25
30 ～	68	34.0	113	56.5	35
40 ～	53	26.5	166	83.0	45
50 ～ 60	34	17.0	200	100.0	55
合计	200	100.0	—	—	

如表 8-1 所示，先计算年龄各组的组中值 x_{Mi}，见第（6）列；再计算各年龄组的频数与组中值的乘积，即第（2）列与第（6）列的乘积。

$$\bar{x}=\frac{(45\times25+68\times35+53\times45+34\times55)}{200}=38.8$$

现实中，一些变量的观测值不呈对称分布，往往呈偏态分布。偏态分布的数据不宜采用均数描述其平均水平。

2. 几何均数　一些偏态分布数据，经对数变换后往往呈近似对称分布，对于这样的数据我们可以采用均数反映该变量对数值的平均水平，再经反对数运算后，即可得到原始观测值的集中位置，该值就是几何均数。

所有 n 个观测值乘积的 n 次方根，常用于描述存在少数偏大的极端值的正偏态分布，以及观测值之间呈倍数关系，以及近似倍数关系数据的集中位置。几何均数可用字母 G 表示，公式如下：

$$G = \sqrt[n]{x_1 x_2 \cdots x_n} = ln^{-1}\left(\frac{\sum \ln x}{n}\right)$$

对于频数分布表数据，同样可采用组中值 X_{Mi} 估计对应组段中各个观测值的大小，得到几何均数的近似计算公式如下：

$$G = ln^{-1}\left(\frac{\sum f_i \ln_{Mi}}{\sum f_i}\right) = ln^{-1}\left(\frac{\sum f_i \ln_{Mi}}{n}\right)$$

一般而言，几何均数适合于原始数据呈正偏态分布但经对数转换后成近似对称分布的数据，在矿山职业流行病学研究中，职业人群相关健康指标呈现等比例变化的数据尤为适用。

3. 中位数 中位数是将变量的所有观测值从小到大排列，位于中间位置的那个数，常用 M 表示。用于描述一组数据的正中位置，即中位数将数据一分为二，所有数据中有一半数据比它大，一半数据比它小。

n 为奇数时，中位数就是位于正中间的观测值，即第（n+1）/2 个观测值，$M = x_{(n+1)/2}$。

n 为偶数时，中位数等于位于中间的两个观测值的均数，即第 n/2 和第 n/2+1 个观测值的均数，$M = \frac{1}{2}(x_{n/2} + x_{n/2+1})$。

中位数又称为第 50 百分位数（P_{50}）。

百分位数（P_x）是指将所有的观测值 n 个从小到大排列后，对应于 x% 位的数值，用 P_x 来表示，读作第 x 百分位数。P_x 将数据分为两部分，有 x% 的观测值小于等于它，(100-x)% 的观测值大于它。百分位数的重要用途是确定参考值范围。

在现实数据中，有时找不到一个正好的值有 x% 的观测值小于等于它，因此我们常通过计算采用最为接近的一个观测值。计算方法为：先将所有观测值从小到大的顺序排列，计算 n × x% = j，如果 j 为整数，则 P_x 为第 j 个和第 j + 1 个观测值的平均值；如果 j 不为整数，则 P_x 往后取与 j 毗邻的整数位上的观测值。采用 SAS 或 SPSS 软件计算时方法略有不同，结果有细小差别。

对于频数分布表数据，P_x 的计算公式如下：

$$P_x = L + \frac{i}{f_x}(nx\% - \sum f_L)$$

式中 L 为百分位数所在组段的下限，i 为该组段的组距，f_x 为该组段的频数，n 为总频数，$\sum f_L$ 为该组段之前的累计频数。

在集中趋势描述中，均数与中位数各有优势与不足。相对均数而言，中位数没有考虑数据中大部分观测值的实际大小，均数则充分利用了全部数据的信息。在两组数据合并时，计算新数据集的集中位置，均数可基于原两数据集的均数和例数求得新数据集的均数，公式为 $\bar{x} = (n_1\bar{x}_1 + n_2\bar{x}_2) / (n_1 + n_2)$。对于数据两端存在极大或极小等离群异常值时，均数可通过估计截尾均数等进行修正；中位数无法进行如此的修正，故在复杂的统计分析中，均数更为常用。但中位数的大小仅与中间位置的观测值有关，不受数据两端极值的影响，因此中位数也广泛应用于对称分布、偏态分布平均水平的描述，尤其是当数据两端出现极值、不确定值或数据分布形态呈偏态或分布形态未知时，中位数可描述数据的集中位置。

一般而言，对称分布数据的均数与中位数数值接近，数据呈偏态分布时，均数比中位数更偏向于拖尾的一侧，即右偏态分布数据的均数大于中位数，左偏态分布数据的均数小于中位数。

（二）离散趋势的描述

对一个数据集而言，仅描述数据的集中位置还不足以反映数据整体的分布特征。在全面了解数据分布特征时，不仅需要了解数据的集中位置、平均水平，还需了解数据的变异程度。一组数据中个体值之间的差异称为变异。如果每个观测值均相同，那么就不存在变异，反之个体观测值相差越大，变异越大。对变异而言，同一变量不同组间变异不尽相同，不同变量相同组间变异也不同。我们可以通过描述离散趋势来描述变异。离散趋势是指计量资料的所有观测值偏离中心位置的程度。我们通常采用极差、四分位数间距、方差、标准差和变异系数等指标来描述离散程度，故这些指标又称为离散度测量指标。

1. 极差　极差又称全距，为所有观测值中最大值和最小值之间的差值。极差可以反映一组数据整体的变化范围，极差越大说明数据的变异越大，或者说数据越离散。

极差描述数据的离散程度具有简单明了的特点，可用于矿山职业人群中一些传染类疾病或中毒事件的最短和最长潜伏期计算。但极差也具有局限性，由极差的计算可知，仅通过最大值和最小值计算，不能够全面反映整体观测值的变异情况。另外，对样本数据而言，极差还与样本例数有关，样本量越大，得到较大或较小测量值的可能性就越大，极差也会相应的增大；每次抽样得到的样本数据的极差也不相同。故在样本量较大的数据中，不宜采用极差进行比较。

2. 四分位数间距　四分位数间距是把数据变量的全部观测值分为四部分，即 P_{25}、P_{50}、P_{75}。因 P_{25}、P_{50}、P_{75} 三个数将数据集进行了四等分，每一个等分各占 1/4，因此这 3 个百分位数又称为四分位数。P_{25} 即第一四分位数，记为 Q_1；P_{50} 即为中位数，又称第二四分位数，记为 Q_2；P_{75} 为第三四分位数，记为 Q_3；Q_1 和 Q_2 又分别称为下四分位数（low quartile，Q_L）和上四分位数（upper quartile，Q_U）。

极差容易受数据两端极值的影响而不稳定，故描述变异的可靠性不足。为解决这一问题，四分位数间距相当于去掉了两端部分数据后剩余数据的极差，是位于中间一半数据的极差。

在实际应用中，四分位数间距和中位数一起使用，可综合反映数据的平均水平和变异程度，记为 M（P_{25}，P_{75}）。

3 方差与标准差　在对称分布的数据特征描述中，我们通过计算均数获得了数据集中位置，考虑是否可计算每个观测值与均数的距离，即偏离均数的程度来反映数据的变异情况。但因每个观测值与均数的差值有正有负，且所有离均差之和为 0，无法衡量变异的大小。故进一步考虑将每个观测值离均数差平方后再求和，就得到了离均差平方和 $\sum(x_i-\bar{x})^2$。离均差平方和的大小能够反映数据集中每个观测值与均数之间的差值大小，即反应每个观测值的变异大小，但对数据集而言，观测值个数越多，离均差平方和越大，在多个数据集变异大小比较时，观测值数量造成直接影响。为了消除这一影响，可计算所有观测值离均差平方和的平均值 $\sum(x_i-\bar{x})^2/n$，这一指标便是方差，它可以反映一组数据的平均离散水平。

方差常用符号 s^2 表示，方差越大说明数据越离散，变异程度越大。在实际应用中方差计算的分母采用 n-1 时，所得的方差更接近总体方差值，故方差的计算公式为：

$$s^2=\sum(x_i-\bar{x})^2/(n-1)$$

频数分布表资料计算公式为：

$$s^2=\sum f_i(x_{Mi}-\bar{x})^2/(n-1)$$

标准差是方差的平方根，记为 s。

$$s=\sqrt{\sum(x_i-\bar{x})^2/(n-1)}$$

方差和标准差是一对可以互相换算的指标。实际应用中，因为标准差的单位与原观测值的单位一致，更多的使用标准差来反映数据的离散程度。

标准差比均数更容易受离群值的影响，个别离群值就可以使标准差明显增大。均数与标准差一般结合使用，可以很好地描述不含离群值对称分布数据的分布特征，记为 $\bar{x} \pm s$。

4. 变异系数 变异系数记为CV，常用不同数量级变量间或不同单位变量间的变异比较。是变异大小（s）相对于其平均水平（$\bar{x}$）的百分比，是一个无单位的相对指标。变异系数越大，表示变量的变异程度越大。

$$CV = \frac{s}{\bar{x}} \times 100\%$$

二、计量资料的统计推断

（一）总体与样本

总体是根据研究目的确定的同质研究个体的全体。

样本是为了解总体而选择的用于观测总体的部分个体。

描述总体数据分布特征的指标为参数，描述样本数据分布特征的指标为统计量。

样本是基于一定的抽样方法，从总体中抽得的一部分具有代表性和可靠性的数据。

通过样本统计量或样本的数据信息推理得到总体的结论就是统计推断，即利用观察到的样本统计量推断总体参数。

（二）抽样误差与标准误

1. 抽样误差（sampling error） 如果在同一个总体中抽取了多个相同大小的样本，我们会发现样本统计量的数值在各个样本中均不同，这种统计量随着样本的变化而变化的现象称为抽样变异，又称抽样误差。在抽样研究中，抽样误差是不可避免的，但抽样误差是有规律的，可以用统计学方法来估计它的大小。抽样误差反映了不同样本统计量间的变异，统计量与待估计总体参数间的变异，这些变异均来源于抽样过程。

对于数值变量资料，同一总体中抽取的每个样本都可以计算出一个样本均数，这些样本均数是不完全相同的，而且一般也不会恰好等于总体均数 μ，这是由抽样误差造成的。样本均数变异程度的大小，反映了均数抽样误差的大小。如果总体呈正态分布（或样本含量较大），那么这些样本均数的分布也呈正态分布。为了与个体观测值的标准差相区别，通常把样本均数的标准差称为均数的标准误（standarderror of mean，SEM）。

均数的标准误反映了由抽样引起的样本均数与样本均数之间、样本均数与总体均数之间的差异，即抽样误差的大小。

2. 标准误（standarderror） 标准误是统计量的标准差，反映了由抽样引起的统计量与总体参数之间或统计量取值之间的差异，定量描述了抽样误差的大小。

随机样本统计量的变异大小不依赖于总体的大小，由样本控制。实际工作中，常常期望降低统计量的变异，从而获得对总体参数更可靠的估计，可通过抽取一个足够大的样本量，降低随机变异的大小，达到研究所期望的水平。

总体均数的标准误为：

$$\sigma_{\bar{x}} = \frac{\sigma}{\sqrt{n}}$$

实际工作中，总体标准差σ常常未知，用样本标准差 s 来估计。因此样本均数标准误的估计值为：

$$s_{\bar{x}} = \frac{s}{\sqrt{n}}$$

由公式也可看出，均数标准误的大小与标准差成正比，与样本含量n的平方根成反比。若标准差固定不变，可通过增加样本含量 n 来减小均数的标准误，从而降低抽样误差。

（三）统计推断方法

统计推断方法是基于样本数据分别刻画参数估计的不确定性和对科学假设进行判断。

1. 置信区间估计

（1）根据中心极限定理，从均数为 μ、标准差σ的总体中抽样，每次抽样所得样本的样本均数也服从均数 μ、方差为 $\frac{\sigma^2}{n}$ 的正态分布。据此，样本均数的标准差 $\sigma_{\bar{x}}$ 即为 $\frac{\sigma}{\sqrt{n}}$。根据正态分布可知，样本均数 $\bar{x} \pm 2\sigma_{\bar{x}}$ 区间有95%的概率包含总体均数 μ。那么，总体均数的估计值 ± 误差范围即表示总体均数的置信区间（confidence interval，CI），一般取双侧的95%置信区间。置信区间通常由两个数值界定，即置信限（confidence limit，CL）构成，其中数值较小的一方称为下限（lower limit，L），数值较大的一方称为上限（upper limit，U），一般表示为（L，U）。

（2）总体均数置信区间的计算：大样本资料总体均数的95%置信区间的计算公式为：

$$(\bar{x} - 1.96s_{\bar{x}},\ \bar{x} + 1.96s_{\bar{x}})$$

小样本资料总体均数的95%置信区间的计算公式为：

$$(\bar{x} - t_{0.05/2,\nu} S_{\bar{x}},\ \bar{x} + t_{0.05/2,\nu} S_{\bar{x}})$$

2. 假设检验 假设检验（hypothesistesting）是统计推断的另一个重要方面。由于抽样误差的存在，从同一总体中随机抽取多个样本，各样本指标往往不等；样本指标与总体指标也不相同。因此，需从两个方面考虑：一是数量上的差别仅仅是偶然现象，由抽样误差所致；二是总体指标不相同导致样本指标有差别。假设检验就是处理这类问题的有效手段。

（1）假设检验的基本思想：假设检验中的假设是指我们对总体特征（如参数、分布）的某种推测，从而用概率来判断样本数据所提供的信息和我们对总体特征猜想的一致性，进而结合专业知识判断这一猜想的正确性。

①反证法的思想：即事先对总体分布（通常是描述该分布的某个参数）做出某种假设（零假设），如果样本信息不支持该假设，则认为零假设不成立。

②“小概率事件”的原理：小概率事件一般指概率小于等于0.05的事件，在一次随机抽样中基本不会发生。用小概率事件的思想决定是否拒绝零假设。在假设检验中，样本信息“远离”零假设的度量是概率（P 值），如果 P 值很小（如小于0.05），说明样本来自假设总体的概率很小，所以在统计学上有理由认为当前样本不是来自事先假定的总体，因而拒绝零假设。

对于未否定的假设，并不能说明这个假设一定成立，只能说明根据目前的数据不能够证明这个假设不成立，即计算出来的概率没有达到事先规定的小概率事件（检验水准）。

（2）假设检验的基本步骤

①建立检验假设，确定检验水准：假设检验的第一步是从我们希望观察到的某种结果的反面提出一个假设，即零假设；其次，进一步思考样本数据是否有足够的证据否定零假设，如果有，那么就有证据支持推断两个总体参数存在差异，即备择假设。

零假设（null hypothesis）是在假设检验中用来被检验的假设。通常表述为“没有差异”或“无效”，常用符号 H_0 表示。零假设是在我们没有证明某现象之前保守推测。

备择假设（alternative hypothesis）是与零假设对立的一种假设，常用符号 H_1 表示。在现实中，H_1 描述的往往是我们希望看到的或证实的结果。正确的描述 H_1 常常是比较困难的，特别是在确定 H_1 应该是单侧还是双侧检验问题的时候，往往需要根据研究的目的和专业知识加以确定。

在假设检验过程中，被检验的假设 H_0 或者被拒绝，或者未被拒绝。如果未被拒绝，就说明有足够的证据证明 H_0；否则如果 H_0 被拒绝，说明样本没有足够的证据支持 H_0，那么备择假设 H_1 成立。

检验水准（level of test）是事先人为规定的一个小的概率值。表示拒绝实际上成立的 H_0 的最大允许概率，常用符号 α 表示。

在假设检验中，α 常作为小概率的标准，其大小可根据不同的研究目的给予不同的设置。α 值越大，越容易得出有差别的结论。实际工作中，通常取 $\alpha = 0.05$，它表示如果真实情况是 H_0 成立，我们根据样本信息错误拒绝 H_0 的概率不超过 5%。

②检验统计量的选择与计算：根据资料类型、研究设计方案和统计推断的目的，选用不同的检验方法并计算检验统计量。通常情况下，检验统计量与采用置信区间估计总体参数时所采用的统计量相同。根据样本得到的参数估计值（简称估计值）与 H_0 所假设的总体参数值（称为假设检验值）相差很远，则样本信息与 H_0 不一致的程度很高。

检验统计量是对估计值和检验假设值之间的差异进行标准化转换，从而评估总体参数之间是否存在差异。检验统计量用于测量 H_0 与样本信息的一致性，是一个随机变量，其分布是已知的，我们可通过这个分布计算其概率。

③计算 P 值，做出统计推断：P 值就是根据上述检验统计量所服从的分布，计算得到出现现有样本统计量以及更极端情况时的概率。

计算出 P 值后，将它与事先确定的检验水准 α 值进行比较，即可得出假设检验的结论。

若 $P \leqslant \alpha$，按照 α 水准拒绝 H_0，接受 H_1，可以认为总体参数之间差异有统计学意义。

若 $P > \alpha$，按照 α 水准不拒绝 H_0，尚不能认为总体参数之间差异有统计学意义。

（四）t 检验

计量资料假设检验中最常用的方法是 t 检验。实际应用时，应弄清各种检验方法的用途、适用条件和注意事项。

当 σ 未知且样本含量 n 较小时（如 $n < 50$），理论上要求 t 检验的样本随机地取自正态分布的总体，两小样本均数比较时还要求两样本所对应的两总体方差相等（$\sigma_1^2 = \sigma_2^2$），即方差齐性。在实际应用时，如与上述条件略有偏离，对结果亦影响不大。当样本量 n 较大时，t 值近似于 μ 值，也称为 μ 检验或 Z 检验，实际上是 t 检验的特例。

1. t 分布　对任意一个服从均数为 μ、标准差为 σ 的正态分布的随机变量 X，按 $Z = \frac{x - \mu}{\sigma}$ 进行 Z 变换，可以转换为标准正态分布 N（0，1）。

从 x 总体 $N(\mu, \sigma^2)$ 中进行样本含量为 n 的多次随机抽样，样本均数 $\bar{x}$ 这一随机变量服从正态分布 $N(\mu, \sigma^2/n)$，经标准变换后统计量 $\frac{\bar{x} - \mu}{\sigma/\sqrt{n}}$ 服从标准正态分布 N（0，1）。

在实际工作中，当总体的标准差 σ 未知时，常用样本的标准差 s 代替。此时对变量 $\bar{x}$ 的变换不再是标准变换，而是 t 变换。统计量 $\frac{\bar{x} - \mu}{s/\sqrt{n}}$ 不再服从标准正态分布，而是服从自由度（degree of freedom，df）为 $v = n - 1$ 的 t 分布，记作 $t \sim t(v)$。

如 $x \sim N(\mu, \sigma^2)$，且进行样本量为 n 的随机抽样，则有单样本 t 统计量：

$$t=\frac{\bar{x}-\mu}{s/\sqrt{n}}\sim t(n-1)$$

式中 $t(n-1)$ 表示自由度 $\nu=n-1$ 的 t 分布。

t 分布是一簇曲线，当自由度 ν 不同时，曲线的形状不同。单峰分布以 0 为中心，左右对称。t 分布的曲线形态取决于自由度 ν 的大小，自由度 ν 越小，则 t 值越分散，曲线的峰部越矮而尾部越高；随着自由度 ν 逐渐增大，t 分布逐渐接近标准正态分布；当自由度 ν 趋近 ∞，同时，t 分布越趋近标准正态分布，故标准正态分布可以看作是 t 分布的特例。

2. 单样本 *t* 检验　例如某矿区随机抽取参加职业健康体检 36 名职工血常规指标，发现血白细胞计数平均值为 6.76×10^9/L，标准差为 1.36×10^9/L。问该矿区职工的血白细胞计数是否高于一般人群水平（4×10^9/L）？

本例主要是检验样本均数 $\bar{x}$ 所代表的总体均数 μ 是否与某给定 μ_0 存在差异。本例中 36 名职工是从该矿区职工中随机抽取的，血白细胞计数平均值 6.76×10^9/L，是随机变量 $\bar{x}$ 的某次具体取值，故结合正态分布或 t 分布原理对该矿区职工血白细胞计数平均值进行统计推断。

（1）建立检验假设，确定检验水准

H_0：$\mu=\mu_0$，该矿区职工血白细胞计数平均值与一般人群相同。

H_1：$\mu>\mu_0$，该矿区职工血白细胞计数平均值高于一般人群水平。

（2）计算检验统计量：本例中 $\mu_0=4\times10^9$ 个 /L，n = 36，$\bar{x}=6.76\times10^9$/L，s = 1.36×10^9/L。

$$故\ t=\frac{\bar{x}-\mu_0}{s/\sqrt{n}}=\frac{6.76-4}{1.36/\sqrt{36}}=12.18，\nu=36-1=35。$$

（3）确定 P 值，做出推断：查 t 值表得 $t_{0.05,35}=1.690$，$t>1.690$，$P>0.05$，按 $\alpha=0.05$ 检验水准拒绝 H_0，接受 H_1，差异有统计学意义，因此可以认为该矿区职工血白细胞计数平均值高于一般人群水平。

3. 配对设计资料 *t* 检验　配对设计（paired design）是将实验对象按一定的条件配成对子，再将每对中的两个实验对象随机分配到 2 个不同的处理组。配对的因素应为可能影响实验结果的主要非处理因素。例如，在矿山职业流行病研究中，将性别、车间、工种、接触的某种职业性有害因素、工龄等作为配对条件。在实验研究中，同一研究对象分别接受两种不同的处理也属于配对设计。

配对设计样本均数的 t 检验又称配对 t 检验，目的是检验两配对样本均数所代表的未知总体均数是否有差别。如两总体均数无差别，那么理论上配对设计中两样本均数差值 d 的总体均数 μ_d 应为 0，故其检验假设为 H_0：$\mu_d=0$，可构造配对 t 检验的检验统计量 $t=\dfrac{\bar{d}}{s_d/\sqrt{n}}$，$\nu=n-1$。

式中 d 为每对数据的差值，$\bar{d}$ 为差值的样本均数，S_d 为差值的标准差，n 为对子数。

4. 两个独立样本资料 *t* 检验　在矿山职业流行病学研究中，常常遇到比较两个独立样本的总体均数是否相等的问题。例如，夜班工人与白班工人的血液多巴胺水平是否一致？噪声暴露工人与非噪声暴露工人的听力水平是否存在差异？此时可以用两样本均数比较的假设检验判断两总体均数是否存在差异。

（1）方差齐性检验：两样本比较的目的是推断其所代表的总体参数是否不同，通常需要推断两总体均数是否相等或两总体方差是否不等，而后者通常是前者的前提条件，即在进行两样本均数比较的 t 检验时要求两样本来自方差相等的两个总体。

实际上，由于抽样误差的影响，即使从方差相等的两个总体中分别抽样，两样本的方差往往不等，但不会相差很大；若两者相差悬殊，则两者来自方差不等的总体可能性较大。当两样本方差分别代表的总体方差相等时称两样本方差齐；反之，称两样本方差不齐。

根据数理结论，从服从正态分布的两个相互独立的随机变量总体中，以不同样本量分别抽取样本，每次抽得的样本方差分别记为 S_1^2 和 S_2^2，多次重复抽样可得到多个 S_1^2 和 S_2^2，两样本方差之比服从 F 分布。

F 分布是一种连续性分布，只要给定了分子的自由度（v_1）和分母的自由度（v_2），就可求出特定 $F_{(v_1,v_2)}$ 值的对应函数值，从而可绘制其密度曲线图。

$$F=\frac{s_1^2/\sigma_2^2}{s_1^2/\sigma_2^2}\ ,\ v_1=n_1-1,\ v_2=n_2-1$$

两总体方差的齐性检验是判断两个总体方差 σ_1^2 与 σ_2^2 的齐性，等同于检验 H_0：$\sigma_1^2=\sigma_2^2$ 是否成立，由上述可知，两样本方差之比服从 F 分布，即 $s_1^2/s_2^2\sim F(v_1,v_2)$。因此，可以计算两独立正态总体方差齐性检验的 F 统计量：

$$F=\frac{s_1^2(\text{较大})}{s_1^2(\text{较小})}\ ,\ v_1=n_1-1,\ v_2=n_2-1$$

可通过查 F 界值表得出 P 值（F 值愈大，P 值愈小），按照检验水准 α 即可做出统计推断。

（2）两总体方差齐的独立样本均数 t 检验：两总体的方差相等，两独立样本均数的比较采用 t 检验，又称成组 t 检验，适用于完全随机设计的两独立样本均数的比较。此时检验统计量：

$$t=\frac{(\bar{x}_1-\bar{x}_2)-(\mu_1-\mu_2)}{s_{\bar{x}_1-\bar{x}_2}}\sim t(v)$$

式中自由度 $v=n_1+n_1-2$，$s_{\bar{x}_1-\bar{x}_2}=\sqrt{s_c^2\left(\frac{1}{n_1}+\frac{1}{n_2}\right)}$ 为两样本均数之差的标准差，$S_c^2=\frac{(n_1-1)s_1^2+(n_2-1)s_2^2}{n_1+n_2-2}$ 为合并样本的方差。

根据 t 统计量的计算结果，查 t 界值表，确定相应的概率 P。若 $P\leqslant\alpha$，则拒绝 H_0，接受 H_1，否则不拒绝 H_0。

（3）两总体方差不齐的独立样本均数 t 检验：两总体的方差不相等，即 $\sigma_1^2\neq\sigma_2^2$，可进行两独立样本均数的比较 t' 检验：

$$t'=\frac{(\bar{x}_1-\bar{x}_2)-(\mu_1-\mu_2)}{s_1^2/n_1+s_2^2/n_2}\sim t(v')$$

式中 v' 为校正自由度，$v'=\frac{(s_1^2/n_1+s_2^2/n_2)^2}{(s_1^2/n_1)^2/(n_1-1)+(s_2^2/n_2)^2/(n_2-1)}$。

根据 t' 统计量的计算结果，查 t 界值表，确定相应的概率 P。若 $P\leqslant\alpha$，则拒绝 H_0，接受 H_1，否则不拒绝 H_0。

（五）方差分析

方差是反映数据变异程度的指标，利用方差的概念对变异度进行分解，又称变异度分析。方差分析的基本思想：把全部观察值间的总差异（变异），按研究目的和研究设计类型分解成两个或多个部分，然后将各部分的变异与随机误差进行比较，判断各部分的变异是否具有统计学意义。

对一个数据集而言，经过代数计算可得：

$$\sum_i\sum_j(x_{ij}-\bar{x})^2=\sum_i\sum_j(x_i-\bar{x})^2+\sum_i\sum_j(x_{ij}-\bar{x}_i)^2$$

式中 x_{ij} 表示相应第 i 组第 j 个观测值；$\bar{x}$ 表示所有观测值的均数。

总体变异：$\sum_i\sum_j(x_{ij}-\bar{x})^2$表示所有个体观察值总的离均差平方和，称为总变异，记为 $SS_{总}$，既包含处理因素的效应也包含随机效应误差。

组间变异：$\sum_i\sum_j(\bar{x}_i-\bar{x})^2=\sum_i n_i(\bar{x}_i-\bar{x})^2$表示每组均数与所有观察值总体均数的离均差平方和，称为组间变异，记为 $SS_{组间}$。$n_i(\bar{x}_i-\bar{x})^2$ 表示第 i 组所有个体的组间变异之和，$\sum_i n_i(\bar{x}_i-\bar{x})^2$为各组样本均数与总体均数间的差异，反映不同处理组及随机误差效应。

组内变异：$\sum_i\sum_j(\bar{x}_i-\bar{x})^2$ 表示组内每个个体与组内均数的离均差平方和，称为组内变异，记为 $SS_{组间}$，反映了随机误差的效应。

上述变异仅考虑了变异的总和，未考虑组数和组内个体数对变异的影响。因此将总体变异除以自由度，可得到各变异的平均变异程度，校正了组数和组内个体数对变异的影响。基于此可得到：

$$MS_{组间}=\frac{SS_{组间}}{v_{组间}}，\ v_{组间}=k-1$$

$$MS_{组内}=\frac{SS_{组内}}{v_{组内}}，\ v_{组内}=n-k$$

若各样本所代表的总体均数相等，即各样本来自于同一总体，则各组均值相等，组间变异和组内变异一样，则 $MS_{组间}=MS_{组内}$。

组间的均方与组内的均方比值称为 F 统计量：

$$F=\frac{MS_{组间}}{MS_{组内}}$$

从理论上讲，如果处理效应相同，则 $F=1$，但由于抽样误差的影响 $F\approx1$。相反，各处理效应不同，即三个总体均数不全相同时，$MS_{组间}>MS_{组内}$，F > 1。一般需要查 F 界值表（或用统计软件）得到 F 统计量相应的 P 值，然后根据检验水准 α 做出推断结论。

方差分析的应用条件为：①独立性：样本是相互独立的随机样本；②正态性：样本来自正态分布的总体；③方差齐性：各样本的总体方差齐。

（1）完全随机设计资料的方差分析：完全随机设计是指将同质的受试对象随机地分配到各处理组，处理组可以是两组或多组，各组样本含量可以相等，也可不等。完全随机设计的方差分析又称为单因素方差分析。完全随机设计方差分析的总变异分为组间变异和组内变异两部分。

（2）随机区组设计资料的方差分析（表 8-2）：随机区组设计又称配伍组设计，通常是将受试对象按性质（如动物的窝别、体重等非实验因素）相同或相近者组成 b 个区组（配伍组），每个区组中的受试对象分别随机分配到 k 个处理组中。随机区组设计方差分析属于无重复数据的两因素方差分析，又称为双因素方差分析。

随机区组设计的方差分析多应用于以下三种情况：①将 n 个研究对象按照研究效应的混杂因素特征匹配成区组，再将每个区组的 k 个个体随机分配到 k 个处理组；②将同一样品分成 k 份，分别采用 k 种不同的处理；③同一研究对象的 k 个部位的处理效应比较。

随机区组设计研究资料的总变异可以分解为处理组变异、区组间的变异和随机误差三个部分：

$$SS_{总}=SS_{处理}+SS_{去组}+SS_{误差}$$

表 8-2 随机区组设计方差分析表

变异来源	离均差平方和 SS	自由度 v	均方 MS	F 值
总变异	$SS_{总}=\sum_i\sum_j(x_{ij}-\bar{x})^2$	$v_{总}=n-1$		
处理组变异	$SS_{处理}=\sum_i n_i(\bar{x}_i-\bar{x})^2$	$v_{处理}=k-1$	$MS_{处理}=\frac{SS_{处理}}{v_{处理}}$	$F=\frac{MS_{处理}}{MS_{误差}}$
区组	$SS_{区组}=\sum_j n_j(\bar{x}_j-\bar{x})^2$	$v_{区组}=b-1$	$MS_{区组}=\frac{SS_{区组}}{v_{区组}}$	$F=\frac{MS_{区组}}{MS_{误差}}$
误差	$SS_{误差}=SS_{总}-SS_{处理}-SS_{区组}$	$v_{误差}=(k-1)(b-1)$	$MS_{误差}=\frac{SS_{误差}}{v_{误差}}$	

（六）多个样本均数间的多重比较

方差分析后，多个样本均数间差异有统计学意义，对任意两个均数都进行比较，若使用前面介绍的 t 检验进行分析，会使犯 I 类错误的概率增大，故不宜采用。多个样本均数间的两两比较统计分析方法有多种，多个处理组与一个对照组的比较常采用 Dunnett 法，多个处理组之间相互比较常采用 SNK（students newman keuls）法。

（1）SNK 法：在研究设计阶段未考虑均数多重比较问题，经方差分析得出有统计学意义的结论后，才决定对每两个均数都进行比较，可采用 SNK 法，它常用于探索性研究。目的是比较每两个样本均数所代表的总体均数是否不同，其检验统计量为 q，又称 q 检验。

（2）Dunnett 法：在设计阶段就根据研究目的或专业知识而计划好的某些均数间的两两比较，它常用于事先有明确假设的证实性研究，如多个处理组与对照组的比较，某一对或某几对在专业上有特殊意义的均数间的比较等，可采用 Dunnett 检验。Dunnett 法检验统计量为 t，又称 Dunnett-t 检验。

第二节 计数资料分析方法

在矿山职业流行病学研究中，分类变量资料是将观察单位按事物的某种属性或类别进行分组，再清点每组观察单位的个数得到的资料。分类变量资料的统计分析包括统计描述和统计推断。在现实工作中，我们遇到某种职业性损害的发病人数、暴露于噪声危害的暴露人数这样的数据，即为计数资料，又称分类变量资料。

一、计数资料的描述

计数资料常见的数据形式是绝对数，通常情况下，绝对数不具有可比性，或者说比较意义不大。因其在不同环境条件下或时空中，绝对数差别因条件不同而变化。因此，计数资料的比较常常通过选定参照后再行比较，即采用相对数进行比较，常用的相对数指标有比、比例和率三种。比为两个有关指标的比值；如果比的分子是分母的一部分，即分母包含分子时比值为比例；当探讨包含时间维度数据的比例时，则称为率，常见的有发病率、患病率、暴露率、治愈率等。

（一）常用的相对数指标

1．构成比 构成比（proportion）又称百分比、构成指标，说明某一事物内部各组成部分所占的比重，常以百分数表示，计算公式为：

$$构成比 = \frac{某组成部分的观察单位数}{同一事物内部各组成部分观察单位总数} \times 100\%$$

构成比有如下特点：各构成部分的构成比之和为100%；事物内部某一部分的构成比发生变化，其他部分的构成比也随之发生变化。

2 率 率（rate）又称频率指标，说明某现象发生的频率或强度，是指单位时间内某些现象发生的频率，简称为率。常以百分率（%）、千分率（‰）等表示。

$$率 = \frac{某时期内发生某现象的观察单位数}{同时期内可能发生某现象的观察单位总数} \times 比例基数$$

3 相对比 比（ratio）又叫相对比，指甲、乙两个有联系的指标之比，说明甲是乙的若干倍或百分之几，常以百分数或倍数表示，计算公式为：

$$比 = \frac{甲指标}{乙指标} \times 100\%$$

甲、乙两指标可以是绝对数或者是相对数。计算相对比指标时，如果甲指标大于乙指标，计算结果多用倍数表示；如果甲指标小于乙指标，结果多用百分数表示。

4 率的标准化 医学科研工作中，有时需分析不同处理因素条件下的率（或构成比）的差别，以判断处理因素对率（或构成比）的影响。但是有些非处理因素是客观存在的，它们对率（或构成比）也有影响。例如，年龄影响死亡率，年龄越大，越容易死亡；工龄影响职业病患病率，接触某种职业因素的工龄越长，越容易患职业病；病情影响治愈率，病情越严重，越难于治愈。因此，对两个或多个率（或构成比）进行比较时，应先考虑这些率（或构成比）的内部构成是否相同。

率的标准化法：采用统一标准对内部构成不同的各组率进行调整，而后对比各组标准化率的方法。

标准化法（standardization）的基本思想：在两个或多个率（或构成比）进行比较时，为了消除内部构成不同的影响，采用统一标准，分别计算标准化率后再做对比的方法称为标准化法。标准化处理的目的是统一内部构成，保证不同构成的各组间比较时具有可比性，经统一标准计算的率称为标准化率，简称为标化率（standardizedrate）或者调整率（adjustedrate）。不同地区、时间的两个或多个率直接进行比较是不合适的，会造成错误的结论。

标准化法的具体做法：对那些在各组间分布不均衡，并且可能对研究结果造成影响的因素（混杂因素如年龄、性别、病情等）进行调整、校正，使得他们对结果的影响在各组间一致。

二、计数资料的统计推断

（一）率的抽样误差和总体率的区间估计

从总体率为 π 的总体中，随机抽取 n 个观察单位计算得到的样本率，不一定与总体率完全相同，我们将这种由于抽样而引起的样本率与总体率之间的差别，称为率的抽样误差。率的抽样误差用率的标准误来表示，记作：

$$\sigma_p = \sqrt{\frac{\pi(1-\pi)}{n}}$$

式中 σ_p 为率的标准误，π 为总体率，n 为样本例数。

当总体率 π 未知时，可用样本率 p 作为 π 的估计值，率的标准误表示为：

$$S_p = \sqrt{\frac{p(1-p)}{n}}$$

式中 s_p 为 σ_p 的估计值，p 为样本率，n 为样本例数。

（二）总体率的可信区间

与总体均数估计相同，总体率的估计也有点估计和区间估计。点估计就是把样本率直接作为总体率的估计值；区间估计则是按一定的概率估计总体率所在的范围，一般用查表法和正态法。

1．查表法　当样本例数较小时，如 $n \leqslant 50$ 时，且 p 或（$1-p$）接近于 0 或 1，np 或 n（$1-p$）小于 5 时，常用查表法。

2．正态近似法　当样本例数较大时，且 p 或（$1-p$）均不太小时，np 和 n（$1-p$）均大于 5 时，样本率 p 的抽样分布近似服从正态分布，此时可用正态分布法估计总体率的可信区间，记作：

$$(p - \mu_\alpha s_p,\ p + \mu_\alpha s_p)$$

式中 p 为样本率，μ_α 为率的标准误，当 $\alpha = 0.05$ 时，$\mu_\alpha = 1.96$，即总体率 95% 的可信区间；当 $\alpha = 0.01$ 时，$\mu_\alpha = 2.58$，即总体率 99% 的可信区间。

（三）率的 Z 检验

当样本含量足够大时，样本率 p 和（$1-p$）均不太小时，且 np 和 n（$1-p$）均大于 5 时，样本率与总体率、两样本率之间进行比较时，可采用 Z 检验。

1．样本率与总体率的比较　样本率与总体率比较的目的是推断样本率所代表的未知总体率 π 与已知总体率 π_0 是否相等。当样本率的分布近似服从正态分布时，样本率与总体率的比较采用 Z 检验，公式为：

$$Z = \frac{p - \pi_0}{\sqrt{\pi_0(1-\pi_0)/n}}$$

式中 p 为样本率，π_0 为总体率，n 为样本含量。

2．样本率与样本率的比较　当样本含量足够大时，样本率 p 和（$1-p$）均不太小时，且 np 和 n（$1-p$）均大于 5 时，两样本率之间进行比较时，可采用 Z 检验。两样本率比较的目的是推断两样本率分别代表的未知总体率 π_1 和 π2 是否相等，即

$$Z = \frac{|p_1 - p_2|}{s_{p_1 - p_2}} = \frac{|p_1 - p_2|}{\sqrt{p_c(1-p_c)(1/n_1 + 1/n_2)}}$$

$$p_c = \frac{x_1 + x_2}{n_1 + n_2}$$

式中 p_1 和 p_2 为两样本率，s_{p1-p2} 为两样本率之差的标准误，p_c 为两组合并率，n_1 和 n_2 分别为两样本含量，x_1 和 x_2 分别为两样本的阳性例数。

三、χ^2 检验

χ^2 检验（chi-square test 或称卡方检验）是用途非常广泛的一种假设检验方法。

（一）χ^2 检验的基本思想

χ^2 检验遵循假设检验的基本原理，χ^2 值反映了实际频数和理论频数的吻合程度。如果检验假设成立，则实际频数与理论频数之差应该不会太大，算得的 χ^2 值也不会太大；反之，如果实际频数与理论频数之差相差很大，则 χ^2 值也会很大，就有理由怀疑原假设的真实性，做出拒绝原假设的结论。

$$\chi^2 = \sum \frac{(A-T)^2}{T}，\quad v=(R-1)(C-1)$$

式中 A 为实际频数，T 为理论频数。理论频数 T 在假设检验 H_0 成立时满足：

$$T_{RC} = \frac{n_R n_C}{n}$$

式中 T_{RC} 表示第 R 行、C 列格子对应的理论频数，n_R 表示第 R 行的合计，n_c 表示第 C 行的合计，n 代表总例数。

（二）四格表（fourfoldtable）资料的 χ^2 检验

四格表实际为 2 × 2 交叉表，通用格式如表 8-3。

表 8-3　独立样本数据 2 × 2 交叉表

组别	属性		合计
	属性 1	属性 2	
甲	A_{11}（T_{11}）（a）	A_{12}（T_{12}）（b）	n_{R1}（固定值）（$a+b$）
乙	A_{21}（T_{21}）（c）	A_{22}（T_{22}）（d）	n_{R2}（固定值）（$c+d$）
合计	n_{C1}（$a+c$）	n_{C2}（$b+d$）	n（总例数）

根据统计量 χ^2 统计量的计算公式：

$$\chi^2 = \sum_{i=1}^{2}\sum_{j=1}^{2}\frac{(A_{ij}-T_{ij})^2}{T_{ij}}$$

可得出四格表资料统计量的计算公式：

$$\chi^2 = \frac{(ad-bc)^2 n}{(a+b)(c+d)(a+c)(b+d)}$$

（三）R × C 交叉表的 χ^2 检验

R × C 交叉表（R，C ≥ 3）的 χ^2 检验，是推断 3 个以上总体率（或构成比）之间的差异，其检验的基本原理和计算步骤与四格表相似。

检验统计量 χ^2 值，根据下面公式计算：

$$\chi^2 = \sum_{i=1}^{R}\sum_{j=1}^{C}\frac{(A_{ij}-T_{ij})^2}{T_{ij}}$$

式中 A_{ij} 为每个格子的实际频数，T_{ij} 为每个格子的理论频数。其参数自由度可按 $v=(R-1)(C-1)$ 计算，其中 R 为行数，C 为列数。

χ^2 统计量的取值大小完全取决于实际频数与理论频数之间的吻合度，若各格子两者的吻合度高，则 χ^2 值较小，反之，则 χ^2 值较大。

行 × 列表 χ^2 检验的注意事项如下。

（1）行 × 列表资料在进行检验时，理论数不宜太小，否则会导致偏性。一般数据资料有 1/5 以上格子的理论频数小于 5，或有一个理论频数小于 1 时，可采取下列方法处理：①增加样本含量以增大理论频数；②删去理论频数太小的行和列；③将理论频数太小的行或列与性质相近的邻行或邻列合并（但要注意合并的合理性，即尽量保证性质相近符合专业要求），使重新计算的理论频数增大。后两种方法可能会损失资料信息，并且不同的合并方式有可能影响推断结论，故不宜做常规方法。

（2）多组率（或构成比）资料的检验结果差异有统计学意义，即当检验结论为拒绝原假设，接受备择假设时，只能认为各总体率（或构成比）之间有差别，但不能说明他们彼此之间都有差别，或某两者间有差别。

（3）单向有序的行 × 列表资料，不宜用 χ^2 检验比较两组效应，如果做 χ^2 检验只能说明各处理组的效应在构成上的不同，不能说明效应的好坏。

（四）配对资料的 χ^2 检验

1. 配对四格表的 χ^2 检验　四格表实际为 2×2 交叉表，通用格式如表 8-4。

表 8-4　配对四格表的一般格式

变量 1	变量 2		合计
	阳性	阴性	
阳性	a	b	n_1
阴性	c	d	n_2
合计	m_1	m_2	n（固定值）

经过简单的数学推导可知，变量 1 阳性率与变量 2 阳性率的差别仅与 b、c 有关，即比较两者的阳性率只需对 b 与 c 做出推断即可，与 a 和 d 无关。

当 $b+c \geqslant 40$ 时，$\chi^2=\dfrac{(b-c)^2}{b+c}$。

当 $b+c < 40$ 时，需进行连续性校正，$\chi^2=\dfrac{(|b-c|-1)^2}{b+c}$。

统计推断中，根据 $b+c$ 实际情况选用不同的统计量计算方法。

2. 配对 R×R 交叉表的 χ^2 检验　类似于配对四格表 χ^2 检验的基本原理，对分类变量具有 R ⩾ 2 个可能取值的配对设计下两总体分布进行推断。

其检验统计量为：

$$T=\frac{k-1}{k}\sum_{i}^{k}\frac{(n_i-m_i)^2}{n_i+m_i-2A_{ii}}$$

式中 k 为类别数，n_i 和 m_i 分别为第 i 行合计和第 i 列合计，A_{ii} 为实际频数。当两总体概率分布相同时，T 统计量服从自由度为 k-1 的 χ^2 分布。

第三节　多因素资料分析方法

在开展矿山职业流行病学研究工作时，研究的指标通常较多，并且彼此之间可能存在千丝万缕的内在联系和相互制约。如果割裂有联系的项目，分别单独进行统计分析，往往不能得到整体的、全面的结论，还可能得到不科学，甚至是错误的结论。多元统计分析方法能有效控制外部变量的混杂作用，精确表达变量间的关系，在矿山职业流行病学研究中有广泛的应用。本节主要介绍多重线性回归模型、Logistic 回归模型及生存分析。

一、多重线性回归模型

简单回归分析是研究一个应变量与一个自变量之间的数量依存关系。当某个观察指标受多个因素影响时，满足一定条件下，可以考虑使用多重线性回归模型分析该指标与各因素的关系，并对各因素作出评价，还可以进行预测和判别。

（一）数据结构

若根据专业知识得知，有 m 个变量分别取不同值时，将会影响另一个变量的取值，于是，我们就说这 m 个变量是自变量，而受其影响的变量就叫作应变量。当应变量是一个近似服从正态分布的连续性变量，自变量是一系列互相独立的数值变量、分类变量中的二值变量或有序多值变量时，就可进行多重线性回归分析。将调查问卷要进行多重线性回归分析的各个项目进行量化（定量资料除外），设自变量项目为 x_1、……、x_m，应变量为 y，按调查（或观察）对象进行整理，数据结构如表 8-5 所示。

表 8-5　多元线性回归分析的数据结构

对象编号	x_1	x_2	…	x_m	y
1	x_{11}	x_{12}	…	x_{1m}	y_1
2	x_{21}	x_{22}	…	x_{2m}	y_2
…	…	…	…	…	…
n	x_{n1}	x_{n2}	…	x_{nm}	y_n

（二）多重线性回归模型

多重线性回归模型定义为：$y=\beta_0+\beta_1x_1+\beta_2x_2+\cdots+\beta_mx_m+\varepsilon$，其中的各 x_i 为自变量或影响因素（$i=1$、2、……、m），β_0 为回归模型的截距项、β_i 为回归模型的斜率（$i=1$、2、……、m）、它们都是相对于总体而言的，故又称为参数，$\varepsilon\sim N(0, 1)$ 为服从标准正态分布的随机误差变量。

根据样本数据求得模型参数 β_0、β_1、β_2、……、β_m 的估计值 b_0、b_1、b_2、……、b_m，从而得到表示应变量 y 与自变量 x_1、……、x_m 数量关系的表达式：$\hat{y}=b_0+b_1x_1+b_2x_2+\cdots\cdots+b_mx_m$，即多重线性回归方程定义式，其中 b_0 为回归方程的截距项、b_i 为回归方程的斜率（$i=1$、2、……、m）。显然，回归模型是反映总体中应变量依自变量变化的关系式，而回归方程是反映样本中应变量依自变量变化的关系式。因此，进行多元线性回归分析，实际上就是应用最小二乘法求出方程式：$\hat{y}=b_0+b_1x_1+b_2x_2+\cdots\cdots+b_mx_m$ 中各参数的估计值，并使用方差分析检验整个回归方程是否具有统计学意义，使用 t 检验对各参数与 0 之间的差别是否具有统计学意义进行假设检验。

（三）多重线性回归模型的前提条件

多重线性回归模型要求资料满足线性（linear）、独立（independent）、正态（normal）及等方差性（equal variance）。

1．线性是指反应变量 y 的总体平均值与自变量 x 呈线性关系。

2．独立是指任意两观察值互相独立。

3．正态性假定是指任意给定一组 x 值，对应的随机变量 y 都服从正态分布。因变量 y 为来自正态分布的随机变量；x 不做要求。

4．等方差是指在自变量 x 取值范围内，不论 x 取什么值，y 都具有相同的方差。

（四）多重线性回归模型的应用

1．影响因素分析 β_i 的意义为在其他自变量保持不变时，x_i 增加或减少一个单位时 y 的平均变化量。故可排除混杂因素，反映该自变量对因变量的影响。

2．估计与预测 建立回归方程后，可将测得的自变量代入方程中，得到 y 值，并进一步可求出个体 y 的预测区间和总体均数的置信区间。

3．统计控制 统计控制实际上是预测的逆过程，首先确定 y 的波动范围，再利用回归方程得到 x 的范围，从而通过控制 x 的变化来控制 y 变化。

（五）多重线性回归分析的注意事项

1．多重线性回归分析的前提条件与简单线性回归的条件相同。

2．在进行多重线性回归分析时，应注意样本含量（一般使样本含量是自变量数的 10 ~ 20 倍）。

3．进行多重线性回归分析时，决定系数 R^2 是一个很重要的参数。

4．不能简单地用偏回归系数的绝对值大小来确定自变量对因变量的作用大小。

5．多重逐步回归分析时，应事先确定自变量选入或剔除的标准。

6．多重共线性是指各自变量之间或者各观察个体间并非独立，如果资料存在着共线性，则会严重影响分析结果，多重共线性常通过以下方法解决。

（1）增大样本含量，能部分解决多重共线性问题。

（2）把多种自变量筛选的方法结合起来拟合模型。建立一个“最优”的逐步回归方程，但同时丢失一部分可利用的信息。

（3）从专业知识出发进行判断，去除专业上认为次要的，或者是缺失值比较多、测量误差较大的共线性因子。

（4）进行主成分分析，提取公因子代替原变量进行回归分析。

（5）进行岭回归分析，可有效解决多重共线性问题。

（6）进行通径分析，可对应 / 自变量间的复杂关系精细刻画。

二、logistic 回归模型

在矿山职业流行病学研究中，经常需要分析疾病与各危险因素之间的定量关系，如尘肺的发生与粉尘浓度、接触粉尘的性质、粉尘颗粒的大小、吸入粉尘的时间等危险因素的关系。如何找出应变量（取 0 和 1 二值）与多个可能的危险因素（自变量）之间的数量关系，需要进行 logistic 回归分析。

（一）数据结构

logistic 回归分析数据结构如表 8-6 所示。

表 8-6 logistic 回归分析的数据结构

对象编号	x_1	x_2	…	x_m	y
1	x_{11}	x_{12}	…	x_{1m}	y_1
2	x_{21}	x_{22}	…	x_{2m}	y_2
…	…	…	…	…	…
n	x_{n1}	x_{n2}	…	x_{nm}	y_n

其中，y 的取值有两种情况：第一，只取 0 或 1，实际问题中应用最广的，本书主要介绍这种情况；第二，有序多分类（等级资料），实际应用时需转化成第一种情况。

（二）logistic 回归分析方法简介

当应变量 y 是一个二值变量时，常可用 logistic 回归模型分析自变量对应变量的影响。对应变量 y 采取如下的变换：$Z_1 = \ln[p/(1-p)]$。概率 P 所作的这种变换称为 logit 变换，但当 P 取 0 或 1 值时，这个变换就失效了，可使用 $Z_1 = \ln[(r+0.5)(n-r+0.5)]$，这里 $P = r/n$，称此变换为经验 logistic 变换。

在上面两个变换式的基础上，令 Z 为 Z_1 或 Z_2 中的一个，若 $Z = b_0 + b_1x_1 + b_2x_2 + \cdots\cdots + b_kx_k$ 成立，则称此式为 logistic 线性回归模型。

当 $Z = Z_i$，则有 $P = \dfrac{e^z}{1+e^z}$，此式被称为非线性 logistic 回归模型，也叫非条件 logistic 回归模型。

如果考察的自变量是一些随机变量，应变量只取 0、1 值，当自变量取定一些值时，应变量取 0、1 的概率就是条件概率。若对条件概率进行 logistic 回归，就称为条件 logistic 回归。在实践中，条件 logistic 回归常用于分析配对的病例——对照研究资料。条件 logistic 回归的应用较少，本书不做介绍，需要的作者可参阅其他书籍。

（三）模型参数的意义

根据 logistic 变换公式可得到非条件 logistic 回归模型方程线性表达式为：

$$\text{logit}(p) = \ln\left(\frac{P}{1-P}\right) = \beta_0 + \beta_1x_1 + \beta_2x_2 + \cdots + \beta_mx_m$$

β_1 的含义为：在其他变量（x）固定后，某 $x=1$ 与 $x=0$ 相比或 x 每增加一个单位发生 y 事件优势比的对数值。

改写这个公式，得到自变量 x_i 增加一个单位后与增加前优势比（odds ratio，OR）的对数就等于 β_1，即：

$$\ln\left(\frac{Odds_1}{Odds_0}\right) = \beta_i$$

或自变量 x_i 增加一个单位后与增加前优势比就等于 e^{β_i}，即：

$$OR = \frac{Odds_1}{Odds_0} = e^{\beta_i}$$

一般来说，根据多个自变量的 logistic 回归模型，在其他自变量取值不变的情形下，与自变量 x_i 的两个水平 C_1 与 C_2（$C_2 > C_1$）相对应的优势比为：

$$OR = e^{i\beta(C_2 - C_1)}$$

当因变量 $y = 1$ 表示患病和死亡之类“坏事”时，若自变量 x_i 的回归系数 $\beta_i > 0$，则 x_i 增加后与增加前相比，事件的优势比 $OR_i > 1$，表明与 x_i 相应的因素为危险因素；若 $\beta_i < 0$，则 x_i 增加后与增加前相比，事件的优势比 $OR_i < 1$，表明与 x_i 相应的因素为保护因素；若 $\beta_i = 0$，则 x_i 增加后与增加前相比，事件的优势比 $OR_i = 1$，表明与 x_i 相应的因素对结局不起作用。

（四）logistic 回归模型的参数估计与假设检验

1．logistic 回归模型的假设检验 建立 logistic 回归模型后，需检验模型中各自变量 β_i 是否对 y 有作用。

H_0：$\beta_1 = \beta_2 = \cdots = \beta_m = 0$。

H_1：各 β_i 不全为 0。

检验方法如下。

（1）似然比检验（likelihood ratio test）

$$G = 2(\ln L_1 - \ln L_0)$$

如果统计量 $G > \chi^2$ 界值，$P < \alpha$，认为该变量对回归有统计意义。

（2）Wald 检验

$$\chi^2 = \left(\frac{b_j}{S_{b_j}}\right)^2$$

当 $\chi^2 > \chi^2$ 界值，$P < \alpha$，认为该变量对回归有统计意义。

2．回归系数的区间估计 当样本含量较大时，已知总体回归系数 β 的抽样分布近似地服从正态分布，根据正态分布理论，总体回归系数 β 的（1-α）置信区间为 $b \pm z_{\alpha/2}S_b$，则 OR 的估计值为 e^b，（1-α）置信区间为 $e^{(b \pm z_{\alpha/2}S_b)}$。

（五）logistic 回归的适用条件

1．数据必须来自随机样本，各观察对象之间相互独立。

2．应变量 y 是定性变量，可以是二分类变量、多分类变量或有序变量。

3．应变量和自变量之间呈 S 形曲线关系，或者自变量 x 与 logit P 之间呈线性关系。

（六）logistic 回归的应用

1．危险因素的筛选和分析 用回归系数（β_i）和 OR 值说明危险因素（x）与事件（疾病）的关系。主要适用于前瞻性研究设计、病例对照研究设计、横断面研究设计的资料。

2．校正混杂因素，评价实验处理的效应 如实验研究，比较组间存在混杂因素或实验无法控制因素，该法可控制混杂因素，合理评价结果的效应。

3．对个体预测与分类

（1）预测个体在某因素存在条件下，发生某事件（发病）的概率，为进一步研究提供依据。

（2）根据预测的概率，对研究个体进行分类。

（七）logistic 回归应用的注意问题

1．个体间的独立性 建立 logistic 回归模型时，要求研究个体之间彼此独立，因此该模型不适合运用于研究个体间具有聚集性特征的资料分析。

2．模型中自变量的取值 计量数据有时划为有序组段（如年龄 < 40 岁 = 1、40 ~ 50 岁 = 2、50 ~ 60 岁 = 3），OR 的实际意义更大；二分类变量直接赋值为 0、1；多分类变量化为 k-1（k 为分类数）

个哑变量；有序变量赋值为 1、2、3 ……等。

3. 样本含量 非配对研究的病例和对照组的例数可相等或不等，但接近比较好。样本例数的估计原则为自变量个数越多，例数越多。各组样本例数（对照组和病例组）至少为自变量个数的 5 ～ 20 倍。

4. 模型评价 建立模型并进行假设检验只表明模型以及回归系数是否具有统计学意义，但并不能表明模型的拟合效果如何，欲对模型效果进行评价，需进行拟合优度检验，具体评价指标有预测结果的正确率（用 logistic 回归的概率模型回代建模样本，预测个体结果正确的比例）和 Pearson χ^2 拟合优度检验。

三、生存分析

矿山职业流行病学研究中，对某些疾病疗效、预后的评价常用疾病的结局指标，如有效率、治愈率、死亡率比较。对于短期内能明确治疗效果的疾病是适用的。但对于远期疗效，上述指标的评价不全面，例如疗效除了应评价“结局”的好坏，结局所经历时间长短也是评价疗效重要的指标。当研究事件（y）的结局是两分类数据（发生，不发生），并且结局与时间（t）有关，如同时收集事件发生的时间（t），该类数据称为随访资料，分析该数据的统计方法用生存分析。

（一）生存分析基本概念

1. 随访数据概念

（1）分析的变量（y）

①结局事件：指结局出现的特征，如疾病的死亡、复发、发生（$y = 1$ 或 0）。

②时间间隔变量（t），公式如下：

$$t = \text{结局事件出现日期} - \text{事件的起始日期}$$

起始日期可规定为诊断、用药、手术日期等，t 的单位可用年、月、周表示。

（2）截尾数据：观察过程中个体因其他原因未观察到明确的结局称为截尾或删失数据（censored data）。

截尾原因有：①失访；②退出研究，如其他原因死亡；③研究时间结束，未出现结局事件。

截尾值（censored value）：时间（t）= 截尾事件日期 – 起始事件日期，记为 t^+，如 10^+ 月。

（3）生存数据的特点

①完全数据：研究对象在规定研究期间提供确切的“时间和结局”。

②截尾数据（t^+）：截尾数据虽然提供的信息不完全，但提供了部分信息，如 $t = 10^+$ 年 > 9 年。

③生存数据的结果变量（y）有两个：时间（t）值，$t > 0$；结局状态（y）=“如死亡或截尾值”。

2. 资料的收集

（1）随访研究设计

①明确研究对象的起始事件时间，如手术日期等。

②明确结局事件：如死亡或复发。

③明确研究跨度时间：如 2000 年开始至 2005 年结束。

④记录个体影响结果（y）的其他自变量。

（2）随访的方式

①全部观察对象同时接受不同处理（起点相同）。这种随访方式多见于动物实验。

②观察对象在不同时间接受处理因素（起点不同）。这种随访方式多见于临床试验研究。

3. 生存分析主要研究的内容

（1）统计描述：计算不同时间点（t）的生存率，描述生存过程。

（2）统计推断：检验不同处理方式的生存过程有无统计差别。

（3）自变量（x）对生存时间（t）的关系：影响生存时间的危险因素分析。

（二）生存率的估计与生存曲线

1. 描述生存资料的几个指标

（1）生存率：生存率（survival rate）又称生存函数，记为 $S(t)$，指观察对象从起始事件（如手术时间为 0 点）开始，到 t 时刻仍存活的概率。常用 n 年生存率表示：

$$n\text{年生存率} = s(t) = \frac{t_i\text{时刻存活的人数（x）}}{\text{观察的总人数}}$$

若含有截尾数据，应该分时段计算生存率。如果观察对象在各时间段的生存时间相互独立的话，就可以用概率乘法原理计算生存率：

$$s(t_i) = \Pi p_i = p_1 \times p_2 \cdots\cdots p_i$$

式中 p_i 表示各时段的生存率，因此生存率又称为累计生存概率。

（2）生存曲线（survival curve）：指各时点（t）为横轴，生存率生存曲线（survival curve）$S(t)$ 为纵轴，连接一起的曲线图。描述生存率在各时点（t）的变化过程。

（3）半数生存期（中位数生存时间）：即生存率为 0.5 时对应的时间（t），描述一组数据平均生存时间。

2. 生存率的估计方法

（1）小样本数据生存率计算：当样本量较小时，用 kaplan-Meier 的乘积极限法（product-limit method，PL 法），一般步骤如下。

①将生存时间 t 由小到大排列。截尾值排在完全数据后，如 20、20^+。

②列出 t 时刻死亡数（d）。

③用概率乘法原理估计生存率。

（2）大样本资料的生存分析方法—寿命表法（Life-table method）

①计算在（t_{i-1}，t_i）时间段的生存率。如 0 ～ 1 年、1 ～ 2 年，时间段组距相等。

②死亡概率用校正观察人数计算。假定有截尾事件的人在各时间组内平均生存为 1/2 时间。

校正观察人数 = 期初观察人数 - 截尾人数 / 2

死亡概率 = 某时间组内死亡人数 / 校正观察人数

（三）生存曲线的统计检验

比较不同方法的生存率，常进行生存率曲线间的比较。常用方法为时序检验（Log-Rank test），该法可对两组或多组生存率曲线做比较。该法的基本步骤如下。

检验假设：H_0：两总体的生存率曲线相同。

H_1：两总体的生存率曲线不同。

$$\alpha = 0.05$$

检验统计量：

$$\chi^2 = \Sigma \frac{(A_i - T_i)^2}{T_i}$$

该统计量值服从 v = 比较组数 - 1 的 χ^2 分布。式中 A_i 为某组各时点实际死亡频数合计；T_i 为某组各时点期望死亡频数合计；i 表示比较组，i = 1、2、…… k 组。

四、Cox 回归

目前对生存资料的多因素分析最常用的是 Cox 比例风险回归模型，简称 Cox 模型，该模型可分析生存事件与多个危险因素（x）的回归关系，以确定各因素对预后的重要性。

1. Cox 模型的基本形式

$$h(t,\ x) = h_0(t)\exp(\beta_1x_1 + \beta_2x_2 + \cdots + \beta_mx_m)$$

式中，$h(t,\ x)$ 为风险函数（hazard function），表示具有某危险因素（x）的个体在 t 时刻的死亡风险率。

方程由两部分组成：$h_0(t)$ 表示当危险因素 $x = 0$ 时，在 t_i 时刻的基础风险死亡率。$h_0(t)$ 是未知的；exp（βx）为危险因子的系数。

β_i 表示其他因素固定（不变）后，个体有某有协变量（$x_i = 1$）与（$x = 0$）相比，死亡风险率相对危险度的对数值，或 x_i 每增加一个单位，死亡风险增加 β_i，为两组死亡率相对危险度的对数值，即：

$$RR = e^{\beta}$$

RR 指暴露于某种危险因素观察对象的发病（死亡）率与无暴露因素组观察对象发病（死亡）率的比值。

当 $\beta_i > 0$ 时，$RR_i > 1$，说明 x_i 增加时，风险函数增加，即 x_i 为危险因素；当 $\beta_i < 0$ 时，$RR_i < 1$，说明 x_i 增加时，风险函数下降，即 x_i 为保护因素；当 $\beta_i = 0$ 时，$RR_i = 1$，说明 x_i 增加时，风险函数不变，即 x_i 为无关因素。

2. COX 回归方程在生存分析中的主要应用

（1）筛选对死亡风险预后的危险因素。估计危险因素（x）的回归系数（β），得到相对危险度（RR）和可信区间。

（2）校正混杂因素，评价实验处理的效应。

（3）计算预后指数（PI），对个体预后风险做评价。

3. Cox 模型应用的注意事项

（1）样本例数不能太小，样本例数为变量个数的 5 ~ 20 倍。

（2）生存资料的截尾数据不能超过 20%。要有一定发生结局事件例数。

（3）模型中某 x 因素有统计意义时，可能是因果关系，有的是伴随关系。

（4）要求患者死亡风险不随时间变化而变化，满足比例风险的要求。

（李小明　尹素凤　武建辉）

第九章

矿山职业病发病预测

第一节 概 述

矿山生产地形、地质条件复杂，工作环境比较差，职业危害广泛存在，较普遍的职业危害包括粉尘、毒物、噪声、振动、高温、高湿等，由此导致各种职业病（occupational diseases）的发生，如尘肺病（pneumoconiosis）、慢性职业中毒（chronic occupational poisoning）、急性职业中毒（acute occupational poisoning）、职业性眼耳鼻喉病（occupational eye，ear，nose and throat disease）及职业性皮肤病（occupational dermatosis）等，在上述职业病中又以尘肺病为主，占各种职业病的 70% 以上，而煤工尘肺（coal worker's pneumoconiosis）在各种粉尘引起的尘肺病中所占比例最高，占尘肺总病例将近 50% [1-2]。长期吸入大量煤矽尘引起的以肺纤维化为主的疾病称为煤矽肺，至今仍缺乏有效的治疗手段，工人患病后丧失劳动力，寿命明显缩短 [3-4]。煤工尘肺对煤矿工人的影响很大，一旦发生即使脱离接触粉尘仍可缓慢进展，已成为严重危害煤矿工人健康的职业病之一 [4]。根据有关专家提供的信息，估计我国目前仅煤工尘肺患者造成的经济损失每年就达 100 多亿元 [5]。由此看来，了解煤工尘肺发病势态，掌握我国目前煤矿工人作业环境下煤工尘肺患者发病工龄的规律并对其作出预测，将有助于政府采取相应的控制措施，从而达到保护劳动者健康和促进经济发展的最终目的。

预测（forecast），本质上是发现事物未来发生发展的趋势，详细地说，是建立一个动态模型，能够揭示事物随时间变化的规律，并用来进行推算的过程。因此，预测的关键在于建立预测模型。模型的建立需要相应的预测因子，目前，对于煤工尘肺的发病机制以及危害因素已经基本掌握，作业场所的粉尘浓度、粉尘的理化性质、接尘工人的年龄、接尘工龄、工人的身体状况、吸烟与否、工作场所的防尘除尘措施等因素都可以影响煤工尘肺的发生和发展 [6]，由于这些因素多带有复杂性和不确定性，为尘肺等矿山职业病的预测增添了难度。

第二节　常用预测模型

一、多重线性回归模型（multiple regression model）

多重线性回归是研究一个应变量与多个自变量之间线性关系的统计学分析方法，是简单回归与相关的延续和扩展。它的应用需要满足线性（linear）、独立性（independent）、正态性（normal）、方差齐性（equal variance），即 LINE 四个条件。但是由于煤工尘肺的发病受多种因素的影响，很难使完全满足多重线性回归的要求。尘肺的发病工龄长达 10 ～ 20 年甚至更长时间 [7]。当年作业环境粉尘状况对尘肺发病的影响存在一个延迟效应，因而多元统计分析的预测准确度会受到影响。线性回归对短时间的预测可以取得较好的效果，但长期预测往往效果不佳 [8]。另外，多元线性回归只能比较煤工尘肺发病时间上的差别，往往不能处理截尾数据，也没有分析采取措施后结局的差别。所以，这些方法的计算虽然较为简单，但有很大的局限性。

二、logistic 回归模型（logistic regression model）

logistic 回归函数由美国学者在 1920 年研究果蝇繁殖中建立，后来应用于人口估计和预测中 [9]。随着科技的不断进步和计算机技术的发展，logistic 函数在生物科技领域被普遍重视并应用起来。logistic 回归模型为概率型函数模型，属于非线性回归，是一种多变量分析方法，函数关系在预测分析结果（y）与其影响因素（x）中产生。而使用较为普遍的是多变量 logistic 回归分析，它的预测分析结果是二分类变量，是预测因子选择、决定函数关系的系数以及赋分权重的准则的统计学分析方法。对于 logistic 回归分析来说，在得出预测模型之后要对整个模型和单个回归系数做出假设检验。根据 OR（odd ratio）值与 1 的关系就可以清楚地表明影响因素是危险因素还是保护因素。但是与其他传统的统计学方法一样，logistic 回归模型也有许多的使用条件限制，当自变量为连续型变量时，logistic 与自变量成线性，对多元共线性敏感，使 logistic 回归模型在单一使用时，特别是在处理医学领域资料数据时，经常受到一定的条件限制，因而不能充分利用资料数据所提供的有用信息，应用不当还会得出错误结论 [10-14]。建立 logistic 回归模型时，要求研究的每个个体之间互相独立，因此对于变量间具有联系性的资料无法进行分析。但由于煤工尘肺的发病也有一定的聚集性，因此也不适合用于煤工尘肺发病工龄的预测分析。

三、cox 比例风险模型（cox proportional hazard model）

目前最常用的对生存资料的多因素分析是 cox 比例风险模型，简称 cox 模型，该模型以生存结局（survival outcome）和生存时间（survival time）为因变量，可同时分析众多因素对生存期的影响，分析带有删失生存时间的资料，且不要求资料服从特定的分布类型的非线性回归统计方法。由于煤工尘肺的发病预测受接尘时间、接尘浓度等因素的影响，而且结局是分类变量资料，cox 比例风险模型对基准风险函数不做限定，对生存时间分布也没有任何限制，并且可以处理删失数据和协变量的交互作用。因此，cox 比列风险模型在煤工尘肺的预测上得到广泛应用 [15]。但是处理协变量间及协变量与应变量间复杂的非线性关系时，结果有时不够理想，且 cox 比例风险回归模型要求资料事先满足两个假设：一是具有不同协变量的两个个体的风险函数之比不随时间改变即比例风险假定；二是对数风险或对数积累风险与协变量的关系为线性，即对数线性假定。然而，煤工尘肺患者的调查资料往往不能满足或者只能近似符合这类假定。

四、寿命表法（life table method）

寿命表又称生命表，死亡率表，尚存率表或余年表，根据研究目的的不同，可有不同的名称。寿命表是根据年龄别死亡率编制而成的一种表达特定人群生命过程的统计表。寿命表原是保险精算学的产物，近代理论统计和随机过程的发展使人们有可能从纯统计的观点来研究寿命问题，从而使寿命表成为人口统计学、流行病学以及其他领域的重要分析工具。按编制寿命表的目的与资料来源不同，可分为现实寿命表和定群寿命表[16]。定群寿命表也可表示为队列寿命表，其数据由纵向观察而得，反映了某一特殊人群的死亡经历。由于人群的生命周期长，在研究人群的生命过程时，如果用队列寿命表法，跟踪人数很多，跟踪时间有数十年甚至百年，将耗费大量人力物力，因此在编制寿命表时，一般较少运用队列寿命表法，这就产生了现时寿命表。

现时寿命表简称寿命表，是一个动态表，反映的是某年某研究人群的生存和死亡的过程。以年龄分组的不同为依据，可将寿命表分为完全寿命表与简略寿命表。我们所学的卫生统计学中常用的是简略寿命表。现时寿命表是通过分层来反映某一“特定时间的发生概率”，以不同阶段追踪一小片断时间，获得片断资料的现状，然后将片断上不同层次情况连接起来，可以反映出各层次的发生发展规律。在预测尘肺病发生发展趋势中，常用现时寿命表计算尘肺累积未发病概率和各工龄区间的期望剩余时间、尘肺患者预期寿命、健康寿命以及尘肺患者寿命损失等。尘肺累积未发病概率和各工龄区间的期望剩余时间的计算应用现时寿命表分析不同时间的体检资料，计算出不同层次的尘肺累积未发病概率和各工龄区间的期望剩余时间，有助于对今后劳动力预测和劳动保护待遇规划的制订，同时也能显示出不同时间内生产环境条件状况和职业病防治工作情况。在各种接尘工人、尘肺患者、环境监测等资料比较齐全时，可选用此法进行预测，准确性相对较高。因此，对评价企业内部防尘综合措施的效果有一定参考意义。

五、指数平滑法（exponential smoothing method）

指数平滑是一种重要的时间序列预测法[17]。它的基本思想是先对原始数据进行处理，处理后的数据称为“平滑值”，然后再根据平滑值经过计算构成预测模型，用于测取未来预测值。二次指数平滑法（secondary exponential smoothing method）实质上是将历史数据进行加权平均作为未来时刻的预测结果，它具有计算简单、样本要求量较少、适应性较强、结果较稳定等优点。不但可用于短期预测，而且中长期预测效果更好[18]。二次指数平滑法是一种自适应过程。在经济学等领域中应用广泛，被认为是最可靠的预测方法之一[19]。该方法适用性强，计算简单，易于掌握，预测结果稳定。实际应用中存在两个经验性问题，一是关于平滑初值的选取，二是平滑参数的确定，目前仍无统一的方法。最常用的是将序列初始值作为平滑初值，平滑参数的选取采用对多个参数试算的方法（类似于穷举法），以模型拟和误差最小为原则。实际应用中，曾多次试用三次指数平滑法，结果均不理想，认为在尘肺患病规律预测研究中，宜使用二次指数平滑法[20]。二指平滑解决了对有明显趋势变动的时间序列的预测。但如果时间序列呈非线性趋势时，就需要采用更高次的指数平滑方法。

六、灰色系统（gray system）GM（1，1）

对尘肺病发病的预测，常用的方法有累积寿命表法、现时寿命表法、接触水平与线性回归法和逐步回归法等。但用这些方法分析时，需要选择相应的匹配对照人群或较高的暴露剂量及患病率。尘肺病有一个较为复杂的病理过程，潜伏期长短悬殊，尘肺病的确诊又常受经济条件和技术状况的影响，表现为特殊性的、阵发性的或无规律状态。在实际工作中，往往由于被观察人群数据残缺不全或缺少母体，直接影响预测的准确性。因此，尘肺病的预测研究应属于不确定性系统研究。灰色（gray system，GM）预测法是一种对含有不确定因素的系统进行预测的方法，通过鉴别系统因素之间发展趋势的相异程度，即进行关联分析，并对原始数据进行生成处理来寻找系统变动的规律，生成有较强规律性的数据序列，然后建立相应的微分方程模型，从而预测事物未来发展趋势的状况[21]。

GM（1，1）模型是常用的灰色模型之一，它是由一个包含单变量的一阶微分方程构成的模型，通过简单的累加生成模块，使上下波动的时间序列转变为单调升的线性或指数性序列[22]。当原始数据序列符合或基本符合指数规律变化，且变化速度不是很快时，应用该预测模型有可能得到较好的预测效果[23]。以往研究表明，用灰色数列预测模型对概率分布并不呈典型分布的尘肺发病趋势进行预测是合理的[24-25]。灰色系统理论着重研究“小样本”“贫信息”的不确定性问题，并依据信息覆盖，通过序列算子的作用探索事物运动的现实规律，其特点是“少数据建模”[26]。

GM（1，1）灰色模型的建立过程是使无规律的原始数据成为较有规律的生成数据后再建模。该模型对样品容量和概率分布没有严格的要求，运算过程较简单，其拟合程度较高，优于直线回归[27]。因此，运用该方法对尘肺病发病趋势进行预测可以较好地反映防尘措施与尘肺病发病情况之间的关系。但是，由于灰色系统理论一开始就没有建立在严格的集合论基础上，使之缺乏必要的数学支撑，这大大限制了灰色系统理论和应用的发展。其使用限制条件是：原始数据单调，预测背景呈现稳定发展趋势。另外，灰色数列模型不可用于长期预测，尤其不可用于对慢性病的中长期预测[28]。

七、BP 神经网络模型（back propagation neural network model）

人工神经网络（artificial neural network）系统是近十年来迅速发展起来的一门集神经科学、信息科学、工程科学为一体的边缘交叉学科，它不需要精确的数学模型，也没有任何对变量的假设（如类型、正态性、独立性等）要求[29]，具有独特的信息存储方式、良好的容错性、大规模的非线性并行处理方式以及强大的自组织、自学习和自适应能力[30-32]。BP 神经网络具有很强的非线性映射能力，对于任意非线性连续函数，它可以任意精度逼近。如果参数之间具有因果关系，则可以用 BP 神经网络对它们进行关系模拟，如果参数之间具有自相关性，同样可以运用 BP 神经网络对其进行自身关系模拟。在统计学领域，主要将它应用在预测、判别分类问题中[33-35]。

原始煤工尘肺接尘队列数据的收集需要随访的时间较长，工人患病与否则与粉尘的接触程度、接尘时间长短、吸烟与否、粉尘浓度等诸多因素关系密切，这些因素具有复杂的非线性关系。若基于上述因素为致病因子，单独利用 BP 神经网络模型对工人患病情况做时间序列分析，预测误差会随预测步数的增大而增大。BP 算法的学习速度很慢，由于 BP 算法本质上为梯度下降法（decreasing gradient algorithm），而它所要优化的目标函数（objective function）又非常复杂，一次必然出现“锯齿形现象”，这使得 BP 算法低效，存在麻痹现象；由于优化的目标函数很复杂，它必然会在神经元输出接近 0 或 1 的情况下，出现一些权值误差几乎很少改变的区域，学术上称为平坦区，在这种情况下会使模型的学习过程接近停止；为了使 BP 神经网络能够顺利运行，可以有以下解决方案：一是在 BP 神经网络的计算中不能用传统的一维搜索法求每次迭代的步长（step length），二是务必把步长的更新法则提前输入模型。但是这种方法依然会导致学习效率低下，模型训练失败的风险很大。另外，从数学角度来看，BP 神经网络算法是一种局部最优算法，但在实际问题中，它需要解决的问题恰恰相反，是寻找出复杂非线性函数的全局最优解问题，因此这种算法极有可能陷入局部最优解，最后导致训练失败。

八、组合模型（portfolio model）

早在 1954 年，美国人就曾利用组合预测的方法对美国的城市人口进行预测，与之前的方法相比预测精度提高较为明显。1969 年 Bates 和 Granger [36] 首次对组合预测方法进行系统研究，其研究成果引起了学术界的关注。1989 年国际权威学术刊物 *Journal of Forecasting* 还刊登了有关组合预测的专辑，肯定了组合预测模型在预测中的地位与重要性 [37-38]。之后，组合预测的研究被诸多学者所认识和接受，并展开一系列研究来探讨组合模型的理论方法与应用价值。近年来，我国在组合预测方法研究尤其是其应用价值方面也取得了不错的成果，已经成为预测领域中研究与应用的主流之一。

国内外组合预测理论的研究主要集中在两个方向，一是在预测过程的不同阶段，如数据的采集、预处理、建模以及误差调整，利用各种单一模型，充分发挥各自的优势，实现最大化的信息利用。就方法而言，通常来说整个预测过程以一种方法为主，其他方法为辅，从而获得最优的预测结果。如 Jian hui Wu [39] 采用 LVQ 模型与 Fisher-SVM 模型联合预测铁矿工人高血压发病风险，取得了理想的预测结果。这方面的研究基本上只是停留在实际应用的操作方面，对某项实际预测问题可能取得了很好的预测效果，但是在如何选择单一的预测模型、如何做到在预测的不同阶段选用不同的预测模型来实现信息互补的目的等方面，缺乏理论上的依据且未发现研究上的突破和进展。

组合预测研究的另一个方向称为综合预测（combination forecasting）、结合预测（Combined forecasting）或复合预测（combination of forecasts），就是设法把应用于同一预测问题的不同单一模型组合起来，综合利用各种预测方法所提供的信息，以适当的加权形式组合得出新的预测模型。这种组合预测模型最关心的问题就是如何求出各单一模型的权系数，使得组合预测模型具有更高的预测精度性和稳健性 [40]。Bates J.M 和 Granger C.W.J 证实了两种及以上的无偏预测模型能够组合出优于任何一个单一模型的组合模型 [41-42]，之后受到国内外预测工作者的重视。

组合预测模型最主要的问题就是求出各单一预测方法的权重（weight），使得组合预测模型能最大化提高预测精度。一般而言，确定组合预测模型的权重的原理来自于改善某种误差的算法。常用的误差统计量有拟和误差（fitting error）、相对误差（relative error）、绝对误差（absolute error）、对数误差（logarithmic error）等，应用较多的线性最优模型有拟合误差的误差平方和达到最小的线性组合预测模型、预测绝对误差之和达到最小的线性组合预测模型以及非负可变加权系数组合预测模型三种，非线性最优组合模型一般常用的有加权调和平均组合预测、加权几何平均组合预测以及神经网络组合预测模型三种 [43-44]。近年来，我国在组合预测方法研究尤其是其应用价值方面也取得了不错的成果，如唐小我、曹章修、马永开及周传世等教授相继在《预测》《控制与决策》等学术刊物上发表了一系列有关组合模型应用于预测的论文，促进了我国组合方法的理论研究水平与应用价值 [45-47]。毫无疑问，如今组合模型已经成为预测领域中研究与应用的主流之一。

目前，尘肺病预测研究工作着重于整个人群尘肺病未来流行趋势的研究探讨，主要采用的是发病人数、发病率、累积发病率、患病人数、患病率、死亡人数、死亡率等流行趋势预测指标。就预测方法而言，传统模型的建立和应用存在各自的适用条件和应用范围，且预测精度不高；就预测指标而言，因尘肺的发病过程是受多因素（如遗传因素、生活方式、健康状况等个体因素，作业环境等环境因素、健康干预等社会因素）影响的复杂过程，目前的研究所选用的群体性统计指标只能用于估计群体状况而难以对个体做出准确的统计推断，而对于更有现实意义的个体发病工龄作为指标的预测研究甚少。BP 神经网络的应用还只局限于趋势预测，而其对疾病发生过程的超强拟合能力也适合个体的疾病诊断预测。组合预测的种类很多，采用何种组合形式、用于组合的单一模型该如何确定等问题还缺乏完整的理论依据支持，因此组合模型在该领域应用并不多见。为了尘肺病预测精度更高化、预测目标个体化，可以采用 BP 神经网络和组合模型。

第三节　基于神经网络的组合模型在煤工尘肺发病工龄预测中的应用

一、研究对象

研究对象为某职业病医院自中华人民共和国成立以来确诊的煤工尘肺患者，共计 1126 例，相关资料由某职业病防治所提供，包括职业史、职业病诊断证明、健康体检表、作业场所等信息。为求数据完整，剔除含有缺失变量及含有不合理数据的病例。

选取对煤工尘肺发病有影响的工种、接尘工龄、出生年代、开始接尘年代、开始接尘年龄五个因素作为预测因子。工种可以反映煤矿工人接触何种性质的粉尘，以及接触粉尘的相对浓度。接尘工龄为工人开始接触粉尘至脱离粉尘作业的实际接尘时间或开始接尘到诊断为煤工尘肺时的实际接尘时间，确切地说就是在诊断为煤工尘肺之前的累积接尘时间。出生年代、开始接尘年代、开始接尘年龄可以客观描述煤矿工人的生存环境、工作环境、身体状况等因素，再结合工种能在某种程度上反映出煤矿工人接触的粉尘浓度。

根据煤工尘肺患者的粉尘作业史，将工种划分为纯掘进工、主掘工、纯采煤工、主采煤工、混合工和辅助工六种。由于出生年代及开始接尘年代为连续型变量，且在一定时间内采矿技术及生活条件不会有太大改变，为了方便进行分析计算，与工种一同进行重新编码，见表 9-1。

表 9-1　煤工尘肺发病工龄影响因素及其编码

变量名称	变量类型	变量代码	编码方法
工种	分类变量	x_1	1= 主掘工；2= 纯掘工；3= 纯采煤工； 4= 主采煤工；5= 混合工；6= 辅助工；
接尘工龄	连续型变量	x_2	（年）
出生年代	分类变量	x_3	1=1910 ～ 1919 年；2=1920 ～ 1929 年； 3=1930 ～ 1939 年；4=1940 ～ 1949 年； 5=1950 ～ 1959 年；6=1960 ～ 1969 年；
开始接尘年代	分类变量	x_4	1=1930 ～ 1939 年；2=1940 ～ 1949 年； 3=1950 ～ 1959 年；4=1960 ～ 1969 年； 5=1970 ～ 1979 年；6=1980 ～ 1989 年；
开始接尘年龄	连续型变量	x_5	（岁）

二、预测方法

选取较常使用的BP神经网络模型作为基础模型比较，再选取能够弥补BP神经网络某些缺点的径向基函数神经网络（radial basis function neural network）进行比较，然后加上多重线性回归模型，选取表9-1中的因素作为煤工尘肺发病工龄的预测变量，将尘肺发病工龄作为结果变量。将数据随机抽样分为训练集（training set）、检验集（test set）和仿真集（simulation set），其中训练集、检验集数据用于非线性的BP神经网络、径向基函数神经网络和多重线性回归模型的单一模型的建立，仿真集数据用于预测。三种模型进行两两组合，分为BP神经网络与多重线性回归模型的组合模型、BP神经网络与径向基函数神经网络的组合模型和多重线性回归模型与径向基函数神经网络的组合模型，运用标准差法（standard deviation method）对两模型进行加权拟合。

1. BP神经网络

（1）BP神经网络原理：人工神经网络是近十几年来迅速发展起来的一门边缘性交叉学科，它把神经科学、信息科学、计算机科学等学科融为一体，具有较强的容错性、独特的资料存储特性和巨大的非线性处理性能；另外，人工神经网络也具有强大的自适应、自学习和自组织能力，有着广泛的应用，近几年在预测分析领域也逐渐被重视起来。人脑中大约含有近由百亿条神经，每条神经平均连接着其他近千条神经。通过这种连接方式，神经可以收发不同数量的能量。他们对能量的反应并不是即刻做出反馈，而是将它们积累起来，当这个总能量达到某个临界点时，将激发出的能量传递给其他的神经，这是神经的一个非常重要的功能。大脑通过对神经接受的这些能量的学习，做出反应。虽然这是一个生物行为的简单解释，但是这也可以说是神经网络抽象化模型。所以神经网络是一个数学模型，可以用电子线路来实现，也可以用计算机程序来模拟，是人工智能研究的一种方法。由于人工神经网路不仅具有高超的计算能力，还具有大脑的识别、模拟和联想能力，这促进了神经网络理论技术的高速发展。随着对神经网络的理论学习的逐渐加深，其在金融预测、人口消费、交通流量、自然灾害以及天气预测等许多相关领域得到了广泛应用，并取得了极大的发展。

BP神经网络的学习过程是误差逆向传播的算法，是一种多层前馈网络，这种逆向传播算法在理论和应用方面都较成熟。该网络是一种非线性动力系统，神经网络根据其主要连接形式和网络拓扑结构可分为自组织网络（ad hoc NNS）、反馈型网络（feed back NNS）和前馈型网络（feed forward NNS），由于反馈型神经网络的输出层数据信息可以不停地反馈到输入层，拟合模型效果良好，故选用反馈型神经网络中的BP神经网络网络模型。其信息处理的基本原理可表达为神经网络为三层，分别是输入层（input layer）、隐含层（hidden layer）和输出层（output layer），无数个功能单一的神经元是构成每层的主体，其中一定的权重系数是连接神经元与神经元之间的桥梁，接受其他神经元的调节输出结果，并经过自身函数转化和调整阈值输出数据，进而作用于其他神经元。BP神经网络输入层给予适当权重进行样本训练，经过隐含层处理，传输到输出层，在输出层对结果进一步处理，使误差逐渐下降，最后输出数据，如果结果不能达到预期的输出，就反向传播，经过输出层、隐含层，最后到输入层，逐层调节连接权重。然后再转入正向传播，经过反复学习训练，直到实际输出达到可接受的预测精度和效果，训练即告停止。其结构如图9-1。

（2）BP神经网络模型建模步骤

①变量的选择和处理：BP神经网络对预测因子的变量类型和连续与否没有较高的要求，但选择预测因子必须认真仔细，如果选择过多的预测因子，那么研究所需的训练样本不可避免地也会增加，最终会出现过度拟合，因为它会把训练样本的误差也加入到网络训练过程中，这虽然会引导网络更

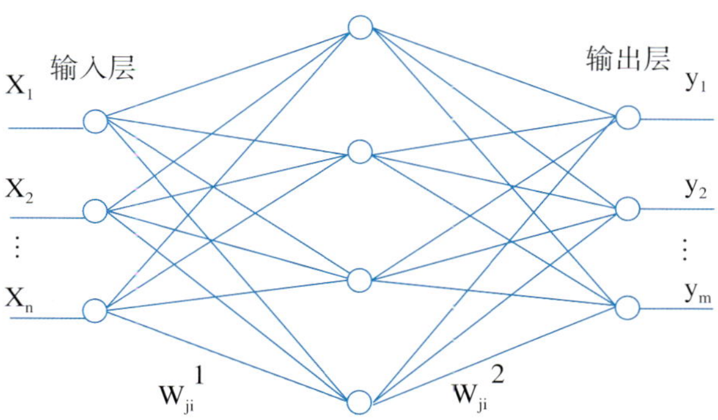

图 9-1 BP 神经网络模型结构

加精确的对训练集进行分类，但是利用 BP 神经网络对煤工尘肺发病工龄进行预测时，预测误差反而将会大大增加。选择预测因子的常用方法有通过文献查阅、专家询问以及采用传统统计学分析法进行初步筛选，另一种方法是采用神经网络的修剪技术，首先将对结果可能有影响的因素全部选上，然后利用修剪技术，减少输入变量的个数和网络的规模，这种方法基于各参数的统计学意义进行，只有那些对研究结果没有影响的变量才能被剪除 [48-49]。

经过查找文献，听从专家意见，将发病工龄作为因变量，工种、出生年代、开始接尘年代为因子，接尘工龄、开始接尘年龄为协变量，因为 BP 神经网络只对［0，1］之间的数据比较敏感，可以对协变量的数据进行归一化处理。把输入和输出变量的值归一化到［0，1］之间，主要是由于 BP 神经网络模型是非线性模型，运算函数值的范围在［–1，1］之间，因此输入和输出变量的值也最好定位在这个区域，另外是为了使输入变量值尤其是比较大的输入值能够落在传输函数最快的梯度上进行迭代。对数 S 型传输函数是 S 型曲线，曲线中间位置函数值变化最快，训练速度也快，在曲线的两端也就是靠近函数值为 0 和 1 的地方，曲线比较平缓，相应的训练速度也比较缓慢。BP 神经网络的传输函数有三种，如图 9-2 所示。考虑以上几点原因，对 BP 神经网络变量值进行归一化处理，其计算公式为：

$$x = (x - \min) / (\max - \min) \tag{1}$$

$$x = x / \max \tag{2}$$

$$x = (x - \bar{x}) / s_x \tag{3}$$

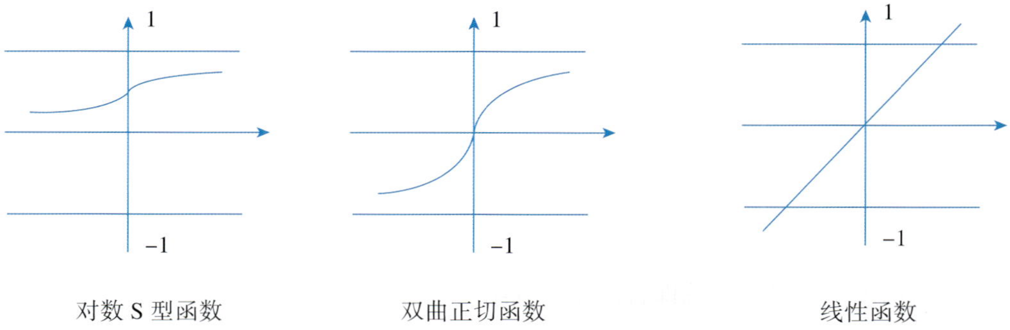

图 9-2 BP 神经网络传输函数

②分区数据集：由于提高网络推广能力的方法不同，对数据集的比例划分也不尽相同。例如，如果使用早停止策略，数据集的划分情况为训练集、验证集和测试集三部分。如果使用贝叶斯规则

的 BP 算法，可以不用测试集。数据集的划分是很重要的，模型的建立是在对训练集进行学习的基础上，要使其具有较好的推广性能，则训练集必须具有较好的代表性。本研究采用早停止策略，经过不断的调试，将数据集分为训练集（60%）、验证集（20%）、测试集（20%），可以有效防止模型过拟合。

③定义体系结构：理论上，只要隐含层数与隐含层节点数足够多，BP 神经网络就能以任一精度逼近任一非线性函数，但实践证明，隐含层神经元数与问题的要求、输入与输出单元的数量都有直接关系，对于一些特定问题往往会有一个最佳隐含层数与最佳隐含层节点数 [50]。理论证明，任意一种连续函数均可由一个三层感知器神经网络逼近 [51]，如果神经网络只含有一个隐含层，当它逼近非线性函数时，可以达到预期的精确度。因此普遍来说，在实际问题的操作上，隐含层一般取 1 ~ 2 层，三层基本上是很少使用的，增多层数会不可避免地增加网络的复杂性，很可能对网络收敛的速度产生影响。神经网络含有一个隐含层就可以映射所有连续函数，但训练不连续函数时需要较多的隐含层。

三层神经元数目的确定：针对输入层，其神经元数相当于统计学分析中的自变量，针对输出层，其神经元数也要根据现实研究而确定，相当于统计方法中所说的因变量；然而隐含层中神经元数目的确定目前尚无统一公式，一般都根据研究者的经验或者专家意见而设定，也有一些不成文的经常使用的公式，但其结果可能会有较大差异。例如可以采用试错法，以 m 代表输入层神经元数，n 代表隐含层神经元数，则先设 $n = \log^{2m}$，如果网络收敛效果不佳，则根据 Komlogoorv 定理，为了理论上能精确模拟该连续函数，应设 $n = 2m + 1$ [52]；或者增加神经元数，直到再增加下去网络误差减少不明显而收敛速度非常慢则可考虑停止增加。本研究设定隐含层为 1 个，自动计算隐含层神经元数，激活函数为 Sigmoid；输出层的激活函数为恒等函数，尺度因变量标度为标准化，修正值 0.02。

④培训：培训类型包括批处理、在线及袖珍型批处理。批处理培训通常为首选方法，因为其通常使总误差最小，然而批处理需要多次更新权重，而且其对“较小”数据集最有用，在线培训对与预测变量相关的数据集较大时效果优于批处理，袖珍型批处理的方法为批处理与在线的折中，因此选择在线培训；优化算法为梯度下降，最初学习率 0.1。梯度下降法也就是最速下降法，是由著名数学家 Cauchy 在 17 世纪中期提出的，是解答分析法中最传统的一种，其他解析方法有的是由它变化而来，或者是受它的启发而得到的，因此它是一种基础算法，其优点是工作量少，存储变量较少，初始要求不高。

⑤检验、仿真：验证效果时使用 20% 数据的验证样本作为输入，比较预测结果与真实值之间的差异。

2. 径向基函数神经网络

（1）基本原理：上文介绍了 BP 神经网络，其实质上就是非线性优化原理，基本算法是梯度下降法（图 9-3），迭代调整权值和阈值。自提出以来，在很多领域得到了很大的推广应用。但是 BP 网络也有其不可避免的缺陷，如训练速度慢、较易陷入局部极小值、隐含层节点数的选择则依靠个人经验、没有统一标准可循，这样就会导致无法确定合适的网络拓扑结构等。随着适用范围的不断扩大和研究精度要求的不断提高，其自身的缺点也越来越突出。为了克服这些弊端，人们不得不寻找更好的学习算法，另一方面着手构建新的网络模型。1985 年 Powell [53] 提出了多变量插值的径向基函数（radial basis function，RBF），1988 年 Broomhead 和 Lowe [54] 将 RBF 应用于人工神经网络设计，构造了径向基函数神经网络，Moody 和 Darken 在 1989 年提出了一种新颖的神经网络——径向基函数神经网络，同年，Jackon 论证了 RBF 神经网络对非线性连续函数的一致逼近性能 [55-56]，特别适合于解决分类问题。经过理论推断，用 RBF 神经网络可以任意精度全局逼近一个给定的非线性函数。

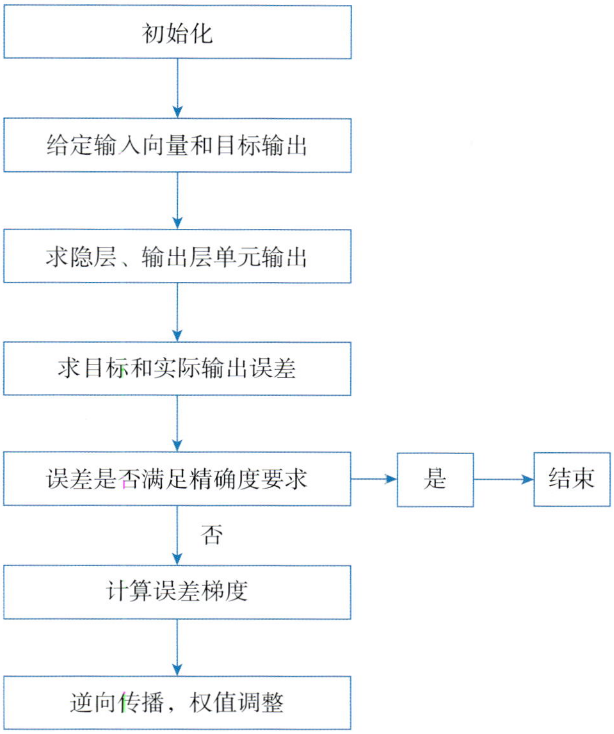

图 9-3　BP 神经网络模型计算流程图

而且重要的是，径向基函数神经网络避免了输入层与隐含层间反向传播的繁琐冗长的计算，使学习可以比通常使用的 BP 神经网络快 103 ～ 104 倍 [57]，因为径向基函数神经网络模型的发现，在一定程度上对神经网络模型的研究和应用起了巨大的促进作用。RBF 神经网络的网络拓扑结构可以根据遇到的问题而做出相应的改变，大大提高了训练速度，避免了局部极小值问题，弥补了 BP 神经网络的不足。RBF 网络的优良特性使得它显示出比 BP 网络更强的生命力，正在越来越多的领域内成为替代 BP 网络的一种新型网络 [53-54]。其网络拓扑结构如图 9-4。

径向基函数神经网络的基本原理是一种三层前馈网络，其网络拓扑结构分为三层，首层为输入层，由输入源节点构成，很好地将外部数据与内部网络结合起来，节点数是由输入信号的维度数确定的。中间层即隐层，其节点由径向基函数构成，其主要作用是输入层到隐含层空间的转换。结束层为输出层，对输入数据及结构做出响应，其输出节点是由隐节点给出的基函数的线性组合计算，输入层到隐含层是非线性变换，而隐含层到输出层的转换是线性转换。

（2）建模步骤：研究 RBF 神经网络的网络结构基础可知，决定 RBF 神经网络的网络框架有几方面的影响因素：网络中间层神经元数目、神经元中心、宽度还有中间层与输出层的连接权值大小。因此，目前大多数的学习算法都是利用这种结构框架特点及其影响因素来设计的，首先通过确定隐含层神经元的个数还有隐含层的中心，接着就是分析网络的连接权值大小。这种分层训练，也就是分步训练算法最重要的特点是可以通过利用线性优化算法从而提高训练速度和避免 BP 神经网络的局部最优问题，因而在很多研究领域得到了普遍的运用。第一步网络隐含层神经元的数目、中心和宽度的确定，是决定径向基函数神经网络性能的重要条件。选择隐含层神经元的数目不恰当，则无法合理反映输入样本数据的划分特点，就无法正确实现隐含层的非线性输入特点到输出层的线性转变，从而使径向基函数的网络性能被大大降低。第二步是寻找从隐含层到输出层的线性转换权值系数，目前使用最普遍的是最小均方差、递推最小方差、扩展卡尔曼滤波等方法。

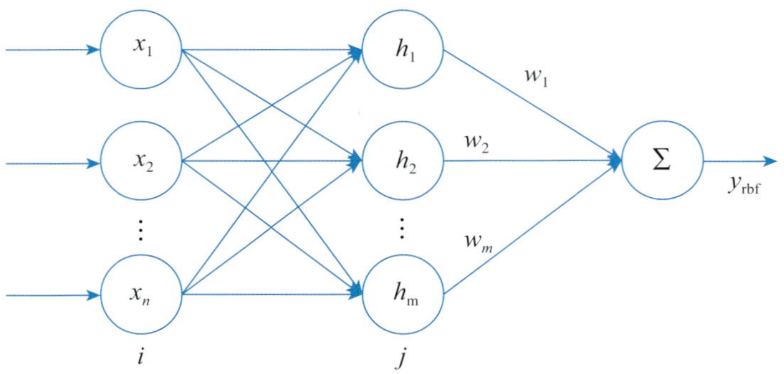

图 9-4 径向基函数神经网络结构

（3）中心和宽度的选取：径向基函数的中心选取方法采用 K-mean 算法[58]，其中心所在区域为输入数据（向量）密集分布的地方，确切地说当有新的实验训练数据输入时，这种算法可以动态更新这些中心，在每一个迭代过程当中，直到这些中心稳定才停止更新。径向基函数的宽度决定了函数的作用范围以及输出的幅度。通过查阅大量文献，发现不同的径向基函数取不同的宽度。在使用 K-mean 算法确定了输入空间中数据点的簇分布后，每个簇的中心就确定了。簇的半径按照如下方法确定：计算该簇中心与其他所有簇中心的距离，选取其中几个最短的距离，再求这些距离的平均值，最后再将平均值乘上一个因子，就得到了该簇的半径。在实际应用中，基函数中心和宽度还需要反复的实验和操作才能得到最好的计算效果。通过 K-mean 算法确立了径向基函数神经网络的中心后，另一个有必要完成的任务就是要确定中间层到输出层的权系数，本研究采用 LMS（Least-Mean-square）算法可以简单有效地确立权系数。

3. 组合预测模型 组合模型实际上是将各种单一模型看成是代表集合不同信息方向的整体，将散乱的信息整体组合到一起，便于实现信息的整合，整合后的信息可以减弱各单一模型的不确定性，削弱误差较大的模型对最后输出结果的影响[59]。因为组合模型整合了各单一模型很多非常有用的资料，能够减少单一模型对资料有效信息利用较少的缺点，鉴于组合模型的这种优点，其在复杂的经济领域得到推广应用，特别是信息有缺失的经济领域。组合预测模型是将两种或以上的单一预测方法所得的预测结果，把它们利用合适的权重系数进行加权平均的一种预测方法。其原理是：假如对某一问题进行预测，有 k 种预测方法可以对该对象 f 进行预测，其中使用第 i 种方法对 t 时段的预测结果为 f_{it}（$i = 1$、2、…… k），利用这 k 个预测结果组成一个对 f 的最终预测值，即 $f = Y$（f_1、f_2、……f_{it}、……、f_k），如果各种方法的权重 $W = [w_1$、w_2、…… $w_k]$ T，满足 $\sum_{i=1}^{k} w_i = 1$，则组合预测模型可表示为：

$$y\ (f_1、f_2、\cdots\cdots、f_k) = \sum_{i=1}^{k} w_i fit\ \ (t = 1、2、3、\cdots\cdots n) \tag{4}$$

以上所表述的是组合模型的基本思想。应用组合模型这种方法进行预测是建立在充分利用研究数据所提供的信心的基础上，通过组合多种单一预测模型所包含的信息，运用合适的方法使这几种模型进行最优组合。各种预测方法和预测模型都有其使用条件的限制，并且其假设基础也是确定的，因此，其自身必定或多或少存在局限性。例如时间序列模型，在序列的时间性上有严格要求，即必须是稳定的时间序列，并且与环境情况类似为假设前提，从历史数据中探索出某种趋势。预测值与影响因子之间存在因果关系则是回归分析法的假设前提。把多种预测方法组合在一起，可以精确揭示事物的发生发展规律，从而有利于掌握未来因素对预测个体的影响程度，这将帮助我们建立一种预测模型使其具有较高预测精度。同时，因资料不足引起的误差较大等缺点也可以减少甚至避免。

因为每一种预测模型都会对原始资料进行分析，而原始资料缺失可能导致在具体应用某种预测模型时出现问题。采用组合预测模型可以弥补这些缺点，各模型之间互相补充，从而得到比较理想的预测结果。因此，在大多数情况下，组合预测模型的预测效果往往优于各单一模型，从而改善预测结果。

由于组合模型中各单一模型对所研究数据的敏感性不同，以及各自的优缺点不同，导致它们的预测精度也不相同，因此在组合模型中，各单一模型对组合模型最终结果的贡献也不尽相同，所以组合预测应该把各模型贡献的差异尽量表现出来，才能最大限度地发挥各模型的作用，预测精度也会更高。综上所述，建立组合模型最重要的工作是计算出各单一模型对预测结果的贡献，换言之，就是确定各单一预测方法的权重系数。不同权重系数的求解方法可以得到不同的组合模型，为此，专家和学者们经过不断实践探索，也得到多种组合模型权重系数的计算方法，其中比较常用的是最小方差法、贝叶斯法、标准差法、最小二乘法、目的规划法和多目标规划法等。这些权重系数的求解方法都是在计算过程中为解决各种不同问题而提出的。为了充分利用各单一预测方法所提供的有用信息，弥补各单一模型的缺陷，减少预测的随机性，提高预测精度，提高研究效率，应综合考虑建立组合预测模型。本研究采用的确定组合模型权重系数的方法是标准差法，结构如图 9-5。

其具体算法是假设 BP 神经网络模型、RBF 神经网络模型和多重线性回归模型的预测误差的标准差分别为 $б_1$、$б_2$、$б_3$，且 $б = б_1 + б_2 + б_3$。则权重系数为：

$$w_i = [(б - б_i) / б] * [1 / (m - 1)] \quad (5)$$

式中 $i = 1，2，3$；m 为模型个数。

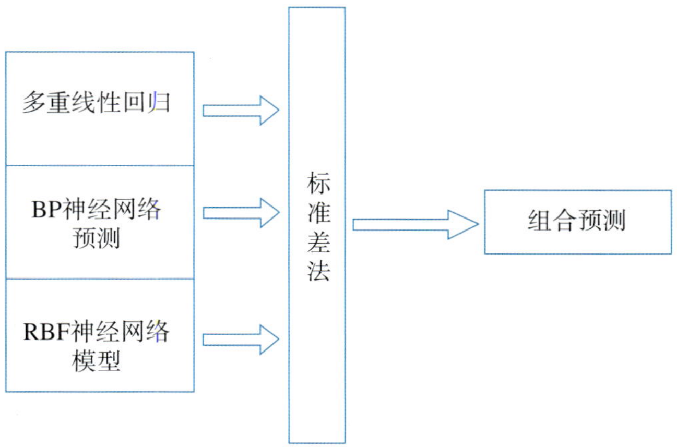

图 9-5　组合预测模型结构

三、预测结果

1. 模型的预测情况

（1）各单一模型的散点分布情况：理想状态下，散点图的分布应该位于从原点起始的 45° 线上。由图 9-6 可以看出，BP 神经网络和多重线性回归模型的预测分布图大致符合理想状态下的分布，位于从原点起始的 45° 线上；而 RBF 神经网络的分布则较为混乱。可见，在这种情况下运用 BP 神经网络模型和多重线性回归模型对煤工尘肺发病工龄的预测比径向基函数神经网络较为合适。

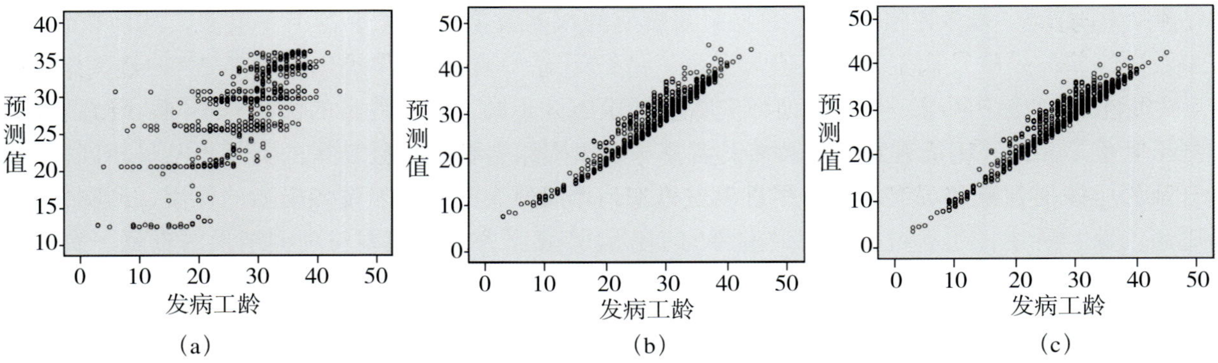

注：(a) RBF 神经网络散点分布图；(b) BP 神经网络散点分布图；(c) 多重线性回归散点分布图

图 9-6 各单一模型的散点分布情况

(2) 各组合模型的散点分布情况：由图 9-7 可知，三种单一模型的组合模型散点分布图最集中，也充分符合从原点开始的 45° 线上，其次是 BP 神经网络模型与多重线性回归模型的组合模型和 BP 神经网络模型与 RBF 神经网络模型的组合模型，最后较差的是 RBF 神经网络模型与多重线性回归模型的组合模型，但是组合模型预测值与真实值的散点分布图都符合理想状态下的分布，与各单一模型的散点分布图比较，各点都基本位于一条线上，并且都符合位于从原点开始的 45° 线上，结果比

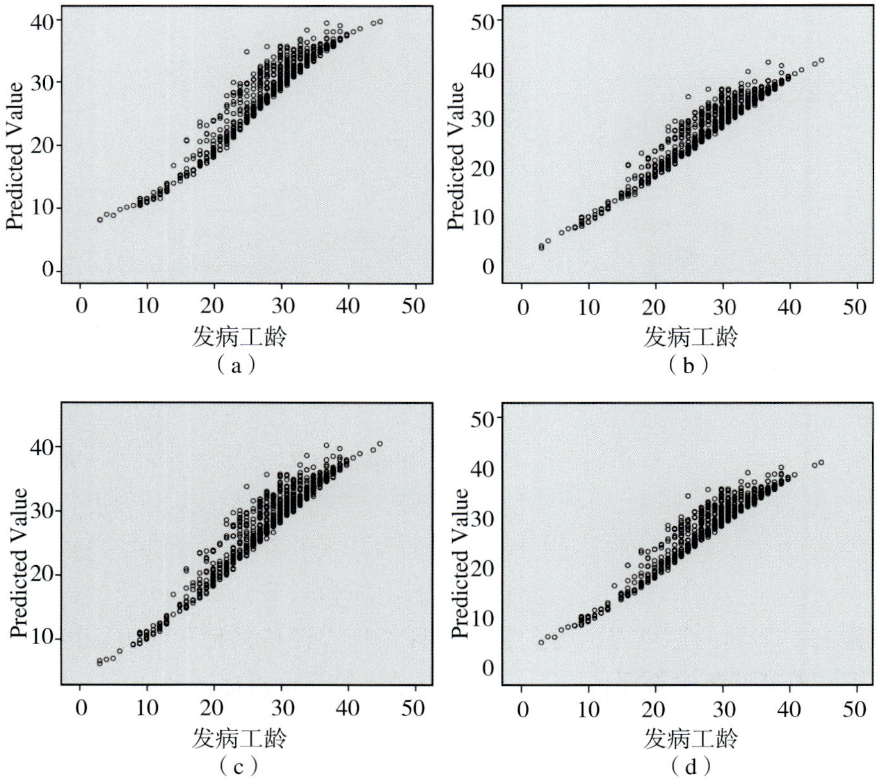

注：(a) RBF 与多重线性回归的组合模型散点分布图；(b) BP 神经网络与多重线性回归的组合模型散点分布图；(c) RBF 神经网络与 BP 神经网络的组合模型散点分布图；(d) 三种单一模型的组合模型散点分布图

图 9-7 组合模型预测值与真实值的散点分布图

较理想，可以初步认为组合模型的预测值比较精确。

2. 统计学检验　分别对各单一模型以及组合模型的预测值与发病工龄真实值进行配对 t 检验，比较预测值与真实值之间的差异是否有统计学意义，从而判断各模型的预测结果是否合理。

（1）各单一模型发病工龄预测值与真实值进行配对 t 检验：结果见表 9-2，RBF 神经网络、BP 和多重线性回归模型的 t 值分别为 1.541、0.836 和＜ 1.639，P 值分别为 0.124、0.404 和 0.101，差异无统计学意义，暂不能认为发病工龄的真实值与预测值总体均数间有差异。从而得出，径向基函数神经网络、BP 神经网络模型和多重线性回归模型均可对煤工尘肺患者发病工龄进行预测，预测结果合理可信。

表 9-2　发病工龄真实值与预测值比较结果（$\bar{x} \pm s$）

模型	真实值（年）	预测值（年）	t	P
径向基神经网络	28.40 ± 6.92	27.98 ± 5.98	1.541	0.124
BP 神经网络	28.40 ± 6.92	28.16 ± 6.71	0.836	0.404
多重线性回归模型	28.40 ± 6.92	27.93 ± 6.69	1.639	0.101

（2）组合模型发病工龄预测值与真实值进行配对 t 检验；结果见表 9-3，RBF 神经网络与多重线性回归的组合模型、BP 神经网络与多重线性回归的组合模型、RBF 神经网络与 BP 神经网络的组合模型和三种单一模型的组合模型的检验 t 值分别为 1.800、1.335、0.035 和 1.538，P 值分别为 0.072、0.182、0.973 和 0.124，差异无统计学意义，可以同样得出这几种组合模型均可以对煤工尘肺患者发病工龄进行预测，并且其预测结果可靠可信。

表 9-3　煤工尘肺患者发病工龄真实值与预测值比较结果（$\bar{x} \pm s$）

模型	真实值（年）	预测值（年）	t	P
多重线性回归与 RBF 组合	28.40 ± 6.92	27.88 ± 6.79	1.800	0.072
多重线性回归 BP 组合	28.40 ± 6.92	28.02 ± 6.58	1.335	0.182
RBF 与 BP 模型组合	28.40 ± 6.92	28.39 ± 6.73	0.035	0.973
三种单一模型组合	28.40 ± 6.92	27.96 ± 6.65	1.538	0.124

3. 模型预测性能的比较　首先对上文所研究模型的煤工尘肺发病工龄预测结果进行完全随机设计资料的方差分析，$F = 0.143$，$P = 0.990$，$P > 0.05$，可得差异无统计学意义，故分别用 BP 神经网络、RBF 神经网络和多重线性回归模型以及各组合模型对煤工尘肺患者发病工龄进行预测，暂不能认为其预测结果差异具有统计学意义，也不能判定各预测模型预测性能的优劣。为反映以上几种预测模型的预测性能优劣，必须对模型进行检验比较，检验内容包括残差分析和模型的合适性。由于各预测性能的评价方法有其不同的侧重点，因此单用一种指标来评价某种预测方法的预测性能是不严谨的，也不准确。按照模型预测效果评价原则，本研究选取的评价指标体系如下。

标准误差（root mean squared predict error，RMSE），其计算公式为：

$$RMSE = \sqrt{\frac{1}{n}\sum_{t=1}^{n} e_t^2}\ (t = 1,2,\cdots\cdots n) \tag{6}$$

平均绝对误差（mean absolute error，MAE），其计算公式为：

$$MAE = \frac{1}{n}\sum_{t=1}^{n}|e_t| \quad (t = 1,2,\cdots\cdots n) \tag{7}$$

平均相对误差（mean percent error，MPE），其计算公式为：

$$MPE = \left(\frac{1}{n}\sum_{t=1}^{n}\frac{e_t}{y_t}\right) *100\% \ (t = 1,2,\cdots\cdots n) \tag{8}$$

其中 n 为病例数，e 为实际值与预测值之差。

表 9-4 预测误差比较

模型	均方根误差	平均绝对误差	平均相对误差（%）
BP 神经网络	5.31	3.16	－0.51
RBF 神经网络	7.48	5.57	2.80
多重线性回归模型	4.89	4.93	－0.57
BP 网络与多重线性回归组合	2.06	1.19	0.45
BP 与 RBF 神经网络组合	5.92	3.51	0.68
RBF 网络与多重线性回归组合	6.15	3.01	0.87
三种模型的组合模型	3.21	4.40	0.50

表 9-4 显示了模型的评价结果。均方根误差能够很好地反映出测量的精密度，它只对一组预测数据的可靠性进行分析，可以精确测量出各预测模型预测误差的细小差别，因为其放大了预测误差，使得它对误差的微小变动更加敏感，标准误差小，预测的可靠性大一些。结果显示，BP 神经网络模型与多重线性回归模型的组合模型的均方根误差最小，三种模型的组合模型次之，RBF 神经网络模型的预测误差最大，其他单一模型和组合模型的均方根误差接近于 BP 神经网络模型与多重线性回归模型的组合模型。这表明 BP 神经网络模型与多重线性回归模型的组合模型的预测可靠性最大，RBF 神经网络模型最差。平均绝对误差为所有个体相对误差的绝对值之和除以预测个体总数所得平均数的百分数，该指标能够确切地表现出各预测模型的预测精度，特别适用于是在不同资料条件下比较误差大小的一个良好指标。由表 9-4 可以看出，BP 神经网络模型与多重线性回归模型的组合模型平均绝对误差最小，BP 神经网络、RBF 神经网络模型与多重线性回归模型的组合模型和三种模型的组合模型居中，RBF 神经网络模型的平均绝对误差最大，表明 BP 神经网络模型与多重线性回归模型的组合模型的预测精度最好，RBF 神经网络的预测精度最差。研究表明，平均相对误差在小于等于 5% 时为理想状态，由表 9-4 可知，所选模型的平均相对误差均小于 5%，表明所有所选模型均可以用于煤工尘肺发病工龄的预测，但是 BP 神经网络模型与多重线性回归模型的组合模型的平均相对误差最小、效果也最为理想。

4. 仿真集检验样本的预测结果分析 为了进一步验证两模型的预测性能，利用随机抽取 10 例的仿真集样本进行预测检验，对各模型真实值与预测值进行配对 t 检验，其检验结果差异均无统计学意义（$P > 0.05$）。各模型的预测误差如表 9-5 所示，可得 BP 神经网络模型与多重线性回归模型的组合模型的预测误差最小，其次是三种单一模型的组合模型，误差最大的是 RBF 神经网络模型，进一步验证了所研究各模型可以对煤工尘肺患者发病工龄进行预测，并且 BP 神经网络模型与多重线性回归模型的组合模型预测性能最优。

表 9-5　检验样本的预测结果（年）

模型	均方根误差	平均绝对误差	平均相对误差（%）
BP 神经网络	3.31	2.83	– 0.43
RBF 神经网络	6.48	5.31	1.97
多重线性回归模型	4.57	4.15	– 0.59
BP 网络与多重线性回归组合	1.27	0.73	0.07
BP 与 RBF 神经网络组合	4.92	3.79	0.53
RBF 与多重线性回归组合	5.15	4.23	0.85
三种模型的组合模型	1.69	3.63	0.19

第四节　神经网络建模的 SPSS 实现

一、设置随机种子

SPSS 操作步骤如下：转换——随机数字生成器……——选择“设置起点”——选择“固定值”——输入值。SPSS 界面见图 9-8。

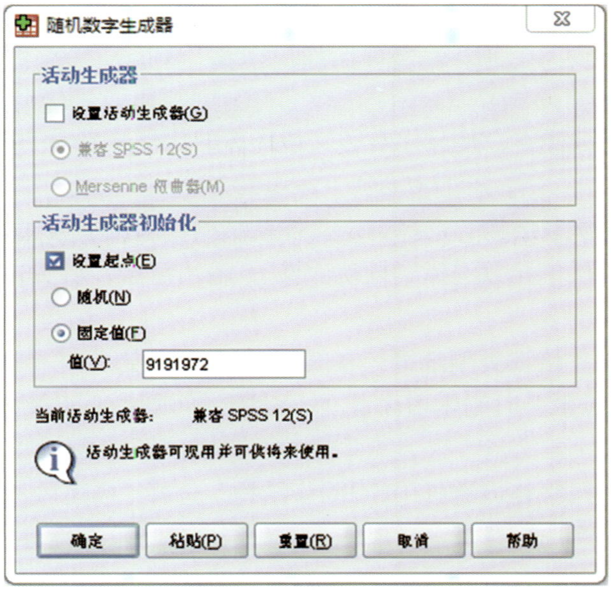

图 9-8　随机数字生成器选项卡

二、运行分析

1. **运行多层感知器**　若需要运行多层感知器分析，则进行如下操作：分析——神经网络——多层感知器——选择因变量——选择“因子”和“协变量”。SPSS 界面见图 9-9（其中，因子为自变量中的分类变量，协变量为自变量中的定量变量）。

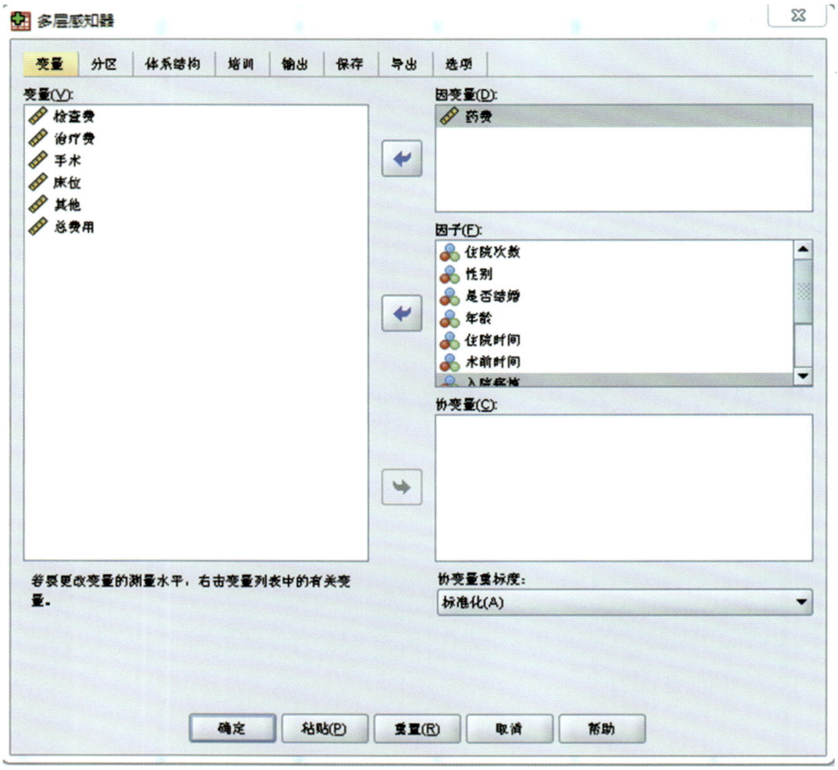

图 9-9 多层感知器：“变量”选项卡

2. 进行分区分配 培训样本、检验样本和支持样本的比例分别为 70%、20% 和 10%。SPSS 界面见图 9-10。

3. 建立多层感知器的体系结构 选择自定义体系结构，隐藏层数选择“两层”，隐藏层激活函数选择“双曲正切”，隐藏层单元数选择“自动计算”，输出层激活函数选择“双曲正切”。SPSS 界面见图 9-11。

4. 选择网络培训方法 培训类型选择“在线”，优化算法选择“梯度下降”，培训选项中的最初学习率、学习率的较低极限、时程学习率减少、动能、间隔中心点及间隔偏移量均使用默认值。SPSS 界面见图 9-12。

5. 网络的输出选项 网络输出选择中，“网络结构”选择“描述”，“网络性能”选择“模型汇总”和“观察预测图”，同时选择“个案处理摘要”和“自变量重要性分析”。选择完成后点击“确定”按钮，完成分析过程选项，输出结果。SPSS 界面见图 9-13。

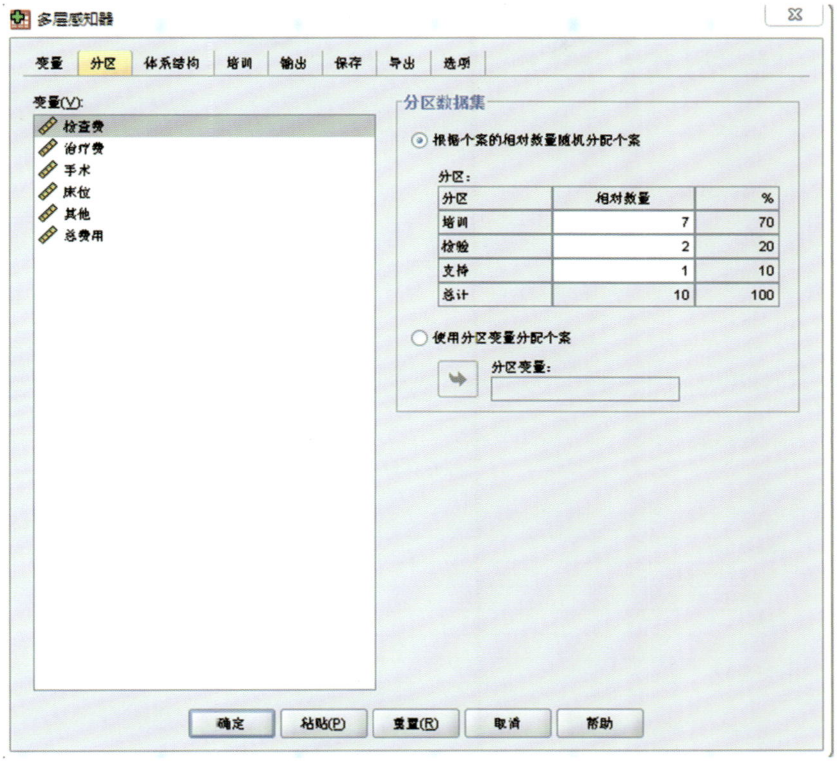

图 9-10　多层感知器:“分区”选项卡

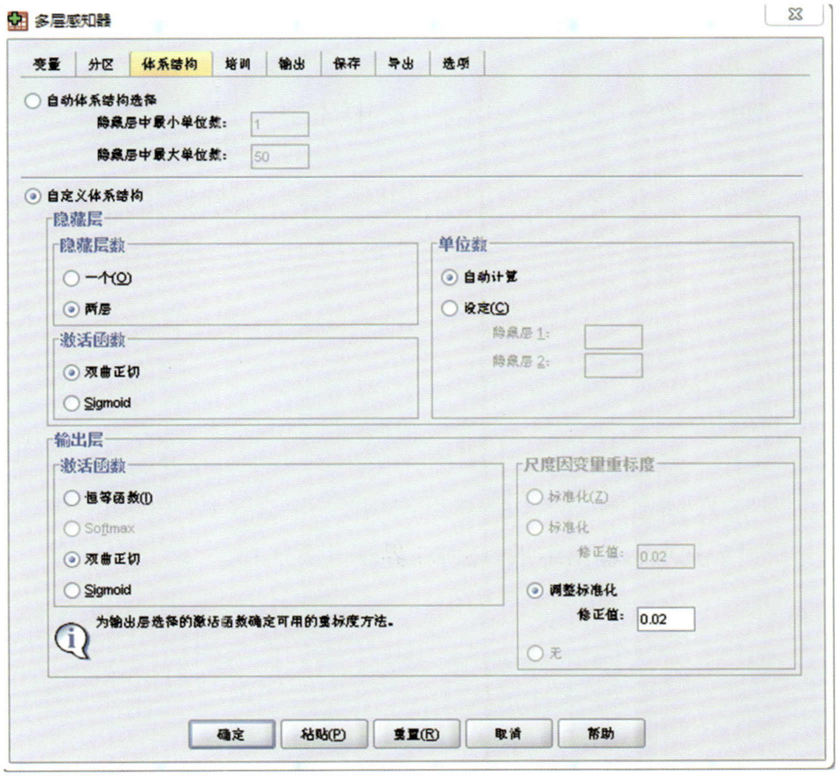

图 9-11　多层感知器:“体系结构”选项卡

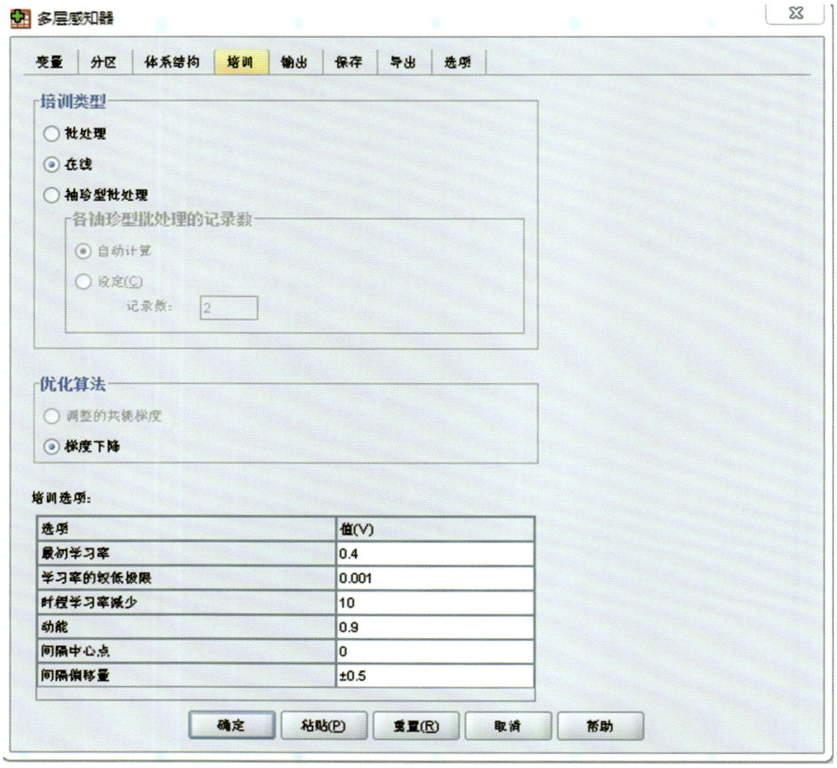

图 9-12　多层感知器："培训"选项卡

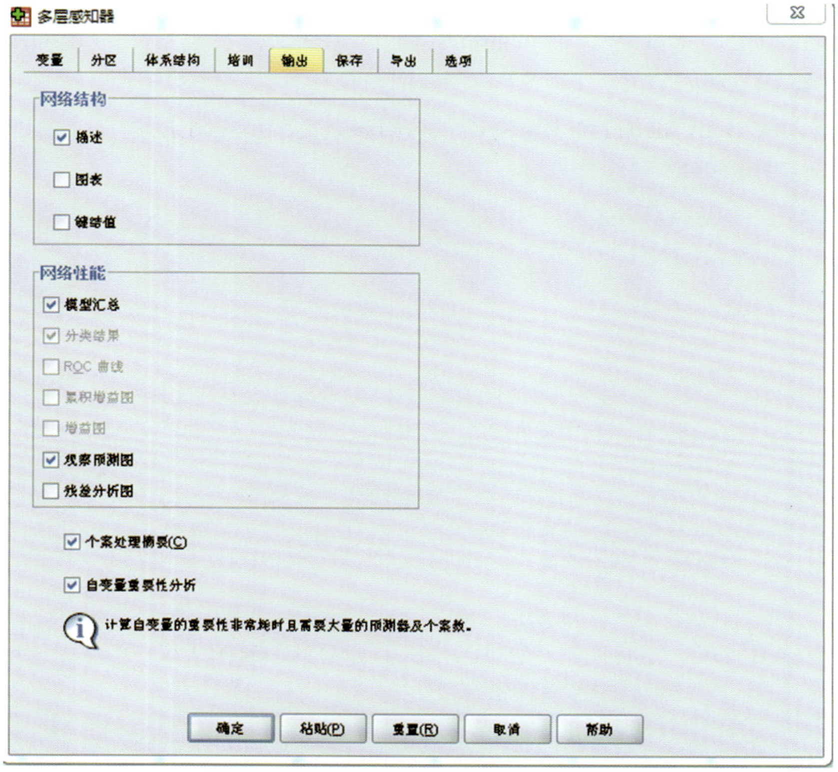

图 9-13　多层感知器"输出"选项卡

（王国立　武建辉）

参考文献

[1] 全国流行病学调查办公室全国尘肺流行病学调查研究研究资料集（1949-1986）[M]. 北京：北京医科大学，协和医科大学出版社，1992：202-211.
[2] 李涛，张敏，李德鸿，等. 中国职业卫生发展现状 [J]. 工业卫生与职业病，2004，30（2）：65-68.
[3] Centers for Disease Control and Prevention（CDC）. Silicosis mortality，prevention and control-United States，1968-2002 [J]. Mmwr Morb Mortal Wkly Rep，2005，54（16）：401-405.
[4] 王瑞芝，郭俊琴. 煤工尘肺的研究进展 [J]. 中国城乡企业卫生，2004，4（2）：14-16.
[5] Liang Y X，O Wong，H Fu，et al. The eeonomie burden of Pneumoeoniosis in China [J]. Oceup Environ Med，2003，60（8）：383-38.
[6] 金泰廙. 职业卫生与职业医学 [M]. 6 版. 北京：人民卫生出版社，2007，185-194.
[7] 王文勇，陈征. 用时间序列分析法进行尘肺流行预测研究 [J]. 中国职业医学，2001，28（2）27-29.
[8] 鲍一丹，吴燕萍，何勇. 基于 GM（1，1）模型和线性回归的组合预测新方法 [J]. 系统工程理论与实践，2004，24（3）：95-98.
[9] 卢向虎. Logistic 曲线模型在经济预测中的应用——以重庆市城镇居民收入预测为例 [J]. 重庆商学院学报，2002，（3）：29-30，33.
[10] 陈峰. 医用多元统计分析方法 [M]. 北京：中国统计出版社，2001：111-112.
[11] 王济川，郭志刚. Logistic 回归模型方法与应用 [M]. 北京：高等教育出版社，2001.
[12] Cyrus RM，Nitin RP. Exact logistic regression：theory and examples [J]. Stat. in Med，1995，15：2143-2160.
[13] Hirji KF，Mehta CR，Patel NR. Computing dist ributions for exactlogistic Regression [J]. JASA，1987，82：1110-1117.
[14] 张宏，沈其君，陈启光. 前瞻研究中 Logistic 回归参数估计的应用条件 [J]. 中国公共卫生，2004，20（8）：1018-1019.
[15] 石义平，吕志刚. 尘肺患者生存年限的 COX 比例风险模型分析 [J]. 中华劳动卫生职业病杂志，2007，25（6）：359-360.
[16] 李竹，郑俊池. 新编实用医学统计方法与技能 [M]. 北京：中国医药科技出版社，1998：100.
[17] 别斯图热夫拉达. 预测工作手册 [M]. 顾镜清，译. 北京：中国社会科学出版社，1987：147-154.
[18] 米翠兰. 二次指数平滑法的研究与应用 [J]. 华北煤炭医学院学报，2000，2（5）：524-525.
[19] Armstrong J. S. Long forecasting. -from crystal ball to computer [M]. 2nd Eidition. John Wiley & Sons Ins，1985：160-189.
[20] 袁聚祥，韩尚午，张抚顺. 煤工尘肺患病趋势预测方法的比较 [J] 1998，1（3）：267.
[21] 廖飞，赵宝江，王秀英，等. GM（1，1）模型的参数优化 [J]. 科技致富向导，2011，（33）：9，86.
[22] 蔡金钟. 疾病监测的灰色预测模型 GM（1，1）研究 [J]. 厦门大学医学报，1995，34（1）：121-126.
[23] 吉培荣，胡翔勇，熊冬青. 对灰色预测模型的分析与评价 [J]. 水电能源科学，1999，7（2）：42-44.
[24] 李舒才，肖全华，曹永兴，等. GM（1，1）灰色模型在尘肺患病人数预测的应用与评价 [J]. 国际医药卫生导报，2004，10（18）：207-208.
[25] 孙晓楼，顾伟玲. 灰色预测法在尘肺患病中的应用 [J]. 中华劳动卫生职业病杂志，1997，15（4）：

210.
[26] 陈雄山，姚海飞，李东华．等．基于灰色系统模型的潞安矿区尘肺病发病趋势预测［J］．中国煤炭，2011，37（2）：97-100.
[27] 赵定义．灰色数列预测模型在医学中的应用［J］．中国卫生统计，1988，5（1）：5-7.
[28] 刘成风，韦建国，王付宏，等．石河子市尘肺发病现状及发展趋势［J］．中国工业医学杂志，2002，15（4）：232-233.
[29] 黄德生，周宝森，刘延龄，等．BP 人工神经网络用于肺鳞癌预后预测［J］．中国卫生统计，2000，17（6）：337-340.
[30] 余雪丽．神经网络与实例学习［M］．北京：中国铁道出版社，1996.
[31] 薛禾生．人工神经网络方法［M］．中国医院统计，1999，6（2）：100-102.
[32] William G Baxt．Apllication of artificial neural networks to clinlical medicine［J］．The Lancet，1995，346：1135-1138.
[33] William G Baxt．Used of an artificial neural networks for the diagno-sis of myocardial infarction［J］．Annals of Internal Medicine，1991，115：843-848.
[34] Duh MS Walker A，Ayanian JZ．Epidemiologic interpretation of arti-ficial neural networks［J］．Am J Epidemiol，1998，147（12）：1112-1122.
[35] Mango LJ．Computer- assisted cervical cancer screening using neural networks［J］．Cancer Letter，1994，77：155-162.
[36] BennttJG，Disk JA，Kapla YS，et al．The relationship between coal rank and the prevalence of pneumoconiosis［J］．Brit J Ind Med，1979，36：206.
[37] Dalai NS，Surya MM，Vallyatha V，et al．Detecti of reactive free radicals in fresh coal mine dust and their implication for pulmonary jury［J］．A Occup Hyg，1989，33：79-84.
[38] Reisner M．T．R．Specific harmfulness of repairable dusts from west German coal mines［J］．VI：Comparison of experimental and epidemiological results，Ann Occup Hyg，1982，26（1-4）：527-539.
[39] Jianhui Wu，Wei Wei，Lu Zhang，et al．Risk assessment of hypertension in steel workers based on LVQ and fisher-SVM deep excavation［J］，IEEE ACCESS，2019，7：23109-23119.
[40] 商勇，丁咏梅．最优组合预测方法评析［J］．统计与决策，2005，17：122-123.
[41] Bates JM，Granger CWJ．The combination of forecasts［J］．Operational Research Quarterly，1969，20（4）：451-468
[42] Granger C W J．Combining forecasts-twenty years later［J］．Journal of Forecasting，1989，8（3）：167-173.
[43] 鄢小彬．组合预测技术及其应用［D］．武汉：武汉理工大学，2007.
[44] 石云霞．组合预测模型的权重研究及其应用［D］．宁夏：宁夏大学数学系，2008
[45] 唐小我．组合预测误差信息矩阵研究［J］．电子科技大学学报，1992，21（4）：448-454.
[46] 唐纪，王景．组合预测方法评述［J］．预测，1999，18（2）：42-43.
[47] 陈华友．基于预测有效度的组合预测模型研究［J］．预测，2001，20（3）：72-73.
[48] 李丽霞，王彤，范逢曦．BP 神经网络设计探讨［J］．现代预防医学，2005，32（2）：1.
[49] 王俊杰，陈景武．BP 神经网络原理及其在医学统计应用中的设计技巧［J］．中国卫生统计，2008，25（5）：547-549.
[50] 廖宁放，高稚允．BP 神经网络用于函数逼近的最佳隐层结构［J］．北京理工大学学报，1998，18（4）：

476-480.
[51] Wu J，Qin S，Wang J，et al. Develop and Evaluate a new and effective approach for Bioeng Biotechnol，2020，10：828-839.
[52] 刘碧瑶. 基于 BP 神经网络的住院费用建模研究［D］. 杭州：浙江大学，2006.
[53] Powell M J D. Radial basis functions for multivariable interpolation：a review［J］. In：Mason J.L. and cox，M.G. Eds.，Algorithms for Approximation，Carendon press，Oxford，1987，143-167.
[54] Broomhead D S，Lowe D. Multivariable functional interpolation and adaptive networks［J］. Complex Systems，1988，2（3）：321-355.
[55] 袁增任. 人工神经网络及其应用［M］. 北京：清华大学出版社，1999.
[56] Chen S. Orthogonal least squares learning algorithm for radial basis function networks［J］. IEEE Transon Neural Networks，1991，2（2）：302-309.
[57] 王炜，吴耿锋，张博锋，等. 径向基函数（RBF）神经网络及其应用［J］. 地震，2005，25（2）：19-21.
[58] 王永毅，徐健. 神经元网络控制［M］. 北京：机械工业出版社，1998.
[59] Li Xiaoming，Xu Xianghui，Wang Jie，et al. Study or prediction model of HIV incidence based on GRU newral network optimized by MHPSO［J］ IEEE ACCESS，2020，8：49574-49583.

第十章

循证医学在矿山职业卫生安全研究中的应用

第一节　概　述

循证医学（evidence-based medicine，EBM）是临床医学领域于 20 世纪 80 年代兴起，90 年代后逐步发展起来的一门新兴学科，发展十分迅速，目前普遍认为临床医学实践已开始了由传统的经验医学向循证医学时代的转变。循证医学的基本思想是在临床实践中，医生应该以当前能获得的最佳的科学研究证据为基础来进行临床决策。早期狭义的循证医学主要指临床实践，随着循证医学的发展，遵循证据进行决策的思想逐渐被各学科所接受，广义的循证医学包括两个方面：一个是针对个体患者的循证临床诊治决策，另一个是针对群体的循证医疗卫生决策。

一、循证医学的定义及解释

著名的临床流行病学家 David Sackett 在 1996 年提出，“Evidence-based medicine is the conscientious, explicit, and judicious use of current best evidence in making decisions about the care of individual patients.”意思为“循证医学是有意识地、明确地、审慎地应用当前所能获得的最好的研究证据用于每个患者的诊治方案”或者说“循证医学应该是应用当前所能获得的最佳研究证据，同时结合临床医生的个人专业技能和多年的临床经验，考虑患者的权利、价值和期望，将三者完美地结合以制订出患者的治疗措施，进行临床决策的一门科学。”这意味着实施循证医学的医师要参酌最好的研究证据、临床经验及专业技能和患者的意见进行临床决策。对循证医学的概念可以从以下几个方面去进一步理解[1]。

1．循证医学是遵循最佳科学证据的医学实践过程　循证医学实践包括三个基本要素：患者、医师和证据，是三个方面的有机结合。循证医学的理念并非要取代临床技能、医学专业知识和临床经验，它只是强调任何医疗决策应建立在最佳科学研究证据基础上。

2．循证医学的核心是高质量的临床研究证据　“证据”及其质量是实践循证医学的关键。目前认为，EBM 最高级别的证据是来自高质量的系统综述（systematic review，SR）或高质量的随机对照临床试验（randomized controlled trail，RCT）。

3. 临床医师的专业技能与经验是实践循证医学的必备条件 实施循证医学实践的主体临床医师应具备应用个人的临床专业知识、临床技能和经验对患者的疾病状态、诊断、干预措施的利弊，以及患者的价值观、期望迅速做出判断的能力。

4. 充分考虑患者的期望或选择是实践循证医学的关键因素 EBM 提倡医师在重视疾病诊断、治疗的同时，力求从患者的角度出发了解患者患病的过程及感受，尤其是他们对疾病的疑虑与恐惧；疾病对机体与身心功能的影响；对诊断、治疗措施的期望与选择。

二、循证医学的产生和发展历史

循证医学的产生是现代流行病学长足发展和传统与科学的冲突引发的争论与思考所导致的必然结果。随着流行病学研究方法的迅速进展与日益成熟，不仅为预防医学提供了开展人群研究的技术，也为临床各学科研究医学实践中的各种问题提供了科学方法论。目前，临床流行病学已经成为医学科学研究的方法学，得到大力推广与应用，特别是临床随机对照试验的发展和应用，为评估临床干预试验的效果提供了金标准，产生了大量高质量的证据。因此，临床流行病学是循证医学的基础，也为开展循证医学保证了高质量证据的来源。

1972 年，英国著名流行病学家 Archie Cochrane 指出，由于资源有限，临床工作者应充分利用可获得、经过证明可靠的临床研究结果，尤其利用随机对照试验证据来指导临床实践。在医学实践中科学与传统经验产生了冲突，在争论之后得出了以下启示：实践经验和理性推理是不完全可靠的；医学干预，不管新旧，都应接受严格的临床评估；应当有意识、积极和系统地采取措施，淘汰医学实践中无效的干预措施，并防止新的无效措施引入医学实践；所有医学实践的决策都应基于严格的研究证据之上。至此，循证医学的思想萌芽已经出现。

1979 年，Archie Cochrane 又提出，应将所有有关的随机对照试验结合起来进行综合分析，并随着新的临床试验的出现不断予以更新，为临床实践提供可靠依据。在他的倡导下，20 世纪 80 年代，医学界对一些重要疾病的某些疗法进行了系统综述或 meta 分析（meta analysis，MA），其结果对临床实践和研究产生了划时代的影响。

所以说，20 世纪 80 年代以前，临床实践一直以传统的经验医学为指导，医师根据自己及他人的经验、教科书和医学期刊上零散的研究报告等非系统观察的证据为依据来处理患者，虽然也是基于证据，但这些证据的可靠性及质量相对较低，有些甚至是错误的。即使传统医学也有遵循证据的实践行为，这些行为也多是自发的、不明确的、无意识和不系统的，其结果可能导致一些真正有效的疗法因不为临床医师所了解而长期未被采用，一些实践无效甚至有害的疗法因从理论上推断可能有效而被长期广泛使用。面对这些问题，迫切需要一种科学严谨的医学模式来指导临床医师如何寻找最佳证据作为临床决策的依据，在这个背景下，循证医学作为一种新的医学实践模式开始形成并逐渐发展起来。

计算机和网络技术是 20 世纪的重要标志之一，带动了信息革命。目前全球每年有几百万条医学科研成果产生。面对如此浩瀚的信息，如何在最短时间内获取所有相关信息，是实现循证医学所需具备的手段。计算机和网络技术的发展，使信息的传播和获取变得快捷，从而为循证医学的产生奠定了技术基础。

20 世纪 80 年代末，加拿大学者 David Sackett 教授将临床流行病学的方法和原理用于指导临床实践，探索基于临床问题的研究，以提高临床疗效。以 Sackett 为首的一批临床流行病学家，在麦克玛斯特大学（McMaster University）率先对年轻的住院医师进行循证医学培训，取得了良好的效果。经过反复实践，Sackett 于 1992 年在美国医学会杂志 *JAMA* 杂志发表了一篇题名为“循证医学：医学实践教学的新模式”（Evidence-Based Medicine – A New Approach to Teaching the Practice of Medicine）的文章。循证医学第一次在医学文献中亮相，受到了临床医学界以及其他学者的重视。为了促进循证医学的发展，1995 年 Sackett 受聘于英国牛津大学后，组建了循证医学中心（Evidence-Based Medicine Center），1993 年国际上还成立了世界考科蓝协作网（World Cochrane Collaboration），它的主要任务是广泛收集、总结、传播经过科学分析和整理的临床研究证据，从而加速科学研究的成果在实践中的应用，推动循证医学的发展。

三、循证医学与传统医学的区别

循证医学不同于传统医学，传统医学是以个人经验为主，即根据非实验性的临床经验、临床资料和对疾病基础知识的理解来诊治患者，强调从经验中学习，注重经验的累积，即经验是必要的，这只能弥补科学知识的不足，从科学研究中学习应该是第一位的。循证医学的诞生，正在彻底改变着沿袭千古的医学实践模式，引发了一场医学实践模式的革命[2]。

（一）在传统医学模式下，临床实践的特点

1．医师的临床经验是进行临床诊治的基础，其权威性很大程度上取决于个人的经验。

2．在制订临床决策时，过分依赖于病理生理学所提供的信息，临床医师的技能基本上是个人经验与使用病理生理学技术的结合。

3．临床医师依靠培训和共同的感觉评价新的诊治技术。

4．在某一特定课题范围内，临床经验和特长可以发展为临床医师进行临床实践的指南。

（二）在循证医学模式下，临床实践的特点

1．在有可能的情况下，临床医师从那些系统、可靠、无偏的研究中获取信息（证据）来提高临床诊治的水平。

2．病理生理学是临床实践的基础，但不是充分的基础条件。

3．正确评价和利用医学文献所提供的证据是指导临床实践的重要基础。

第二节 循证医学实践的步骤和方法

一、提出明确的临床问题

这是循证医学实践最基本而又重要的一步，提出的问题可以来源于疾病预防、诊断、预后、治疗、病因、副作用等临床实践的各个方面，如一些慢性疾病的病因、临床表现的个体差异、早期诊断的利弊、各种诊断、治疗技术的利弊、评价预后的途径等，这些问题不仅为临床医师所关心，患者也关心。当这些问题用传统的经验难以解释，就应当提出来，通过寻求证据来解决。这就要求临床医师善于在临床实践中认真观察，仔细分析、发现问题，及时归纳并准确地提出问题。只有通过不断提出问题，解决问题，才能推动医学科学的不断发展。

明确的临床问题应包含四部分内容：患者或问题（patient or problem）、干预措施（intervention）、对照干预措施（comparison intervention）及结局指标（outcome），即 PICO 原则。只有明确了临床问

题，才能有的放矢地进行证据的检索和做出临床决策，这是最基本但很重要的一步。

二、检索和收集有关的医学文献

根据提出的临床问题，确定检索“关键词”，即最能反映问题的相关词汇，制订检索策略，检索时依据提供的关键词收集相关文献。应用电子检索系统和期刊检索系统等多种渠道，全面检索相关文献资料。不同研究方法所提供的证据的质量由高到低排列如下：系统综述、随机对照试验、对照研究、无对照的病例系列研究和个人经验。因此，在检索关于干预效果的文献时，应首先检索随机对照试验的系统综述，Cochrane 图书馆是现今收集数量最多的、最权威的、应用最广泛的系统综述证据库。收集相关文献资料的过程如下。

1．确定问题的关键词即最能反映问题的有关词汇，检索时依据提供的关键词收集相关信息。

2．选择数据库一般先选择通过互联网检索 Medline 数据库。

3．限定检索条件如年限、语种等。

4．词汇组合方式如关键词 1 and 关键词 2，或关键词 1 or 关键词 2 等进行检索。

5．联机检索按照设计的检索方案进行检索。

6．检索效果评价。

检索的目的是为了获取所有有价值的信息，如果条件定得太宽，检索到的文献量过多，增加研究者的工作量；如果条件定得太紧，检索到的文献量过少，会丧失部分信息。因此，检索完后应进行效果评价，有必要可根据检索文献的数量提出不同的组合方案，进行再次检索。

三、严格评价相关证据

对收集的有关文献，应用临床流行病学和循证医学质量评价的标准，从真实性、适用性、临床应用价值对证据进行评价。具体评价内容主要包括三个方面：①研究的方法学质量如何；②研究显示的效果的大小和精确度；③研究的结果是否可以外推到自己的患者。

（一）证据的分级

根据证据所属的研究类型，循证医学将临床文献依据的科学性和可靠程度一般分为五级水平。

1．一级 按照特定病种的特定疗法收集的质量可靠的随机对照试验的评价资料。例如由多个研究中心联合统一规划的随机对照试验，可以在短期内完成大量病例的 RCT 汇总分析。这通常是由临床药理基地牵头组织，较多临床研究机构参加的随机对照临床诊疗观察试验，其病例数量众多，且按照统一设计方案进行。研究结果为国家药物检测机构审批治疗用药和诊疗手段合法性的依据，因而具有最严格和最高级的评价级别。

2．二级 单个大样本队列研究试验和不严格的 RCT 试验，即某一个临床研究机构单独进行的单个大样本的随机对照研究结果，达到一定水平，有一定的学术价值。但由于单位的局限性，达不到国家药物检测机构审批的要求，多个这样的单位所获得的结果也难以汇总，因为不是在临床药理基地统一组织设计下进行的，其间的差异较大，影响总体评价。

3．三级 未采用随机方法进行对照分组的队列研究，即研究尚未达到随机选样的要求，影响观察群体的可靠性。

4．四级 无对照或低质量的临床病例分析。连对照都没有的研究，无法进行统计学试验检测。

5．五级 个人经验性意见，并无专家组讨论。这主要是个人在工作中的经验总结，没有经过严格的试验验证。这种经验总结应该予以尊重，但不能代替科学根据。

（二）证据的真实性评价

证据的真实性可通过对获取文献的设计、衡量、分析过程的质量控制措施与效果来评价。真实性评价的指标主要有以下几方面。

1. 研究方法 一般来讲，选择病因研究以队列研究或巢式病例对照研究提供的证据最佳，临床治疗试验以随机对照试验最佳。

2. 研究对象 选择临床研究所选用的对象主要是患者，评价时要考虑诊断标准是否可靠、所选的病例是否具有代表性、分组是否坚持随机化、研究所用的样本是否足够大等。

3. 因素 确定研究中所选用的观测指标应当客观、定量、稳定、灵敏，否则研究的结果是不可靠的。

4. 盲法观察 这是衡量一项研究真实性的重要条件之一，只有按照盲法设计的临床研究所得到的结论才具有真实性。单盲设计可控制来自研究对象的心理作用，双盲设计可控制来自研究对象和研究者双方的心理影响。非盲法设计的临床研究证据是不可采用的。

5. 统计分析方法 在对研究结果下结论前对数据进行统计学处理，以排除机遇的可能，未进行统计检验的证据不能排除机遇可能，也就不能采用。如果进行了统计学检验，其方法选择是否恰当、应用是否合理也应当进行分析。

6. 偏倚的认识与控制 临床研究偏倚是影响研究真实性的最为重要的因素。如果文献未讨论可能发生的偏倚，或未采取控制措施，或采取的措施不足以控制偏倚，其证据是不真实的。

（三）证据的适用性评价

证据的适用性取决于医生的技能、医院的基础设施、患者的配合三个因素。例如，对肾衰竭的患者治疗的最佳措施是肾移植，但对一个具体患者是否适用还要看医生是否具备手术的能力、医院的条件能否开展此手术、有无可供移植的肾源、患者是否愿意接受手术、患者有无经济能力等。再好的证据如果无适用性也难以实施。任何一项诊治方案都存在利弊，临床意义评价就是针对各个方案的利弊产生的概率进行分析。

（四）证据临床意义的评价

主要内容包括采取措施与不采取此项措施可能出现的结局及其概率，结局包括治愈率、残疾率、病死率、不良反应率、生存率、保护率等。效益分析也是评价临床意义的一个重要内容，以最低的投入获取最大的社会效益和经济效益是最佳的证据选择。

四、应用最佳证据指导临床决策

经过严格评价的文献，从中获得真实、可靠并有临床应用价值的最佳证据，用于指导临床决策，服务于临床。临床决策是将最佳的证据、医生的技能、医院的设施、患者的意愿结合起来制订最佳诊治方案的过程。当方案确定以后开始针对一种疾病或一个患者具体实施方案的内容，这就是临床实践的过程。尽管临床决策是在遵循证据的基础上制订的，同时由于医师和患者的共同参与，提高了临床诊治成功的概率，但也存在着不成功的可能或不够完善之处。这就要求临床医师边实践，边总结经验与教训，为进一步研究提供证据。所以，临床实践的过程是临床决策实施的过程，患者接受诊治的过程，也是医师研究提高的过程[3]。

五、效果的后效评价

应用当前最佳证据指导解决具体临床问题的效果如何，还需要进行后效评价，从中总结出经验和教训，通过这样不断的实践和评价总结，不断地提高临床实践的技能和水平，才能逐步提高医疗质量和学术水平，推动医学实践不断发展。

第三节　系统综述和 meta 分析

随着循证医学的兴起和发展，如何系统地总结既往的研究成果，为循证决策提供高质量的证据，目前认为系统综述（systematic review，SR）和 meta 分析（meta-analysis，MA）是客观评价和合成针对某一特定问题的研究证据的最佳手段，其结果通常被视为最高级别的证据。

一、概述

（一）基本概念

1. 系统综述（systematic review） 这是一种全新的文献综合方法，指针对某个问题进行的二次研究，在系统、全面收集针对该主题的全部原始文献（包括现有已发表或未发表的）基础上，采用临床流行病学严格评价文献的原则和方法，对筛选出符合质量标准的文献用统计学方法进行定量合成（meta 分析），或用描述性方法进行定性的综合，得出可靠的综合结论。系统综述可以是定性的也可以是定量的，综述过程要依照一定的标准化方法。

2. meta 分析（meta-analysis） 由心理学家 Glass1976 年首次命名，国内翻译为荟萃分析、汇总分析。对它的定义目前仍存在不同争议。多数专家认为 meta 分析是一种统计分析方法，它将多个独立的、研究目的相同的可以合成的临床研究综合起来进行定量分析。meta 分析作为系统综述中使用的一种统计方法，过去 20 年间在医学研究领域也得到了广泛的应用。meta 分析的结论是否有意义，取决于这些研究是否满足特定的条件。因此，如果没有明确、科学的方法去收集、筛选、评价临床研究资料，而仅单纯采用统计学方法将多个临床研究结果进行合成并不能保证结论的真实性和可靠性。

目前，系统综述与 meta 分析两个名词常常被混用。二者的关系可以这么理解，使用了 meta 分析对资料进行定量合并的是定量的系统综述；未使用 meta 分析对资料进行定量合并是定性的系统综述。

3. Cochrane 系统评价 Cochrane 系统评价是 Cochrane 协作网的评价人员按照统一工作手册，在相应 Cochrane 评价小组编辑部的指导和帮助下所完成的系统评价。由于 Cochrane 协作网有严格的组织管理和质量控制系统，严格遵循 Cochrane 系统评价者手册，采用固定的格式和内容要求，统一的系统评价软件（Revman）录入和分析数据、撰写系统评价计划书和报告，发表后要求根据新的研究结果的出现进行定期更新，有着完善的反馈和完善机制，因此 Cochrane 系统评价的质量通常比非系统评价质量更高。

4. 世界考科蓝协作组织（World Cochrane Collaboration） 世界考科蓝协作组织是在 1992 年成立的英国考科蓝中心基础上发展起来的一个国际性协作组织。它的主要任务是收集、总结、传播经过科学分析和整理的临床研究证据，从而加速科学研究成果在实践中的应用。它的标志性成果是各种医学干预临床试验的系统综述或 meta 分析。著名医学期刊 Lancet 曾把考科蓝协作比作医学实践的人类基因组计划。

5．文献综述（review） 又称叙述性文献综述或传统文献综述，是由作者根据特定的目的和需要或兴趣，围绕某一题目收集相关的医学文献，采用定性的方法，对论文的研究目的、方法、结果和观点等进行分析评价，结合自己的观点和临床经验进行阐述和评论。总结成文，可为某一领域或专业提供大量的新知识和新信息。但是这种传统的文献综述，往往受综述者的主观思维以及某些选择及测量偏倚的影响。

（二）系统综述与传统文献综述的区别

1．系统综述克服了传统文献综述的缺陷 相对系统综述，传统文献综述存在以下缺陷：①主观综合；②缺乏共同遵守的原则和步骤；③注重统计学是否“有意义”；④等价对待每篇文献，无权重；⑤定性而非定量。

2．系统综述过程要依照一定的标准化方法 ①清楚地表明题目和目的；②采用综合检索策略；③明确的研究入选和排除标准；④列出所有入选的研究；⑤清楚地表达每个入选研究的特点并对它们的方法学质量进行分析；⑥阐明所有排除的研究的原因；⑦如果可能，使用 meta 分析合并合格的研究结果；⑧如果可能，对合成的结果进行敏感性分析；⑨采用统一的格式报告研究结果。

（三）进行系统综述和 meta 分析的意义

1．海量信息需要整合 我们正处于信息爆炸的时代，医学也不例外，以 MEDLINE 为例，它收录了 1966 年以来世界上 70 多个国家和地区出版的 5400 多种生物医学核心期刊的文献题录和文摘，累计文献量达 1800 多万篇，并以每天 2000 ~ 4000 多条记录的更新速度递增，如何从中查寻到真实、有用的证据是决策者面临的问题。只有对研究证据进行全面检索、严格评价和系统综合才能达到去伪存真的目的。

2．避免“只见树木不见森林” 由于抽样研究都存在抽样误差，加上研究对象、设计类型等方面不同，即使针对同一个问题研究结果往往也不一致，甚至相互矛盾。如果仅凭一个或少数几个研究结果来指导决策，很可能会“以偏概全”“只见树木，不见森林”，导致决策失误。通过系统综述可以得出更加科学的综合性结论，其参考价值理论上要高于原始研究的证据，因此是循证医学的最佳证据。

3．克服传统文献综述的缺陷 对同一问题可提供系统的、可重复的、客观的综合方法；可以定量综合；通过对同一主题多个小样本研究结果的综合，提供原结果的统计效能，解决研究结果不一致的矛盾，改善效应估计值的精确性；回答原来研究未提出的问题。

4．连接新旧知识的桥梁 科学研究是螺旋式上升的过程，在没有系统回顾已有研究前就着手一项新的研究，有可能只是重复研究已解决的问题，也意味着放弃了借鉴他人成功经验和失败教训的机会。因此，设计新研究时，应该充分了解前人曾做过的相关工作，就这一点来说，通过系统综述可以对接新旧知识，开拓新思路和新方法。

二、系统综述的步骤和方法

（一）选题和研究方案的制订

1．明确研究目的（问题） 采用 PICO 格式将研究问题结构化，即确定研究对象（participants）的特征、干预措施（intervention）、进行比较的对象（comparison）和观察的结局指标（outcome）。

2．制订研究方案　明确研究目的后，就要制订研究方案，撰写课题计划书，包括以下几个方面：①选题、立题的依据；②系统综述的目的；③纳入原始研究的标准；④制订检索策略；⑤系统综述的方法：选择、评价、收集数据、结果分析；⑥其他：封面、致谢、利益冲突、参考文献、时间安排、人员、经费、结果传播等。

（二）检索和收集原始文献

1．制订综合检索策略　根据研究问题确定检索词，将检索词进行不同组合。

2．文献来源　原则上应多途径、多渠道、最大限度地收集与研究目的相关的原始研究文献，通常要检索多种电子资源数据库并辅以参考文献的追溯及手工检索等，同时注意未正式发表"灰色文献"（grey literature）（如会议专题论文、未发表的学位论文等这些文献中可能包含阴性研究结果）的纳入。注意做到全面、系统和完整地收集文献，遗漏文献可能会对 meta 分析结论的可靠性和真实性产生重要影响。

（三）根据入选标准筛选选择合格的研究文献

1．文献纳入和排除标准的制订　这主要取决于研究目的，因此需要对 PICO 原则做进一步界定。在制订文献纳入和剔除标准时，为了尽可能地减少选择偏倚，应综合考虑研究对象、设计类型、处理因素、结局效应、样本大小、观察年限、文献发表时间和语种等因素。

2．文献的筛选　先通过阅读题目、摘要进行初筛；然后全文阅读；当报告内容不全面时可以联系作者，获取相关信息。筛选文献时至少应有 2 名评价者独立选择，当出现分歧时要进行讨论或由研究负责人仲裁。

（四）复习每个研究并进行质量评估

确定纳入研究文献之后，需按照临床流行病学的文献质量评价方法，对每个纳入研究的真实性和影响结果解释的因素等进行全面评价，考察各独立研究是否存在偏倚及其影响程度。通过质量评价，可以在研究中探讨质量差异与研究结果异质性之间的相关性。质量评价的信息也可作为汇总结果解释的参考，有助于决定结果推论的程度，为将来的研究提出建议。在 meta 分析中，根据质量高低决定赋予各个研究的权重，也可以用量表或评分系统来评价。目前已经发表了上百种质量评价工具，没有哪一个是金标准，应该根据纳入文献的设计类型及研究目的选择恰当的评价工具。

对于随机对照试验的方法学质量，可以从以下几方面进行考察：①受试者分组是否真正随机；②随机方案是否隐藏；③是否详细说明入选标准；④组间基线是否可比；⑤研究过程中是否使用了盲法；⑥对失访、退出及不良反应病例是否进行了详细录，是否报告失访原因；⑦是否采用意向性分析法（intention-to-treat，ITT）分析结果；⑧患者的依从性（compliance）如何等。目前应用较多的是 Jadad 评分量表，见表 10-1。

表 10-1　RCT 质量评价的 Jadad 评分

条目	评分标准
随机化方法	恰当 - 如计算机产生的随机数字或类似的方法（2 分） 不清楚 - 试验描述为随机试验，但没有告知随机分配产生的方法（1 分） 不恰当 - 如采用交替分配或类似方法的半随机化（0 分）
盲法	恰当 - 使用完全一致的安慰剂或类似的方法（2 分） 不详 - 试验称为双盲法，但未交代具体的方法（1 分） 非盲法 - 未采用双盲法或盲的方法不恰当（0 分）
失访与退出	具体描述了撤除与退出的数量和理由（1 分） 未报告撤除或退出的数目或理由（0 分）

近年来，Cochrane 协作组建议定性评价更为客观，提出的评价标准包括对随机分配方法、盲法、资料的完整性、选择性报告偏倚和其他偏倚来源等六个方面内容，对六个条目采用“yes”“no”“unclear”三个等级进行判定。

（五）提取信息，填写摘录表，建立数据库

按事先制订的资料摘录表，从符合纳入要求的文献中摘录用于 meta 分析的信息，包括以下内容。

1. 原始研究的一般资料 包括作者、研究对象的来源、发表年代。

2. 提取计算总效应值的有关数据 如四格表数据、效应指标。

3. 原始研究的临床特征 如性别、年龄、病史、病程、疾病严重程度、并发症等可能影响结果的临床特征。

4. 有关方法学质量数据 如设计类型、随机分配的方法、盲法设计、样本含量、有关失访的情况等。

需要注意的是：提取信息时，考虑是否使用盲法摘录；选用合适的软件；统一数据单位；双录入核查；不一致地方由双方讨论、第三方仲裁或最后做敏感性分析。

（六）数据的汇总分析

对收集的资料，采用定性或定量的方法进行汇总分析。定性分析是在原始研究间存在较大的异质性，不适合定量合并时，可定性评价研究结果在不同研究特征（研究设计、研究对象、结局、研究质量等）上是否相似（即研究结果是否与某些研究特征有关）。定量分析，就是用统计学方法汇总研究结果，设计异质性检验、meta 分析、敏感性分析和亚组分析等内容，这些统计分析可以通过 meta 分析软件，如 Cohrane 协作组织提供的免费软件 Revman 5.3 或商业软件 Comprehensive meta analysis 实现，也可采用 Stata、SAS 等软件中的相应模块处理。

1. 制订分析方案 在数据合并之前，应根据资料类型及评价目的选择效应指标，先计算各独立研究的效应大小。如连续变量采用平均差值（mean difference，MD）表示效应大小，当各研究均采用同样方法测得相同指标时使用权重均数差（weighted mean difference，WMD），当测量方法或单位不同时，可使用标准化均数差（standardized mean difference，SMD）。分类变量可以选择绝对危险度（AR 或 RD）、相对危险度（RR）、危险比值比（OR），制订分析方案，如计划要做亚组分析、敏感性分析，发表偏倚的评估等。

2. 异质性检验 即统计量的齐性检验，这是 meta 分析重要的环节，是 meta 分析最重要的步骤之一，目的是检验各个独立研究的结果是否具有一致性（可合并性）。异质性检验采用的是 χ^2 检验，检验水准 $\alpha = 0.1$；若 $P > 0.1$，认为研究结果之间无统计学异质性，可采用固定效应模型进行合并分析；若 $P < 0.1$，表明纳入研究间的效应量存在异质性，如果异质性较小，可采用随机效应模型进行合并分析。一般用 I^2 指数 $I^2 = (\chi^2 - df)/\chi^2$（$\chi^2$ 为异质性检验统计量，df 为自由度）衡量纳入研究间异质性程度的大小。$I^2 < 25\%$ 异质性较小，$25\% < I^2 < 50\%$ 则为中等度异质性，$I^2 > 50\%$ 则研究间的异质性较大。只要 $I^2 \leq 50\%$，其异质性可以接受。当各研究结果存在太大的异质性时，则应放弃 meta 分析，只做一般的描述性分析。

造成异质性的原因，包括几个方面：①临床异质性：如研究对象特征、诊断、干预、选择的对照、研究地点、评价的结局指标等不同；②方法学异质性：研究设计与质量不同；③统计学异质性：不同研究中观察到的效应，其变异性超过了随机误差本身所导致的变异性。

3. 定量汇总分析（meta 分析） 根据异质性检验结果及事先确定的效应变量，选择适合的统计分析模型，计算效应合并值、进行区间估计，并对效应合并值进行参数估计和假设检验。目前多用统计分析软件进行 meta 分析，结果以森林图的形式直观地表示出各效应合并值及参数估计的结果。

4. 敏感性分析和亚组分析敏感性分析　检查一定假设条件下结果稳定性的方法，其目的是发现影响 meta 分析研究结果的主要因素，解决不同研究结果的矛盾性，发现产生不同结论的原因。通常是采用剔除具有某种特点的研究后再进行分析的方法。这些特点是可能影响合并结果的因素，如方法学质量低、小样本量、未采取盲法等。

亚组分析是针对不同研究特征，将各独立研究根据分为不同组进行合并分析，比较各组及其与合并效应间有无显著性差异。目的是探讨临床异质性的来源，通常在设计方案阶段就应该确定做哪些亚组分析，而不是资料分析时再随意分组。

5. 总结报告

（1）森林图：直观显示了纳入研究各自的结果及合并汇总后的结果，如图 10-1 所示，图中水平线代表每个研究的结果，线段中间的方块代表各个研究结果的点值估计值，方块大小代表该研究在 Meta 分析中的权重，权重大小和该研究样本含量有关，线段的长度代表研究结果 95% 的可信区间；中间的垂直线代表“无效线”，如果一个研究水平线贯穿垂直线，表明该研究结果的 95% 可信区间包含 0 或 1，说明该研究的效应在比较的两组间差别无统计学意义，图中下方的菱形块代表各个研究按固定效应模型或随机效应模型合并后的效应估计值。森林图还显示了异质性检验及对总效应的假设检验结果。

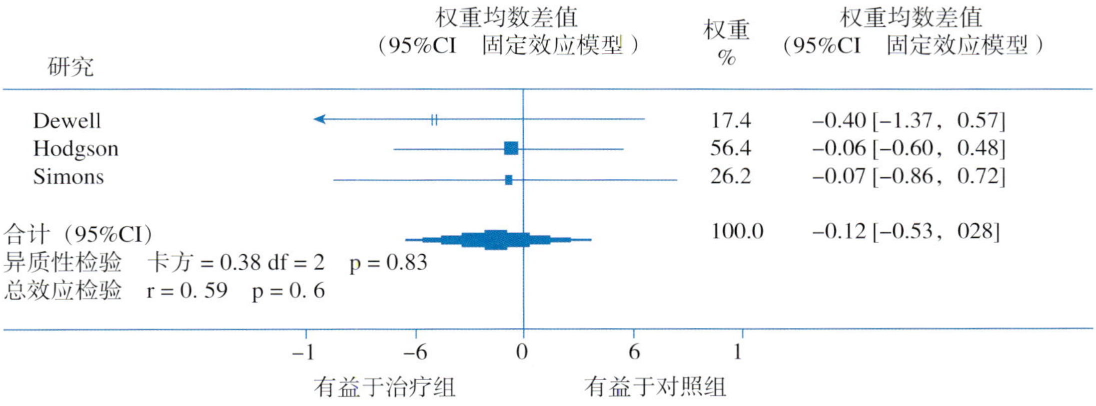

图 10-1　meta 分析结果的森林图

（2）系统综述和 meta 分析优先报告的条目：关于系统综述和 meta 分析的规范报告，可以参考 2009 年国际上提出的系统综述和 meta 分析优先报告的条目（preferred reporting items for systematic reviews and meta-analyses，PRISMA），它是由 27 个条目清单以及一个四阶段的流程图组成，清单中包括的条目对全面报告系统综述非常重要。

三、偏倚及其检查

系统综述和 meta 分析是对纳入的多个原始研究结果的统计汇总。与一般研究的不同点是，收集已经存在的各独立研究结果资料，以别人研究的结果作为原始资料，它不仅不能排除原始研究中存在的偏倚，而且在文献查找和选择的过程中，如处理不当，还会引入新的偏倚，导致合并后的结果歪曲了真实的情况。

（一）偏倚的种类

1. 发表偏倚（publication bias） 这是指具有统计学显著性意义的研究结果较无显著性意义和无效的结果被报告和发表的可能性更大。研究发现阳性结果的研究发表的可能性是阴性结果的研究发表的3倍，此外阳性结果发表的时间也比阴性结果发表的时间平均要早上3～4年。医学文献中发表偏倚的问题相当严重，由于未发表的研究难以获得，meta分析中常常以发表文献为主，但应尽量收集未发表的研究。

发表偏倚是客观存在的，因此一个好的meta分析应包括所有与课题有关的可获得的资料，但应尽最大可能收集未发表的研究。应用统计学方法，计算拒绝结论所需的未发表研究数量的大小，评估发表偏倚对研究结果的影响。如果能先行将所有的RCT进行登记，通过这一系统随访并获得所有研究的结果，是解决发表偏倚的根本途径。

2. 定位偏倚（location bias） 在已发表的研究中，阳性结果的文章更容易以英文发表在国际性杂志，被引用的次数可能更多，重复发表的可能性更大，从而带来文献定位中的偏倚。包括英语偏倚和文献库偏倚。

3. 引用偏倚（citation bias） 手工检索文献时，通过文章后面的参考文献查找其他相关文献，但由于支持阳性结果的研究比不支持的研究可能更多地被作为参考文献加以引用，另外期刊的知名度对文章的引用也会产生影响，所以这种方法参考文献追溯的方法可能带来引用偏倚。

4. 多次发表偏倚（multiple publication bias） 阳性结果的研究更容易多次发表或作为会议报告，这就使得这些文章更容易被查到并纳入meta分析中。另外，在多中心的临试验中确实存在一个研究的结果多次发表的现象，而对meta分析人员来讲，很难区分两篇文章是一个研究的重复发表，还是分别来自两个研究，所以meta分析中如果包括重复数据会高估疗效。

5. 有偏倚的入选标准（bias inclusion criteria） meta分析的文献入选标准可能受调查者知识的影响，导致某些阳性结果的研究被选择，而阴性结果的研究被排除，从而引入选择偏倚。

（二）偏倚的检查

meta分析检查上述偏倚的最佳途径是：先根据一个基本的入选标准收集全部的研究，再考虑不同的入选标准进行彻底的敏感性分析。随后通过绘制漏斗图（funnel plots），计算失效安全数（fail-safe number，Nfs），估计受偏倚影响的程度。

1. 漏斗图 指相对于样本量的效应值，是以研究的效应估计值作为横坐标，样本量作为纵坐标画出散点图，根据图形的不对称程度判断meta分析中偏倚有无的一种简单方法。这是基于治疗效果的精确度随样本量的增大而增加的原理，如果meta分析中没有偏倚，图形构成一个对称的倒置“漏斗”，反之，图形明显不对称，表明偏倚可能存在。导致漏斗图不对称的原因较多，除了发表偏倚，这可能因为纳入的研究总体质量较差，样本量较小，纳入研究个数较少，或干预措施的变异性过大。

2. 失安全数 meta分析能计算出需要多少阴性研究结果的报告才能使结论逆转。P为0.05和0.01时的失安全数计算公式为：

$$N_{fs0.05}=(\sum Z/1.64)^2-S$$
$$N_{fs0.01}=(\sum Z/2.33)^2-S$$

式中S为研究个数，Z为各独立研究的Z值。失安全数越大，说明meta分析的结果越稳定，结论被推翻的可能性越小。

第四节 循证决策

实施循证医学意味着医生要慎重斟酌最好的研究证据、临床经验和患者的意见进行实践[4]。因此最早的循证医学概念从狭义上讲应当称为循证临床实践（evidence-based clinical practice）或循证临床医学（evidence-based clinical medicine）。早期循证医学的发展忽视了在制订群体或宏观医疗卫生政策时遵循研究证据的重要性和必要性。随着循证医学学科的发展，它已经不单单是临床医学的实践规范，也包括预防医学的人群干预，即在制订宏观卫生决策和进行预防疾病的过程中也要遵守循证医学的原则。从这个意义上讲，循证医学的研究领域包括两个方面：一个是针对个体患者的循证临床实践，另一个是针对群体医学的宏观决策。

一、循证决策的概念

循证决策（evidence-based decision making）是遵循现有最好的证据，制订单位、区域或国家医疗卫生服务管理模式、公共卫生措施和医疗卫生政策的学科。目标是以最低的成本（包括人力和物力资源）、最高的工作效率，做好科学决策。它是 21 世纪医疗卫生管理的最高原则。循证决策实现了由经验和知识决策向根据科学证据决策的转变。它的要素包括三个方面：首先是找到最好的证据，包括证据来自何处、来自何种类型的研究；其次是现有的卫生资源，包括人力资源和物力资源。再好的决策，没有相应的卫生资源也是枉然。最后是资源分配的价值取向，即要把资源用到何处。

二、循证决策的必要性

一项卫生决策正确与否涉及卫生公平，卫生资源的利用效益和效率，涉及社会各个成员身心健康和切身利益以及社会的和谐与稳定。因此，其重要性不言而喻。传统卫生决策的产生过程有两种形式，一种是卫生官员决策，卫生官员根据掌握的有限资料研究制订卫生决策。这种决策方式的质量与当时卫生官员的学识和知识水平密切相关。因为，决策的依据主要依赖卫生官员的学术水平和经验以及政治的需要，我们称这种决策为政治决策。另一种决策方式是官员在专家建议的基础上研究制订决策。专家主要来自医院的高层管理人员、从事疾病预防与控制的卫生官员和专家，他们根据实际工作的需要和掌握的情况向卫生官员建议，然后由官员研究制订卫生决策，因此我们称这种决策为知识决策。由于这两种决策方式都缺乏决策的科学依据，也缺少对决策效果的科学评价，因而存在一定问题。

随着我国社会和经济的快速发展，人民生活水平的普遍提高和社会各项保障事业的完善，我国人群的人口构成发生了明显的转变。人群平均寿命由 1949 年的 36 岁增长到目前的 77.3 岁。北京市 2018 年度卫生与人群健康状况报告显示全市居民期望寿命为 82.2 岁，已经达到发达国家的水平。但是人口的老龄化也随之而来，我国已经提前 10 年进入了老龄化社会。使得社会的卫生需求正在发生巨大转变。另外，医学模式转变的理念已经从医务人员向社会各基层辐射，人们已经注意到健康促进的重要性，不但要求治疗已患疾病，也希望最大限度预防疾病的发生，提高生活质量，幸福健康渡过一生。这些因素交织在一起，使得各国政府都遇到了同一个问题，即如何将有限的卫生资源利用好，使卫生服务的质量和效益最大化，实现医疗公平，使人人都能享受到良好的医疗保健服务。

一项决策是否正确，首先要检查制订决策的证据是否确切可靠，其次是卫生资源的社会效益和经济效益如何，再就是对人群的健康是否有所促进，并且无潜在的健康危害。卫生资源不足是永恒的主题，尤其是中国这样的人口大国，在制订卫生决策时，必须考虑我国的国情。一项不起眼的宏观决策就可能事关巨大的卫生资源。例如，把高血压治疗的舒张压阈值从 95 mmHg 降到 93 mmHg，仅仅 2 mmHg 之差，意味着全中国至少要增加 10 000 000 例高血压患者，假如 10% 的人接受了治疗，每人每天按 1 元钱计算，全国每年治疗高血压的费用将会增加近 1 亿元人民币。

综上所述，实施循证卫生决策的意义就在于，使卫生决策科学、规范、合理，适应社会发展和进步的要求，最大限度做到卫生服务公平，充分利用有限的卫生资源，提高卫生服务的效益和质量，提高人民的健康水平。

三、循证决策的内容

循证卫生决策的内容分为政策和技术研究两大类。政策研究主要指根据实际工作的需要制订或调整相应的卫生政策。技术研究则主要是针对医学实践中的诊疗技术进行评价和监督，杜绝无效的诊断和治疗手段或技术进入医学实践，减缓或停止成本和效益不佳的措施或技术，淘汰对人体有害或存在潜在健康危害的药物、治疗或诊断手段，鼓励对现行的医疗诊治药物、手段、方法和技术进行科学评估等。卫生决策（如卫生服务的重点）有其时代性。循证卫生决策的内容包括如下内容。

1. 确定区域或部门的卫生服务重点。
2. 制订卫生资源管理的模式。
3. 制订和提出公共卫生措施。
4. 制定医疗卫生政策。
5. 确定医疗诊治技术准入名单。
6. 对医疗诊治技术进行卫生经济学评价。

四、循证决策的步骤

循证卫生决策与循证临床实践相似，前者是针对人群，后者是针对个体。首先是确定卫生的需求，卫生服务决策人员要在诸多卫生服务的需求中，根据现有的卫生资源，在充分考虑资源分配的价值取向的基础上确定最佳要求。其次是收集制订决策的依据，依据有多种多样，在收集依据时应当特别强调依据来源于何种研究，研究的结论是否正确，研究中有否明显的偏倚，结果是否可信等问题依据也可以是专家的建议或意见。个别专家或学者的建议或意见作为决策的依据时应当十分慎重，因为此项依据的质量与个人的学识、经历、经验密切相关。再就是对依据进行科学的评价，确定依据的价值。最后综合考虑可行性及可能性、资源和价值取向，做出决策。具体步骤见图 10-2。

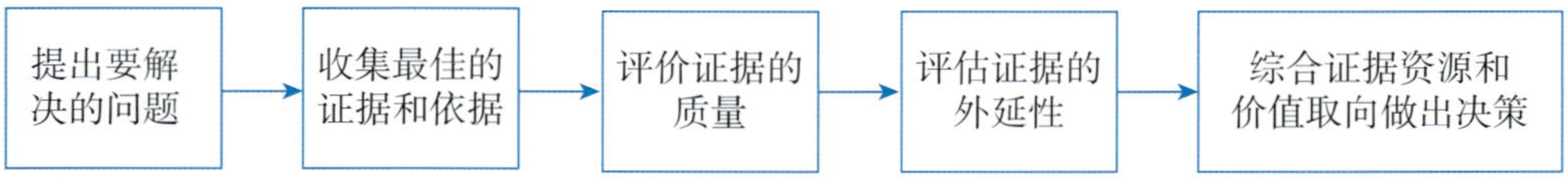

图 10-2 循证决策的步骤示意图

（张天哲）

参考文献

[1] 李幼平. 循证医学 [M]. 北京：人民卫生出版社，2014.
[2] 唐金陵. 循证医学基础 [M]. 北京：人民卫生出版社，2010.
[3] 王吉耀. 循证医学与临床实践 [M]. 北京：科学出版社，2012.
[4] 王家良. 循证医学 [M]. 北京：人民卫生出版社，2005.

第十一章

矿山尘肺病流行概况

第一节　概　述

一、尘肺病

尘肺病（pneumoconiosis）是由于在职业活动中长期吸入生产性粉尘并在肺内潴留而引起的以肺组织弥漫性纤维化为主的全身性疾病[1]。

二、尘肺病流行病学

应用流行病学方法研究尘肺的发生、发展和分布，以及和尘肺发生相关的各种因素（如作业环境的粉尘浓度、分散度、粉尘中游离 SiO_2 含量、工人的暴露工龄、粉尘暴露量等）在尘肺发病中的作用，从而为制订粉尘容许浓度，寻找工人安全暴露时间，预防尘肺病的发生提供科学依据。

三、矿山尘肺病的主要类型及其作业工种

目前我国法定职业病名单中的有十三种尘肺：矽肺、煤工尘肺、石墨尘肺、炭黑尘肺、石棉肺、滑石尘肺、水泥尘肺、云母尘肺、陶工尘肺、铝尘肺、电焊工尘肺、铸工尘肺、根据《尘肺诊断标准》和《尘肺病理诊断标准》诊断的其他尘肺。其中矿山尘肺主要涉及以下几种。

（一）矽肺

由于长期吸入游离 SiO_2 含量较高的粉尘引起的以肺部纤维化为特征的尘肺，矽肺是我国目前尘肺病中最常见、危害最严重的职业病。矿山矽尘暴露的作业主要是采矿、选矿过程。

（二）煤工尘肺

指煤矿工人在生产过程中吸入生产性粉尘引起的尘肺。煤矿有井下和露天两种开采方式。煤层在岩层中间，井下开采时在岩层中打巷道和在煤层中采煤。露天采煤有剥离、掘煤、运输等工序。

在煤矿开采过程中，由于工种不同，工人暴露的粉尘也不同，可能是矽尘、煤尘或煤矽混合尘。根据暴露粉尘的性质，煤工尘肺可分为矽肺、煤肺和煤矽肺三种。煤矿系统暴露矽尘的作业主要是煤井凿岩和巷道掘进过程，暴露煤尘的作业主要是煤的开采、运输、储存和加工过程。

（三）硅酸盐尘肺

1. 石棉肺　由于吸入石棉粉尘而引起的肺部广泛纤维化疾病，伴有或不伴有壁层胸膜的纤维化，会进行性损害肺功能，严重影响劳动能力。矿山系统暴露石棉粉尘的作业主要是石棉的开采、选矿、运输装卸过程。

2. 滑石尘肺　长期吸入滑石粉尘引起的肺部广泛纤维化疾病。滑石尘肺的发病取决于所吸入的滑石粉尘质量和个体差异。若吸入含有石棉纤维或石英较多的滑石粉尘时，发生的尘肺就不是单纯的滑石尘肺，而是混合性尘肺，大量吸入含杂质少的纯滑石粉尘时，也可以引起尘肺改变，但程度较轻。矿山系统暴露滑石的作业主要为滑石的开采、加工和使用过程。

3. 云母尘肺　云母是成分复杂的含铝硅酸盐矿物。云母尘肺是长期吸入云母粉尘引起的尘肺。云母矿在地质结构上通常是夹杂在花岗岩与伟晶岩之间，因此采矿时工人往往暴露于混合性粉尘中。该粉尘是由母岩（花岗伟晶岩）和围岩（片麻岩和页岩）破碎时产生。矿山系统暴露云母粉尘的作业主要为云母的开采和加工过程。

4. 高岭土尘肺　高岭土是含水硅酸盐，为 SiO_2、铝、铁等化学元素的结合物。高岭土尘肺是由于长期吸入高岭土粉尘引起的尘肺。暴露高岭土粉尘的作业主要是高岭土矿的开采、粉碎、过筛、包装。

5. 水泥尘肺　水泥是人工合成的硅酸盐、原料为石灰石和黏土，混有少量铁和石灰。水泥原料和成品中均含有一定量的 SiO_2。长期吸入水泥成品粉尘引起的尘肺为水泥尘肺，矿山系统水泥粉尘主要存于矿山的支护作业。

（四）石墨尘肺

石墨是自然界存在的银灰色金属光泽的单质碳，为四层六角形层状晶体结构。天然石墨中含有一定的 SiO_2。长期吸入含 5% 以下 SiO_2 的石墨粉尘可引起石墨尘肺，长期吸入含 5% 以上 SiO_2 的石墨粉尘可引起石墨矽肺。从事石墨矿的开采、粉碎浮选、烘干、筛粉、包装等工序和石墨制品的制作等作业可暴露于石墨粉尘。

（五）石膏尘肺

石膏的主要成分是硫酸钙，自然界中石膏矿常与石灰石、白云石和黏土共生，其中混有砂子、各种氧化物和有机物，并含有少量的氯化物、铵盐、镁、铝、铁等。单纯石膏不引起尘肺。从事采矿或粉碎含有石英的石膏石作业易患石膏尘肺。石膏尘肺是一种混合尘肺。

（六）金属尘肺

金属矿山在冶炼加工过程产生的金属及其氧化物粉尘，工人长期吸入可引起金属尘肺。常见的金属尘肺有铝尘肺、碳化物尘肺、铁尘肺、钡尘肺、锡尘肺、锑尘肺等，其中铝尘肺已经列入我国职业病名单。

第二节　矿山尘肺病流行特征

目前，世界上仍有数千万工人在作业时暴露于粉尘环境，暴露人数多，涉及面广，危害严重。我国尘肺病病例约占职业病患者总数的 2/3，是危害广大工人身体健康最为严重的职业病。

20世纪50年代后期我国工业化进程发展迅速，矿山开采由手工操作转为机械化生产，干式凿岩及石粉生产的干式作业方式使作业环境中的粉尘浓度达到每立方米数千毫克，致使短期内出现了大批矽肺患者。为了解尘肺病病因及发病情况，我国进行了现场职业流行病学调查和粉尘理化性质的测定，同时开展粉尘暴露工人的健康体检，并逐渐走向了经常化和制度化；研究发现了粉尘浓度和粉尘中游离 SiO_2 含量与尘肺病发病关系，并运用发病率、患病率、Ⅰ期尘肺发病工龄、病期构成、病程等指标来评价粉尘危害程度。1957年和1964年在全国范围内进行了尘肺病普查，同时对山东坊子煤矿、辽宁盖平硅石矿、湖南瑶岗仙钨矿、江西大吉山钨矿、西华山钨矿、浙江东风萤石矿进行了重点调查。应用寿命表法研究尘肺患病率，把粉尘暴露剂量、工龄和患病率联系起来，研究粉尘暴露剂量患病率和工龄患病率。20世纪70年代后期，对尘肺的病程、晋期、存活期、预期寿命进行研究，开始进行尘肺病发病趋势预测。1986年卫生部下达了开展“全国尘肺流行病学调查”的任务，摸清了中华人民共和国成立以来尘肺病的发病情况和死亡原因[2]。

一、矿山尘肺病的发病及患病情况

（一）矿山矽肺发病及患病情况

中华人民共和国成立后，工业化建设的高潮导致矿山开采业的发展，干式作业和机械化生产致使作业场所粉尘浓度急剧升高，矽肺发病率升高，造成我国20世纪50年代后期至60年代的尘肺病高发时期。直至20世纪80年代，矽肺病患者绝大部分仍是20世纪60年代中期以前从事粉尘作业的工人。

1997～2009年，我国累计报告各类尘肺病新发病例122 333例。其中矽肺为52 930例，占43.3%。

梁启荣[3]等对广西某有色金属集团公司矿山开采粉尘暴露人员2004～2011年间诊断的矽肺病30例及尘肺观察对象36例进行分析。2004～2007年诊断的矽肺发病率相对较高。其暴露粉尘年代主要集中在20世纪70年代至80年代，当时个人防尘工具主要是纱布口罩，防尘效果不佳，大部分的矽肺患者为凿岩工种工人（占矽肺发病人数的70%）。随着劳动条件的改善，采矿新技术及防尘措施的加强，井下各工种接触环境的粉尘浓度逐步下降，凿岩工种粉尘浓度由2004年的2.3 mg/m^3 下降至2011年的1.3 mg/m^3；矽肺发病率亦逐年下降，由2004年的0.54%下降至2011年的0.14%。

（二）矿山煤工尘肺发病及患病情况

我国煤工尘肺发病情况十分严重，煤工尘肺患者呈逐年增长趋势。据我国20个煤矿普查，煤工尘肺发病率在5%～10%。尘肺流行病学研究表明，长期从事掘进工种，以暴露于岩石粉尘为主的矽肺患者病情严重，进展较快，以采煤为主的患者病情相对较轻，进展也较慢。矿尘中游离 SiO_2 含量越高，煤工尘肺的发病率越高。煤工尘肺患病率存在着地理性差异、煤品级差异和工人个体差异。仅就煤尘而言，不同煤种致病力不同，由强到弱依次为无烟煤、烟煤、褐煤，对应的相同工龄组的煤工尘肺患病率分别为8.9%、6.3%和1.9%。

煤矿工人粉尘暴露情况较为复杂，可以暴露岩尘、煤尘及两者的混合尘，粉尘暴露工人可以患矽肺、煤肺和煤矽肺。我国地层结构复杂，各地煤工尘肺的患病率差异较大，为0.92%～24.1%，其中矽肺占11.4%，煤矽肺占87.6%，煤肺占1.0%。

1997～2009年，我国累计报告的各类尘肺病新发病例122 333例中煤工尘肺为54 068例，占44.2%。

张连英[4]对开滦职业病防治所尘肺诊断组新诊827例尘肺病例资料进行回顾性分析。2005年1月1日至2012年12月31日全公司受检人数为46 091人。诊断尘肺病患者827例，男826例，女1

例。尘肺检出率为1.79%，其中新诊断Ⅰ期尘肺782例，Ⅱ期尘肺39例，Ⅲ期尘肺6例。粉尘暴露工龄2～44年，平均粉尘暴露工龄（24.66±7.86）年；尘肺病患者的发病年龄34～91岁，平均发病年龄（57.76±10.08）岁。

（三）矿山其他尘肺病发病及患病情况

1. 石棉肺 雷红彦等[5]对青海省某石棉矿选矿、运输、电厂作业人员1039名石棉粉尘暴露工人进行调查，根据《尘肺病诊断标准》，经青海省尘肺诊断组诊断石棉肺10人，患病率为0.96%，其中Ⅰ期7人，Ⅱ期3人。汝玲等[6]对石棉矿2692名石棉粉尘暴露工人进行研究，确诊为石棉肺的患者96名，还有127名石棉暴露工人的胸部X线片表现为0+。剂量反应关系研究发现，在累计接尘量0～499 mg·y段，已有3.13%的石棉暴露工人发病，随着粉尘暴露量的增加，石棉尘肺的发病率也在增加。

2. 滑石尘肺 付德君等[7]对某滑石矿1276名滑石粉尘暴露工人进行研究，共诊断滑石尘肺174例，发病率为13.64%。用寿命表法计算该人群的累积发病率，通过直线方程推算，当滑石粉尘的累积接尘量达691.62 mg·y和175.93 mg·y时，滑石尘肺的累积发病率分别为0.5%和0.05%

二、矿山尘肺病的工种分布

我国32个统计工种中均有尘肺发生，但80%的尘肺病例分布在矿山行业的14个工种中，煤矿6个工种中的病例占矿山总病例的59.85%，其中矿山凿岩工种尘肺病例占总病例数的18.1%，其余依次为煤矿主采、煤矿主掘、煤矿纯掘、煤矿混掘、煤矿纯采、矿山搬运、矿山采矿、粉碎、型砂。煤工尘肺发病工种中，纯掘进和主掘工种发病在各期煤工尘肺中占50%以上。掘进工种的作业环境仍是防尘工作的重点。因为调查的是累积病例，许多患者为20世纪50年代至70年代的粉尘暴露工人，当时岩石掘进工作使用干式风锤，粉尘危害较大，患病率高。随着湿式作业和综合防尘的推广，岩石作业的危害逐渐减小，采煤作业随着机械化程度增加，煤尘危害逐渐降低。

1997～2009年按统计工种统计的累计报告尘肺病新发病例数以主掘进、主采煤、凿岩、纯掘进和煤矿混合工种分列前5位，分别为15 659例（12.8%）、15 009例（12.3%）、14 010例（11.5%）、12 122例（9.9%）和10 612例（8.7%），均在10 000例以上，占尘肺总病例数的55.1%。煤工尘肺病例主要分布在主采煤、主掘进、煤矿混合、纯采煤和纯掘进工种，分别为14 058例（26.0%）、10 307例（19.1%）、9876例（18.3%）、9229例（17.1%）和6414例（11.9%），占煤工尘肺总病例数的92.3%。矽肺病例主要分布在凿岩、纯掘进、主掘进、搬运、粉碎和采矿工种，分别为13 659例（25.8%）、5676例（10.7%）、5312例（10.0%）、3517例（6.6%）、2635例（5.0%）和2172例（4.1%），占矽肺总病例数的62.4%。

三、矿山尘肺病的粉尘暴露工龄

1997～2009年尘肺病发病工龄的统计分析表明，1997年后各类尘肺病新发病例发病工龄呈现缩短趋势，矽肺新发病例发病工龄逐年缩短趋势明显。造成尘肺病发病工龄缩短趋势的主要原因有两点，一是劳动者粉尘暴露量增加，二是职业史记录不完整。随着我国劳动用工形式的越发多样化，劳动者的流动性增大，有些尘肺患者在患病前曾就职于多家企业，但因涉及职业病赔偿的问题，尘肺病患者不愿提供准确的职业史，仅提供最后一次就职的职业史，可能导致报告尘肺病发病工龄在统计上缩短的偏倚。

四、矿山尘肺病的死亡情况

宋琦如等[8]对神华宁夏煤业集团总医院诊断的2506例煤工尘肺患者的死亡规律及主要死因进行研究，其中煤工尘肺病死亡825例，病死率为32.92%。Ⅰ、Ⅱ、Ⅲ期煤工尘肺患者的病死率分别为23.85%、43.02%、54.75%。随着煤工尘肺期别的增加，病死率有明显增高的趋势。煤工尘肺的死因顺位为肺心病、恶性肿瘤、尘肺、肺结核、心脑血管病及其他疾病。

赖纯米等[9]对云南省煤炭系统1950～2000年尘肺死亡病例进行分析，煤炭系统尘肺病患者死因居前3位的是慢性肺心病、慢性呼吸衰竭和肺结核。尘肺病死率随尘肺期别的升高而增加。

翁少凡对铁矿粉尘暴露工人进行研究，发现铁矿粉尘暴露工人的前6位主要死因依次为恶性肿瘤、呼吸系统疾病、心血管疾病、脑血管疾病、意外事故和消化系统疾病。高、中、低粉尘暴露组的全死因累积死亡率依次为57.12%、43.92%和33.97%。调整性别、开始工作年龄、吸烟情况等因素后，高粉尘暴露组和中粉尘暴露组相对于低粉尘暴露组的死亡危险度分别为2.07（95% CI：1.69～2.55）和1.32（95% CI：1.11～1.56）。全死因、恶性肿瘤及其中的肺癌、心血管疾病、脑血管疾病、呼吸系统疾病及其中的慢性阻塞性肺疾病和尘肺的死亡率均随着粉尘暴露量的增加而升高，呈现剂量反应关系。诊断的328名尘肺患者中有248人死亡，累积死亡率75.61%，明显高于非粉尘暴露工人的40.03%。尘肺患者的肺癌、呼吸系统疾病和心血管疾病的死亡率分别为非尘肺粉尘暴露工人的2.01、4.81和1.49倍。

五、矿山尘肺病的期别构成及晋期情况

据报道，我国Ⅰ期尘肺占总尘肺的74.75%。Ⅱ期占21.29%，Ⅲ期占3.96%。煤工尘肺中Ⅰ期占65.01%，Ⅱ期占30.70%，Ⅲ期占4.26%。

关宏宇等[10]以某铁矿1960～1974年在册且工作1年以上的所有接尘工人建立队列，随访至2003年年底。队列接尘工人3647名，累积接尘132 574.4人年。诊断尘肺316例。尘肺晋级年限分别为O^+晋Ⅰ期（5.3±3.2）年，Ⅰ晋Ⅱ期为（6.6±5.2）年。Ⅱ晋Ⅲ期为（11.3±5.0）年，随着诊断年代的推后，各期晋级年限均有延长趋势。

郭长轩等[11]对淮北矿区40年来确诊的4421名尘肺病例进行分析，发现平均晋期年限Ⅰ期晋Ⅱ期为8.02年，Ⅱ期晋Ⅲ期为8.65年。

陈银苹等[12]报道591例尘肺患者不同诊断年代尘肺晋期率不同，晋期率从20世纪50年代的44.0%逐渐下降到21世纪初的9.2%，其中20世纪70年代至80年代下降最快。不同诊断年代尘肺平均晋期年限不同，从20世纪50年代的平均3.9年延长至21世纪初的平均14.0年。

六、矿山农民工尘肺病发病及患病情况

目前我国农民工尘肺发病情况较严重，群发性尘肺事件时有发生。农民工是指户籍仍在农村，主要从事非农产业，有的在农闲季节外出务工，有的长期在城市就业的农村剩余劳动力群体。农民工尘肺多发于金矿、煤矿开采的中小企业、私营企业、乡镇企业。由于这些企业普遍存在的用工制度不规范、劳动场所环境恶劣、职业体检制度不健全等因素，导致农民工尘肺的发病不仅呈现高发态势，还具有发病工龄短、发病年龄偏低等特点。尘肺诊断时需要提供从业者职业史、既往史、工

作场所历年职业病危害因素检测评价资料，由于农民工工作地点不固定，用工企业又不与其签劳动合同，并不予提供材料，致使农民工患尘肺时诊断难以确定，因而不能得到及时治疗，使病程进展加快，并极易合并结核，加大了治疗的难度。

吴希祥等[13]对某国有煤矿农民工尘肺发病状况进行调查，该矿为年产120万吨的中型煤矿，采煤、掘进方式为普采、普掘，通风防尘系统完善，井下岩尘浓度0.5 ~ 18 mg/m³，煤尘浓度10 ~ 50 mg/m³。检测点粉尘合格率在80%以上。岩尘中游离SiO_2含量在10.2% ~ 18.5%，煤尘中游离SiO_2含量5.80%，井下生产职工2000余人，农民工约占50%。对971名农民工进行检查。尘肺检出0 + 61例，检出率6.28%，诊断Ⅰ期46例，患病率为4.74%。最短患病工龄1.5年，最长18年，平均6.69年，采用寿命表方法进行工龄累计患病率分析，其中6 ~ 9年工龄组（5.83%）和12 ~ 15年工龄组（14.52%）患病率最高。

采金生产过程中岩金矿开采是粉尘危害很大的作业，农民工是粉尘作业的最大受害者。王文明[14]对在新疆某岩金矿从事过岩金开采的农民工进行研究。该矿属于私人承包的岩金矿，海拔大约1500 m，气候干燥、缺水，采金过程全部采用干式作业。粉尘暴露工作主要为风钻工和运料工，风钻工全部在坑道内进行干式钻孔和爆破，通风情况极差，能见度大约1 m，工作时戴防尘口罩，但从未换过滤膜，运料工在坑道内停留时间较短，自我防护情况同风钻工。107名粉尘暴露工人中诊断出矽肺患者25名，全部为风钻工，占风钻工总人数的37.9%（25/66），占全部受检人数的23.36%（25/107），其中Ⅰ期6人、Ⅰ+ 3人、Ⅱ期6人、Ⅱ + 7人、Ⅲ期1人、Ⅲ + 2人，Ⅰ期并发肺结核1人、Ⅰ + 并发肺结核1人；运料工中未诊断出矽肺患者。

第三节　矿山尘肺病流行病学研究状况

一、描述性研究

矿山尘肺流行病学中的描述性研究主要指横断面研究，其目的是了解矿山尘肺的患病率。吴全兰等[15]对某矿业集团粉尘暴露工人的健康状况进行横断面调查，10 310名受检者均为男性，年龄20 ~ 59（40.4 ± 7.8）岁，接尘工龄1 ~ 39（18.13 ± 8.62）年。研究对象除接触煤尘、岩尘外，不接触其他职业有害因素。新诊断Ⅰ期尘肺患者55例（0.53%），发病年龄为41 ~ 59（52.00 ± 5.42）岁，发病工龄为12.17 ~ 33.17（30.13 ± 2.95）年。同时测量了该矿业集团粉尘中游离SiO_2含量平均值：煤尘中为2.76%、岩尘中为18.67%。徐秦儿等[16]对64家小型露天石矿进行横断面研究，对657名粉尘暴露工人进行健康检查，同时测量粉尘浓度，结果为总粉尘平均浓度为40.30 mg/m³，车间积尘平均游离SiO_2含量为22.46%；粉尘暴露工人中发现Ⅰ期及以上尘肺32例（其中Ⅰ期15例、Ⅱ期15例、Ⅲ期2例），患病率为4.87%，平均发病工龄10.3年。

二、分析性研究

尘肺流行病学常用的分析性研究有病例对照研究和队列研究。其中，历史性队列研究由于其对结果的证据力度强和较为省时、节省经费的特点，在尘肺流行病学研究中有较多应用。

佘少凡等[17]选择武钢大冶铁矿1960 ~ 1974年间登记在册且工作过1年以上的所有工人建立研

究队列，随访至 2003 年年底。收集队列成员的基本资料、职业史、疾病史及各工种历年的粉尘浓度监测资料，分析铁矿尘肺的发病规律。队列共 7666 人，到 2003 年年底共随访 261 410.72 人年，失访 275 人。接尘工人 3604 人，共随访 126 863.13 人年，诊断 314 例尘肺，尘肺发病率为 0.25%，累计发病率 8.71%。75.80% 的尘肺病例 1960 年之前开始接尘，83.12% 的病例累积接尘量大于 50 mg/(m^3 · a)。铁矿尘肺的平均潜伏期 19.65 年，77.71% 的病例潜伏期在 10 ~ 30 年。发病率随着累积接尘量的增加而升高，高、中接尘组相对于低接尘组的 RR 分别为 8.25 和 2.27；吸烟组尘肺发病率是不吸烟组的 1.7 倍；肺结核组发生尘肺危险较非肺结核组明显增高（RR = 32.34）。

三、干预性研究

范红敏等[18]对贵州省、河北省、山西省、山东省及北京市 5 家煤矿企业粉尘暴露人员进行研究。在收集粉尘暴露人员一般情况、粉尘暴露情况、尘肺病知识和生产性粉尘危害的知识、信念和行为等信息的基础上，对河北省煤矿企业粉尘暴露人员进行健康促进干预，干预措施为发放职业卫生知识的宣传单、张贴宣传画、专题讲座、黑板报和公示栏、悬挂横幅。在 1 个月后对被干预人员用同一调查表重新调查，对干预效果进行定性评价分析。结果发现，干预后粉尘暴露人员对粉尘危害知识的知晓情况均有改善。

第四节　矿山尘肺病的预防与控制

一、三级预防

（一）一级预防

首要的是综合防尘，贯彻执行粉尘卫生标准，降尘、防尘。加强个体防护，阻止粉尘吸入，对粉尘暴露工人就业前施行严格的医学选择，开展防尘、降尘的宣传教育等。

（二）二级预防

尽管一级预防对尘肺是有效的，由于经济、技术的限制，防尘还难以全面达到要求。二级预防主要是早期发现、早脱尘，以制止疾病进展。脱尘工人仍会发生尘肺，脱尘的调离及退休工人仍应列为普查对象。目前尚无切实可靠的办法挽回吸入粉尘所造成的肺实质结构损伤。用药物以制止尘肺进展的浑题仍在试验中，因此尘肺二级预防旨在早期发现、及早脱尘。

（三）三级预防

指对患病者的预防，积极治疗控制病情发展，重点是防治并发症，实施计划疗养。对Ⅲ期患者应组织越冬疗养，加强矿区防痨，早期发现传染病，积极治疗活动性开放性肺结核，控制传染源。早期发现肺气肿、肺源性心脏病，治疗肺源性心脏病以防止失代偿期的发生。开展康复医疗，增强和调整全身免疫功能。

二、控制措施

1995 年 4 月，国际劳工组织和世界卫生组织职业卫生联合委员会提出了“ILO/WHO 全球消除矽肺的国际规划”。规划的近期目标是要求各国在2010年以前明显降低矽肺发病率，远期目标是在2030年消除矽肺这一职业问题。对于我国来说，达到这一目标，任务十分艰巨，需继续采取综合防尘措施。

（一）组织措施

根据《中华人民共和国职业病防治法》：“用人单位应当为劳动者创造符合国家职业卫生标准和卫生要求的工作环境和条件，并采取措施保障劳动者获得职业卫生保护。”地方政府应加强组织领导和防尘管理，建立健全防尘规章制度，坚持卫生监督，定期坚持工作场所粉尘浓度。企事业单位负责人应对本单位粉尘防治工作负有直接责任，使本单位作业场所粉尘浓度达到国家职业卫生标准，健全粉尘监测、安全检查、定期健康监护制度，加强尘肺患者处理、疗养和宣传教育工作。

（二）技术措施

采用“革、水、密、风、护”等综合措施，改革工艺过程，革新生产设备，湿式作业，密闭、抽风、除尘，做好防尘、降尘工作。

1．采煤工作面的防尘　要按照规定进行煤层注水，注水到煤壁湿润，煤层的水分增加到1%以上，以此降低粉尘浓度。

2．炮掘工作面的防尘　使用水炮泥是降低放炮时产尘粉尘的最有效的措施。放炮喷雾可以降低粉尘浓度和炮烟。放炮前后对巷帮洒水冲洗。装煤的时候要边装边洒水，安装风流净化水幕等综合的降尘措施。打眼防尘，采用湿式钻眼法，可以获得良好的降尘效果。

3．机掘工作面的通风除尘　炮掘工作面采取了综合的降尘防尘措施，空气中仍然悬浮着一些粉尘，随着掘进机械化程度的不断提高，产生的粉尘数量增加，机掘工作面的产尘数量大于炮掘工作面。使用通风除尘技术，可以有效控制高浓度的尘源。通过合理的通风除尘系统，可控制机掘工作面的悬浮粉尘运动和扩散。主要的通风除尘设备有湿式除尘器、湿式除尘风机和袋式除尘器等。

4．锚喷支护防尘　锚喷支护是煤矿的主要的粉尘来源。其粉尘主要来自于打锚杆眼、拌料、上料和混合料的转运等生产工序。锚喷的时候应该在其下风流方向的100 m内安置至少两道以上的风流净化水幕，并采用除尘风机进行抽尘，降低粉尘的浓度。

5．喷雾降尘　在井下的各个运输转载点应该有喷雾设施，达到喷雾降尘的目的。井下的主要巷道必须要铺设防尘管路，主要的大巷每年要至少刷白一次，进巷和回巷每个月至少要冲刷一次积尘，开掘区和采煤区的巷道必须要定期冲刷，以便及时清除散落的积尘，防止落尘的二次飞扬。

（三）个人防护措施

粉尘暴露工人佩戴防尘口罩，必要时应用送风式防尘头盔，禁止使用普通纱布口罩。

（四）卫生保健措施

从事粉尘作业的工人必须进行就业前和定期健康检查。对上岗（含转岗准备粉尘暴露）的职工，必须进行就业前体检。建立职工的基础健康资料，排除活动性肺结核、慢性肺支气管疾病、严重的心血管病等职业禁忌证。对在岗的粉尘作业工人应每隔1～3年进行一次健康检查，重点是X线胸片检查，早期发现尘肺损伤。

（五）提高粉尘暴露工人自我保护意识

加强粉尘作业工人的职业卫生培训，使其了解粉尘的危害及其防护方法，提高自我防护能力。保证各种防尘设施的正常使用，将防尘的各种措施落到实处。

（于立群）

参考文献

[1] 中华人民共和国卫生部．GBZ70—2002 尘肺病诊断标准 [S]．北京：中华人民共和国卫生部，2002．

[2] 鲍含诚，范雪云．尘肺病 [M]．北京：煤炭工业出版社，2010．

[3] 梁启荣，李航天，刘丽．某有色金属集团公司矿山矽肺发病情况分析 [J]．现代医药卫生，2012，28（11）：1757-1759．

[4] 张连英．开滦矿区煤矿工尘肺发病现状 [J]．职业与健康，2014，30（5）：610-611．

[5] 雷红彦，盛爱玲．青海省某石棉矿职业病危害调查 [J]．中国职业医学，2009，36（2）：180．

[6] 汝玲，沈国安，曹亚丹．石棉矿接尘工人的剂量—反应关系研究 [J]．中华劳动卫生职业病杂志，1994，12（6）：344-345．

[7] 付德君，张一凡．滑石粉尘接触量与滑石肺发病关系的研究 [J]．工业卫生与职业病，1992，18（2）：352-354．

[8] 宋琦如，杨瑾，李吴萍，等．煤工尘肺死亡原因及影响因素分析 [J]．中国公共卫生，2008，24（4）：488-489．

[9] 赖纯米，高云，杨明林，等．云南省煤炭系统 1950-2000 年尘肺死亡病例分析 [J]．中国工业医学杂志，2006，19（6）：372-373．

[10] 关宏宇，张浩，苏良平，等．铁矿工人尘肺发病及影响因素分析 [J]．中华劳动卫生职业病杂志，2012，30（1）：36-40．

[11] 郭长轩，蒋文中，丁新平，等．淮北矿区煤矿工尘肺发病及现况的调查 [J]．中华劳动卫生职业病杂志，2001，19（1）：22-22．

[12] 陈银苹，范红敏，袁聚祥，等．某煤矿不同年代煤工尘肺发病情况调查 [J]．中国公共卫生，2009，25（5）：623-624．

[13] 吴希祥，孙志杰，王姬．国有煤矿农民工尘肺发病状况调查 [J]．职业与健康，2005，21（1）：19-21．

[14] 王文明．岩金开采农民互尘肺病发病情况 [J]．中华劳动卫生职业病杂志，2006，24（2）：114-115．

[15] 吴全兰，丁新平，陈卫东，等．某矿业集团接尘煤矿工人健康状况调查 [J]．中国职业医学，2008，35（6）：489-491．

[16] 徐秦儿，张鹏，张传会．小型露天石矿粉尘危害调查 [J]．中国工业医学杂志，2008，21（1）：46-47．

[17] 翁少凡，关宏宇，苏文进，等．大冶铁矿尘肺发病规律及其影响因素 [J]．环境与职业医学，2009，26（5）：436-440．

[18] 范红敏，袁聚祥，苏圣妍，等．粉尘作业人员粉尘危害意识的干预效果评价 [A]．中华预防医学会第三届学术年会暨中华预防医学会科学技术奖颁奖大会、世界公共卫生联盟第一届西太区公共卫生大会、全球华人公共卫生协会第五届年会论文集 [C]，北京：中华预防医学会，全球华人公共卫生协会，2009．

第十二章

矿山工伤流行病学

第一节 概 述

一、工伤定义

工伤（occupational injuries）是指职业人群在生产劳动过程中，由于职业性事故引起机体组织的突然性意外损伤，也称职业性外伤。它不仅能造成缺勤，而且可引起残疾，甚至死亡，因此工伤可分为致死性和非致死性。严格意义上讲，工伤仅指职业性外伤，但国际劳工组织和世界各国在工伤统计时还包括了急性中毒。工伤在世界范围内是劳动人群一个重要的健康问题[1]。

二、工伤的法律界定

由于工伤涉及法律赔偿问题，故在各个国家或地区中含义不尽相同。世界卫生组织建议将损伤后需休息一个工作日以上者列为工伤登记标准。美国等国家包含了职工上下班途中的意外损伤，我国自 1996 年 10 月 1 日起也将职工上下班途中的意外损伤纳入工伤。对于致死性工伤，有些国家规定必须是死亡发生在事故后不久的才被记录，而另一些国家则规定死亡是由于一年之内所发生的事故都被记录，我国规定包括事故后 30 天内死亡的受伤人员。

三、矿山工伤分类

工伤尚无统一分类方法，一般按照不同目的进行分类。

1. 按受伤程度分类 一般分为轻伤、重伤，或分为轻伤、中度伤、无生命危险重伤、有生命危险重伤和严重伤五类。

2. 按致伤因素分类

（1）机械性损伤，如锐器所致切割伤和刺伤、钝器所致挫伤、建筑物倒塌所致挤压伤、高处坠落所骨折等。

（2）物理性损伤，如烫伤、烧伤、冻伤等。

（3）化学性损伤，如强酸、强碱等造成的灼伤。

3. 按受伤部位分类 可分为颅脑伤、面部伤、胸部伤、腹部伤、肢体伤等。

4. 按皮肤或黏膜表面有无伤口分类 分为闭合性和开放性损伤。

5. 按照受伤组织或器官多寡分类 可分为单个伤和多发伤。多发伤指两个及以上系统或脏器的损伤。

我国常见的20类职业伤害事故见表12-1。

表12-1 我国常见职业伤害事故类别

序号	事故类别名称
01	物体打击
02	车辆伤害
03	机械伤害
04	起重伤害
05	触电
06	淹溺
07	灼烫
08	火灾
09	高处坠落
10	坍塌
11	冒顶片崩
12	透水
13	放炮
14	火药爆炸
15	瓦斯爆炸
16	锅炉爆炸
17	容器爆炸
18	其他爆炸
19	中毒和窒息
20	其他伤害

四、矿山工伤主要原因及危险因素

（一）矿山工伤主要原因

1. 工程地质灾害 随着矿山开采的进行，在地下形成了大量的井巷和采空区，打破了原来的应力平衡。由于地压作用，引起岩石移动、采空区坍塌，从而造成地表陷落、巷道冒顶片帮、支架变形、采空区大面积冒落等工程地质灾害。工程地质灾害的产生，在地表会危及塌陷区内的各种建筑物、构筑物及人员的安全，井下塌陷区内的各种巷道等也会遭到破坏。冒顶片帮事故会直接造成巷道破坏和人员伤亡。当采空区大面积冒落时，会在井下巷道中产生空气冲击波，使井下巷道及各种设施受到破坏，井下作业人员受到伤害。工程地质灾害导致的井下供电系统破坏还有可能造成火灾。工程地质灾害还有可能将构造水、地表水与井下巷道贯通，造成矿山井下突水事故。地压灾害主要存在于地表塌陷区范围内、竖井、斜井井筒、中段运输巷、采准切割巷道、采场及采空区等。引起地压灾害的原因主要是井巷工程的开拓，破坏了原岩应力的平衡，巷道围岩内的应力就要重新分布。当巷道、采场或采空区围岩不能承受地压作用时，地质灾害就会发生。具体原因包括如下内容。

（1）开拓系统或采矿方法选择不合理。

（2）矿床开采顺序不合理。

（3）爆破震动影响。

（4）工程地质条件复杂，岩石稳固性较差，地压较大。

（5）巷道或采场穿越地质构造复杂区域。

（6）未按设计保留保安矿柱或矿柱过早破坏。

（7）采用的支护方式不合理。

（8）采空区暴露面积过大。

（9）采空区未及时处理。

（10）施工及生产组织不合理。

（11）采空区监测、管理措施不到位。

2. 高处坠落　高处坠落指在高处作业中发生坠落造成的伤亡事故，不包括触电坠落事故，包括在地表从架子上、屋顶等处的坠落，也包括井下梯子、井筒、斜井溜矿井等可坠落处的坠落。高处坠落事故的主要原因如下。

（1）高处作业时安全防护设施损坏。

（2）高处作业管理不到位、信号不明确。

（3）没有按要求使用安全带、安全帽。

（4）使用梯子不当、爬梯子时疏忽大意。

（5）作业时缺少照明，作业人员疏忽大意。

（6）没有按要求穿防滑性能良好的软底鞋。

（7）提升系统安全装置不完整或不及时修复。

（8）乘罐人员不按要求进罐、不使用安全装置、乘坐罐笼注意力不集中。

（9）人行斜井坡度太大，梯子架设不牢或没有扶手。

（10）溜矿井不加格筛、格筛覆盖不完整、格筛损坏。

3. 爆破安全　事故爆破安全问题可归纳为如下三类。

（1）由于爆破的力学效应（如爆破产生的地震波、冲击波、噪声和个别飞石）引起的安全事故。

（2）由于炸药爆炸时的物理化学反应，即炸药爆炸时产生的大量有毒气体、电磁效应等引起的安全事故。

（3）爆破引起的突发性事故，如炸药的早爆、拒爆和因操作失误而引起的安全事故。矿山爆破引起的人身伤亡和设备损坏事故，在整个矿山事故中占有较大比重。随着采掘工业的发展，露天矿爆破距矿山本身的工业场地很近，也有邻近乡镇居民区的。地下开采矿山深孔爆破和大药量的工程爆破等日益增多，矿岩物质形成高温区引起炸药自爆、早爆等，以及炮烟中毒等事故常有发生。

造成爆破安全事故的主要原因如下。

①严重违反《爆破安全规程》的规定，在施工中图省事进行操作。

②点火器材质量不合格，点火方法违章。

③导火索药芯密度大或导火索在燃烧中受挤压等导致导火索速燃：

④导火索段太短和违章点火耽误时间。

⑤爆破后过早进入工作面，造成中毒窒息事故。

⑥盲炮处理不当，打残眼。

⑦警戒不严，信号不明，安全距离不够。

⑧工人未经特殊工种培训，施工操作不规范。

4. 物体打击 由于安全管理不善，安全教育不足，作业人员精力不集中，违章作业，作业场所内存在“伞檐、浮石”或其他物体落下等原因，打击下部人员造成伤害。

5. 车辆伤害 主要指由坠车、撞车、翻车、撞人、车载物体坠落引发的伤害事故。露天开采时，岩石的运输通过车辆来实现，车辆伤害尤显重要。

6. 机械伤害 指强大动能所致人体伤害，常因被搅、挤、碾、压，或被弹出物体重击导致的伤害。常见原因有检修机械时忽视安全操作、缺乏安全装置、电源开关不合理等。

7. 触电 指人体接触到具有不同电位的两点时，由于电位差的作业，在人体内形成电流导致的伤害。常见原因有电器安全管理不规范，电器设备安全性能差，设备线路老化，无证、违规从事电业操作等。

8. 瓦斯爆炸 “瓦斯”指采煤过程中从煤层、岩层、采矿区，以及生产过程中产生的各种气体。其中以沼气（甲烷）所占比例最大（80% ~ 90%），此外还有氢、硫化氢、乙炔、乙烷、一氧化碳等。沼气的爆炸下限为5%，上限为16%。在此浓度范围内，沼气遇明火即可发生爆炸。瓦斯爆炸的高温、高压和引发的冒顶、坍塌、一氧化碳中毒是致命性伤害的主要原因。

9. 压力容器爆炸 矿山使用的压力容器有空压机储气罐、设备维修时使用的氧、乙炔瓶。矿山发生压力容器爆炸的概率较低，但并非没有可能。如可发生在空压机储气罐质量缺陷、罐体受损、安全附件缺少时。

10. 火灾 矿山有油料、电缆、木材等可燃物质，存在火灾可能。主要原因有生产、生活用火不慎，设备、材料阻燃性不强，职工缺乏消防意识和知识、未配备灭火器材或器材失效。

11. 淹溺 对于凹陷露天矿，雨季大量降水无法排出的情况下，可能发生雨水淹没采场，或积水坑防护措施不利，人员落水造成伤亡事故。

（二）矿山工伤主要危险因素

1. 噪声和采光 矿山工伤与噪声刺激存在一定关系。长时间承受噪声，人眼对运动物体的对称平衡反应就会失灵，再加上矿井下空间有限，光线暗淡，易发生事故。人在嘈杂的环境中工作，由于噪声的掩蔽效应，容易使人听不到事故的前兆和各种警戒信号，导致事故的发生。井下光线不足，会造成工人的视疲劳，使得工人视力下降，增加事故发生的概率。

2. 失误与违章 矿山工伤事故的主要原因是违章操作，缺乏工作经验和安全教育，自我保护意识差，工作中存在侥幸心理和外来工不熟悉工作环境等。有研究报道，人的行为失误导致的事故占事故总数的70%以上。

3. 工人自身素质 有研究报道，文化程度与工伤事故的发生有明显关系，文化程度高者工伤发生人数较文化程度低者明显减少。据某铜矿伤亡事故的报道，死亡事故的工人呈现低年龄、低工龄、低文化“三低”特征。其中低文化特征最为突出，文盲、小学文化程度者占总工伤的34.9%，初中占38.1%。

4. 疲劳 邢娟娟[2]对煤矿工人体能负荷与工伤事故关系进行研究，发现在疲劳状态下工伤事故发生的危险性明显增加；劳动负荷越重，疲劳越重，事故发生率也越较高。有研究发现，约 50% 工伤事故是在临近下班 2 h 发生的，其原因可能和疲劳因素有关。我国部分矿山企业为了追求高效益，往往急功近利，导致矿工的工作任务过重、节奏过快。长时间高强度劳动，使矿工的精力和体力消耗过大，导致精神疲惫。在疲劳状态下矿工体能的反应速度与应急能力下降，对出现的意外情况不能及时采取应对措施，故容易发生伤害事故。疲劳程度越重，事故发生率越高。

5. 年龄和工龄 年龄较小、总工龄较短，发生伤害的危险性较高，某铜矿伤亡事故的报道[3]，20 ~ 30 岁矿工占总工伤的 58. 33%，30 岁以上占 41. 67%；工龄 10 年以下的矿工占总工伤 65.28%，工龄 11 年以上占 34. 72%。这可能与工人的工作经验和操作的熟练程度有关，随着工龄的增加，工作的熟练程度和经验也会增加，工伤发生的可能性下降。

6. 人格、心理因素 人的人格、心理因素与工伤事故的发生有一定影响。廖家喜等对煤矿井下矿工工伤事故的研究发现，工伤事故组的社会支持度、生活满意度平均总分均比对照组低，人格特征显示情绪稳定性差、精神质更明显。

7. 职业压力 职业压力与工人的身心健康、生产安全密切相关。职业紧张和压力过大使矿工感到焦虑、情绪低下、注意力分散和劳动效率下降，甚至导致生理功能的失调，易引发工伤事故。

第二节 矿山工伤流行特征

一、矿山工伤类型分布

刘国礼等[4]对煤矿井下作业工人职业伤害调查发现，砸击伤、机械交通伤和跌扭伤较多，分别占 36.08%、17.72% 和 16.46%。

秦伟等[5]对露天铁矿工伤事故流行病学研究发现，全部工伤事故中物体打击和机械伤害明显高于其他事故类型，分别为 28.97% 和 21.03%，其次是车辆伤害、触电、高处坠落、扭伤。不同的作业岗位，工伤的发生类型有所不同，采矿作业以车辆伤害为主（占 7.20%），其次为物体打击、机械伤害、触电等。而检修作业以物体打击为主（占 19.10%），其次是机械伤害（占 13.84%）、扭伤（占 4.79%）、触电（占 4.24%）。

二、矿山工伤人群分布

刘国礼等[4]对煤矿井下作业工人职业伤害调查发现，伤害发生率为 9.34%，以采煤、混合及掘进工发生率为高，分别为 12.16%、9.86%、9.09%；致残率为 7.68‰，死亡率为 2.36‰。20 ~ 30 岁组，伤害发生率最高（12.91%），工龄 0 ~ 5 年及 5 ~ 10 年组最高，分别为 14.14% 和 12.15%。

露天铁矿 542 例工伤中全部是男性，轻伤率、重伤率、死亡率随年龄增加而减少，轻伤率、重伤率的发生以 20 ~ 30 岁年龄组为最高，分别为 40.83% ~ 37.50%。死亡率以 30 岁年龄组最高，占 42.11%。工伤发生率以检修作业组最高，占 50%，其次是采矿作业 37.08%，其他作业 9. 96%，机装作业 2.95%。

三、矿山工伤的时间、地点分布

（一）季节分布

秋冬季节是矿山生产安全事故的易发期。秋冬季节矿山事故多发的原因如下。

1．矿井倒风季节 秋冬季节天气变化比较大，矿井正值倒风季节，矿井由下行风变为上行风。天气变化时风流紊乱，加大了矿井通风阻力，极易造成矿井用风地点风量不足，使矿井瓦斯、有毒有害气体等积聚井下。如果管理不善，很容易发生瓦斯爆炸、有毒有害气体中毒等事故。

2．突击生产季节 进入冬季后，矿产品特别是煤炭的需求量增加，导致价格上扬。受利益驱使，许多矿主为追求高指标、高产量，极易超定员、超能力、超强度突击生产，无形中给安全生产增加了压力，带来了安全隐患。

3．气候干燥季节 进入井下的干燥空气使矿井变得干燥，井巷的支架、背帮、背顶充填物也相应变得干燥，井巷粉尘飞扬，极易造成矿尘爆炸、火灾事故发生。

4．节日繁多季节 入秋后，中秋、国庆、元旦、春节等节日相继而至，节日期间小矿放假，大矿停止一些采掘面的作业。小矿放假后，停止了矿井通风，大矿个别作业面放假后对掘进工作面停工停风。复工时如果没有按照复工复产验收标准验收，易发生顶板、窒息等事故。

（二）时间分布

陈国元等[6]对煤矿职工工伤事故发生时间分布规律进行研究，该研究选择了平顶山矿务局有代表性的三个矿，对10年间的全部工伤职工作回顾性调查，以年份、季节、月份、班次和24 h制时间为指标，分析其规律。结果在9～10时期间工伤事故发生所占比例较高较高，期间三个矿工伤人次数分别占24 h总工伤人次数的22.00%、19.27%和10.18%。

（三）地点分布

陈国元等[7]对煤矿工伤发生地点分布规律研究发现，矿职工井下工伤发生率为80.02%，井上为19.98%。矿井下工伤多发地点以采面、机巷、风巷最为突出，采面工伤发生人数占工伤总人数的30%以上。井上发生工伤以车间、煤场、木场、路面和家属区为多发地点。井下工伤发生主要原因依次为工人操作不当、安全意识差、违章作业、摔倒、意外、注意力不集中。井上工伤发生主要原因依次为工人操作不当、注意力不集中、违章作业。

第三节 矿山工伤流行病学研究方法及状况

一、描述性研究

目前，矿山工伤流行病学研究大多数使用的是描述性研究，其中最多的是利用现有的工伤资料或工伤死亡资料进行整理统计分析。这些现有资料主要来自以下几类。

1．国家或地方职业伤害监测系统。

2．国家或地方职业伤害赔偿报告。

3．医疗卫生部门的登记报告。

4．国家或地方安全部门。

5. 工矿企业工伤登记报告。

全国的或行业的工伤资料可以揭示全国或全地区工作有关的工伤事故和死亡的种类、发生率、分布特征等。通过描述和比较工伤事故的发生率和死亡率的分布特征，识别高危人群和高危行业，为进一步研究工伤原因及危险因素提供线索。横断面调查的方法还可以用电话、函件或面访等方式获取其一段时间某一人群的工伤情况情况，这种研究的好处是获得的个人信息比现成资料更全面，并且可根据研究者的目的和需要设计调查内容。

元小冬等[8]选择2001年1月1日至2007年12月31日我国某大型煤矿集团所属单位每年在册职工为研究对象，由其职工工伤管理中心详细记录研究期间在工作中发生的所有工伤死亡患者。用工形式分为煤矿井下生产工种和非直接煤炭生产的井上工种。发现煤矿伤工死亡事故与井下工种明显相关。煤矿井下工种伤工死亡事件的发生与时间密切相关，每年3、4月是工伤死亡事件的高风险期，而每个月的19、20日和25、26日以及每天的10时为高危时段。

二、分析性研究

工伤事故分布特征的描述为工伤事故的病因分析提供了线索，对其危险因素的确定还需进行分析性研究。病例对照研究和队列研究常用的调查病因及相关危险因素分析性研究方法，可以研究个人、工作环境及事故经过之间的关系。

1. 病例对照研究 病例对照研究可以检验环境中特殊因素或工作经验和工伤发生之间的关系。在此类研究中常以受伤者作为病例组，由于工伤事故率特别是严重的工伤发生率很少，这样病例常常是在登记报告中选择或以医院为基础进行病例选择。对照的选择有来自与病例同一人群中未发生伤害者或病例所在的全人口作为对照。有专家建议不以个人为研究对象，而是以事故率较高的行业或工种作为病例组，选择事故率较低的企业或工种作为对照组，分别收集有关的暴露情况。

2. 队列研究 端木彬如[9]对一省属煤矿职业性工伤死亡情况，采用回顾性队列调查法研究，追踪17年，队列共3555名男性工人，全死因死亡290例，工伤死亡64例，以全国中小城市年龄别死亡率为对照，队列工伤SMR为1.52，死亡率为118/10万。调查还发现工伤死亡以采煤工最多，掘进工次之，两者死亡年龄较男性平均寿命小30多岁，因而该矿应以采煤和掘进工为预防工伤死亡的主要对象。

3. 病例交叉研究 由于职业伤害的发生往往是由多种危险因素引起的，既包括固定因素如年龄、性别、教育程度、工龄、工种等，也包括瞬时因素如紧张、注意力不集中、操作方式改变、设备异常等。多数固定因素是难以改变的，而瞬时因素则可以通过安全培训、设备维护、自我识别等途径进行干预。因此，识别职业伤害发生的瞬时危险因素具有重要意义。

病例交叉研究是用来研究急性伤病事件有关的瞬时危险因素的一种有效方法。病例交叉研究基本思路是以患者作为对照来源，比较每个患者在伤害当天（看作病例）及伤害前一段时间（作为对照）的暴露情况，确定引起伤害的危险因素。这种方法以患者自己作为对照，可以消除研究对象个体之间的差异引起的偏倚。

目前病例交叉研究在职业性手外伤研究中应用较多，一般以伤害发生前10 min至伤害发生作为伤害阶段。对照阶段有2个，一个是伤害发生前60～70 min之间的10 min间隔，称为配对间隔，另一个是受伤前一个月，称为日常频率，然后将伤害阶段内危险因素的暴露频数分别与2个对照阶段内危险因素的暴露频数进行比较。

林洁等[10]应用病例交叉研究评价职业性手外伤的瞬时危险因素，发现设备（工具）异常、非日常工作任务、操作方式改变、身体不适或生病、匆忙作业、注意力不集中均为职业性手外伤的危险因素。

石小河等[11]通过对某有色金属矿山 75 例职业伤害的研究，发现可能诱发职业伤害发生的危险因素包括工作条件（设备运转、环境的变化、不良工作条件）、劳动管理（工作任务、工作班次、物体摆放）和个人因素（操作方法的正确性、防护用品的使用、与同事配合时的协调程度、注意力的集中程度、精神状况）等 11 项因素。

病例交叉研究的局限性：①可产生回忆偏倚，应在受伤后尽快进行调查（4 天内），以保证回忆的可靠性；②仍可能产生个体内部的混杂因素，如受伤者用非常规方式操作并处于匆忙状态，两种危险因素并存，结果相互混淆；③不能研究固定危险因素，如年龄、性别、职业、环境条件等；④由于伤害时间和对照时间由人为确定，因此可能产生时间选择偏倚；⑤还可能产生潜在的病例自身选择偏倚，如有部分人暴露于危险因素（设备异常、未戴手套、非日常工作）时，会格外小心甚至避免操作，从而避免伤害发生，这种状况是无法用病例交叉研究进行研究的。

4. 混合设计 鉴于病例对照设计和病例交叉研究等均有各自的优点及局限性，有学者提出应用混合设计，如将病例对照研究和病例交叉研究相结合、队列研究与病例对照研究相结合、队列研究与病例交叉研究相结合等。由于职业伤害发生原因复杂，研究者往往不知道采用何种方法更有效，便可通过混合设计综合多种设计的长处，从而更全面地探讨各种危险因素的作用。例如，队列研究与病例交叉研究的混合设计，选择一家大型矿山企业进行前瞻性队列研究，获得一些伤害的固定危险因素如年龄、性别、工种、工龄、安全培训等的基线资料，然后套入病例交叉研究，一旦伤害发生，立即对不固定的瞬时危险因素进行回顾性研究。优点是获得信息全面而可靠，缺点是耗时较长，且工作量大。

三、干预性研究

干预性研究主要用于事故预防措施的评价及验证病因假设，可分为工程学干预、行政干预和个人干预等类型。干预研究能确定病因并最终找到理想的预防措施，从而减少伤害的发生，保障工人健康。

1. 工程学干预研究 主要针对物理环境，对象是与急性创伤性伤害和工作相关肌肉骨骼障碍相联系的工作环境，主要干预措施是改良设备和作业环境。

2. 行政干预研究 针对工作管理程序和制度，干预措施包括工人的参与管理、提高后勤服务、改善劳动负荷、制订相关法律和制度等。

3. 个人干预研究 针对工人的上岗选择、教育、培训以及个人防护措施的应用。如工人的上岗选择有性别、年龄、文化程度、健康状况、心理因素及工作经验等。教育培训主要包括健康教育、安全教育、上岗前培训、个人行为培训等。个人防护措施应用包括评价安全带和安全研究等。

职业性伤害发生原因错综复杂，干预试验设计较困难，企业出于种种原因不愿意配合，这些因素都制约了干预研究的设计实施。可考虑邀请劳动和管理部门共同参与干预研究，以保障研究的顺利进行。

第四节　矿山工伤预防与控制

一、预防策略

（一）三级预防

矿山工伤预防必须落实“三级预防”策略。一级预防指工伤发生前的各种预防措施，避免工伤的发生。二级预防指在工伤发生时，采取自救互助、院前医护和院内抢救、治疗，降低死亡率和致残率。三级预防指促进工伤者的功能恢复，早日康复，残疾人士得到良好的医治和照顾。

（二）健康促进

采用矿山健康促进项目。通过教育、培训加强工人的预防工伤能力。改善生产环境。明确用人单位和职工在工伤预防中的作用等。

二、控制措施

工伤的预防必须采取综合措施。

1．加强职业安全与卫生立法、监察和监督。

2．贯彻、落实“安全第一，预防为主”方针，严格执行国家劳动安全卫生规程和标准，建立良好的安全生产环境秩序。①加强各级领导对安全生产方针、政策及预防工伤重要性的认识；②建立和健全安全生产责任制；③提高自动化生产水平，减少接触致伤因素；④机器和设备的危险部分应安装防护装置，危险地带应设置灯光等警示信号，高空作业应有必要的防护设施，电器设备应具有绝缘装置等；⑤努力提高干部、职工的安全素质和意识，做好安全教育、宣传和培训，企业应充分利用广播、录像、宣传栏、有线电视等宣传工具开展宣传教育工作，树立典型，形成正反两方面的教材、增强职工的安全意识，提高职工对危险因素辨识能力、自我保护能力和安全操作技能。⑥认真消除重大事故隐患，定期开展安全检查；⑦根据不同生产情况，供给合理的防护用品；⑧健全各级医疗救护组织，发生工伤事故时，能及时进行急救。

3．完善事故信息管理制度，加强危险和事故信息的传递和反馈，防止重复工伤事故发生。职业医学工作者应用职业流行病学研究方法，找出可能引发工伤的危险因素，以便有针对性地开展预防和改进工作。

（于立群）

参考文献

[1] 王声湧．伤害流行病学［M］．北京：人民卫生出版社，2003．

[2] 邢娟娟．煤矿工人体能负荷与工伤事故关系研究［J］．中国安全生产科学技术，2005，1（4）：19-21．

[3] 李金赋，徐新春，俞启明．德兴铜矿重伤死亡事故流行病学调查［J］．疾病控制杂志，2001，5（3）：279．

[4] 刘国礼，王朝龙，陈天义，等．煤矿井下作业工人职业伤害调查分析 [J]．中国基层医药，2007，14（2）：234-236．
[5] 秦伟，张虹焱，孙刚．露天铁矿工伤事故流行病学调查 [J]．疾病控制杂志，2001，5（3）：278．
[6] 陈国元，杨磊，刘卫东，等．煤矿职工工伤事故发生时间分布规律的探讨 [J]．劳动医学，1999，16（2）：73-75．
[7] 陈国元，杨磊，刘卫东，等．煤矿工伤发生地点分布规律及对策 [J]．职业卫生，2001，16（1）：3-6．
[8] 元小冬，王淑娟，马英，等．煤矿职业伤工死亡事故的流行病学研究 [J]．中国煤炭工业医学杂志，2015，18（9）：1535-1540．
[9] 端木彬如，王绵珍，王治明．某煤矿职业性工伤死亡调查分析 [J]．现代预防医学，1993，20（2）：68-70．
[10] 林洁芮，永军魏，苏明，等．急性职业性手外伤的病例交叉研究 [J]．中劳动卫生职业病杂志，2007，25（12）：747-749．
[11] 石小河，聂绍发．75 例有色矿山职业伤害危险因素的病例—交叉研究 [J]．疾病控制杂志，2007，11（1）：75-78．

第十三章

矿山职业相关疾病流行病学

第一节　概　述

一、工作有关疾病的概述

工作有关疾病又称为工作相关疾病（work-related disease，简称 WRD），是在 1973 年 WHO 召开的环境与健康专家会议报告中提出的。1976 年 WHO 提交世界卫生会议的一份职业卫生规划中，就提出了健康和疾病与工作有关疾病的新问题。我国自 1985 年开始对工作有关疾病进行现场调查研究。迄今为止，工作有关疾病这一专用术语还没有一个明确的定义，它泛指一切与工作有关联的疾病、伤害等健康问题，其发生与工作有关，但职业性有害因素不是唯一的直接原因，而是该病发生与发展中的多种因素之一，或是使潜在疾病显露与加重的一个因素。概括而言，凡与职业因素有关，但又不是法定职业病的一些多因素疾病，统称为工作有关疾病。有些国家把若干工作有关疾病纳入了需补偿的疾病之列，但我国目前尚不属于需补偿的疾病范围。

广义地说，职业病也属于工作有关的疾病。工作有关疾病的范围实际比职业病更为广泛。工作有关疾病与职业病有所区别。职业病是指与工作有关并直接与职业性有害因素有因果关系的疾病。而工作有关疾病属于多因素疾病，与工作有联系，非职业人群也常有发生，而某些职业人群中发病率增高；有些工作有关疾病虽非职业因素引起，但职业因素能使该病发作或恶化；工作有关疾病患病率较高，且因其不属法定职业病范围，所致病休缺勤较多，给职工的健康和经济造成损失；通过控制和改善劳动条件，可使所患疾病得到控制或缓解。

工作有关疾病如职业紧张等因素所致的心血管疾病、长期从事繁重体力劳动者的腰背酸痛、轮班作业工人的消化性溃疡、经常从事精细手指劳动工人中的腱鞘囊肿、长期站立工作人员的大隐静脉曲张等，在一些职业人群中有相当高的患病率，迫切需要调查研究，提出防治措施，从职业卫生角度开展预防工作。

二、工作有关疾病病因学问题

工作有关疾病是一类发生在职业人群中的多因素引起的疾病，其发病与多种危险因素有关，病因与劳动组织不佳、劳动条件差或工作中接触有毒有害物质等职业病危害因素有关，也与社会心理因素、个人的生活方式、习惯嗜好、个体敏感性及家族疾病史等有关，所以要深入探索其病因、早期诊断、治疗和提出预防措施，必须进行流行病学调查，主要是采用职业流行病学的现场调查方法。

工作中各种因素包括环境中存在的生物、理化有害因素及劳动过程中的强度、时间、特点、精神及某些器官紧张、疲劳、情绪等直接或间接促使某些常见病的诱发或加重，如超负荷、单调工作、轮班工作、夜班等对工人健康的影响。职业性有害因素按照致病因素及其引起的不同病变，可分为四大类。

1. 化学因素 主要是各种化学物质因化学作用引起的各种化学中毒。

2. 物理因素 如高低气温、高低气压、噪声、振动、放射线等所致的疾病。

3. 生物因素 如各种细菌等引起的职业性传染病。

4. 劳动损伤性因素 如交通运输部门的装卸工、搬运工，搬运货物所致腰肌劳损、扭伤等。

由于影响工作相关疾病患病的病因是多因素的，对其进行流行病学调查难度很大，一般可采用现况研究、病例 - 对照研究和前瞻性研究。也可进行干预性研究，以便对预防措施的作用进行评价。

现况调查又称横断面调查。在探讨工作有关疾病病因时，最常用这种调查方法。这类调查通过调查表，由受试者凭主观感觉回答是否患有某种疾病或出现的症状，所以这类指标称之为“最软的”指标。在计算患病率时，个别的调查报告为了迅速取得短期内的资料可用 2 周内的患病率。描述性调查也属于现况调查，即对不同职业、工作场所、任务或特殊接触有关的发病率、可能涉及的“硬”指标（如死亡）和“软”指标（非特异性综合征）进行调查。描述性调查在掌握足够不同职业人群的某些疾病资料时，可以不设对照组进行描述性调查分析。病例 - 对照调查为回顾性调查，是根据某个疾病资料，从已发现的疾病或症状出发，追溯其与接触某种可疑的职业危害与疾病的联系。前瞻性调查是从接触某职业病危害因素出发，观察接触人群可能发生的损害，并以不接触人群为对照。但也可以用于发现某些职业病危害因素可能对工人已造成了危害，采取干预的预防措施，然后观察接触者的患病率或症状是否减轻。无论采取哪种调查研究方法，都需要周密严谨的设计、严格选择的对照、科学细致的统计分析，才能得出令人信服的调查结果。

职业因素在病因学上仅起部分作用，至于这些疾病与职业因素的联系程度可能有很大差异，对工作中影响疾病发生的可能原因进行评价，尽可能定量地估计职业因素在不同疾病起因中的作用程度，而且对职业因素在多因素中所占的比重予以定量。

第二节 心血管疾病

心血管疾病（cardiovascular disease，CVD）是一组以心脏和血管异常为主的循环系统疾病，主要包括高血压、动脑粥样硬化、冠心病、心肌疾病、心律失常等。生产场所物理的、化学的和社会心理等多种因素可单独或联合直接或间接地作用于心肌造成心血管疾病的发病率增高。职业因素是导致心血管疾病诸多因素中的一种，可促发心血管病或增强其危险性。但职业与心血管病的关系与一般的职业病不同，缺乏特异性。心血管受损后轻者可无临床症状，重者可发生严重心律失常、心力衰竭、甚至猝死。心血管疾病导致的死亡人数已占全国总死亡人数的 40.27%，尤其 35 ~ 54 岁青壮年死亡人数增加最为迅猛。由于心血管疾病的高发病率、高致残率和高死亡率，心血管疾病已成为我国最重要的公共卫生问题之一。

一、发生情况和疾病类型

心血管疾病已成为全球首位死因，且流行趋势不断加剧。据调查，心血管疾病在欧洲每年造成 180 万人过早死亡，我国心血管疾病患病率呈上升趋势。目前全国约有 2.3 亿心血管疾病患者，平均每 5 名成年人就有 1 名心血管疾病患者。其中，高血压患者约 2 亿，脑卒中患者约 700 万，心肌梗死患者约 200 万，心力衰竭患者约 420 万[1]。我国心血管疾病患病率男性为 1.78%，女性为 1.10%，且患病率随年龄升高而增加。根据 2011 年我国卫生部统计：城市居民心脏病死亡专率 132.04/10 万人，农村 123.69/10 万人。城市居民脑卒中死亡专率 125.37/10 万人，农村 138.68/10 万人。总体来说，我国心血管疾病的死亡率大概在 259.89/10 万人左右。也就是说全国每年有 350 万人死于心血管病，占总死亡原因的 41%，其中农村心血管病死亡构成比占 40.1%，城市占 41.5%，居各种死因的首位。与 2006 年与 2008 年卫生部统计结果相比，心血管疾病的死亡率仍居高不下，且呈明显的上升趋势。

普遍认为，职业紧张是一些心血管疾病的危险因素之一，其中尤以高血压、脑卒中、冠心病居多。在职业紧张的作业中，原发性高血压发病率比对照组高 3 ~ 4 倍；工作负荷过重可使心肌梗死的发生率增高。高血压病是我国最常见的心血管疾病，也是世界各个国家和地区主要的流行病之一，它不仅患病率高，且常常引起严重的心、脑、肾等并发症，是脑血管意外、冠心病的主要危险因素。

心血管病临床症状多为心律失常、动脉粥样硬化、高血压、冠心病、心肌病、心衰、猝死。职业中毒引起心血管系统损伤的症状与体征多不突出，也无特征性表现，但可出现中毒性心肌炎、心功能不全、心律失常、雷诺综合征、高血压等多种表现，也可导致猝死。严重缺血性心脏病、心肌病、严重心律失常易发生在职业中毒较重的患者中。其他化学毒物所致的免疫功能低下、自主神经功能紊乱、电解质紊乱等均可导致心律失常，心肌损伤。

二、与工作有关的危险因素研究

心血管疾病是一种多因素的常见病。迄今已发现有 300 余种危险因素和心血管疾病相关。这些危险因素大致可分为以下三类：主要（传统）危险因素、潜在危险因素、社会经济 / 心理行为因素。主要危险因素包括年龄、性别（男性）、家族史、吸烟、高血压、糖尿病、脂代谢紊乱；潜在危险因素主要有肥胖、胰岛素抵抗、糖代谢异常、凝血因子升高、慢性炎症、睡眠呼吸障碍；社会经济 / 心理行为因素包括不健康饮食、饮酒、缺乏体力活动、教育程度、经济收入、职业及职业变动、性格类型、精神紧张等[2]。引起本病常见的不良因素为：①过度劳累（工作时间过长、超常工作量）；②工作责任重大或危险性大的精神紧张作业，高血压、冠心病和心肌梗死的发病率随之增高；③对工作不满意与上述疾病发病之间呈正相关；④情绪易激动的个性。研究证实，职业紧张是心血管疾病的危险因素，它可能单独起作用或通过其他危险因素如吸烟等起联合作用。职业紧张是目前公认的高血压影响因子，长期处于高度紧张状态的职业人群，其高血压患病率明显增高，并且随着职业紧张程度的增加而增加，同时高血压患病率也显著增加[3]。人们早已发现轮班是心血管疾病的可能危险因素之一，轮班工人的高血压患病率会明显增高。另外，环境因素如噪声、振动、温度、湿度也与高血压发病有联系，高温、噪声对暴露者的心脏有影响，且高温和噪声共同存在时可加大噪声的不良作用，对心血管方面的影响较噪声单独作用更为明显。

我国煤矿业是职业病危害最为严重的行业，其发病人数约占全国职业病总数的 39%，煤矿企业作业场所职业病危害因素主要包括粉尘、噪声、振动、毒物、高温高湿五大类，以粉尘和噪声为首，其发病人数占 85% 以上。辅助生产过程依生产工种的不同可能接触不同的有毒物质，如酸剂、二氧化硫、苯、甲醛等；机电电工还接触放射性同位素等。煤矿开采又分为井下开采和露天开采。煤矿工人从事的生产、生活条件与普通人群有着不同的特点，由于其长期在井下潮湿、高噪声的环境中工作，生活不规律，工作紧张，过度劳累，精神压力负担过重，影响交感神经活性，交感神经过度紧张会产生焦虑、烦躁、头晕、头痛、乏力、精神不集中、失眠等症状。同时心肌收缩力增强，细小动脉收缩痉挛，外周阻力增加，结果使血压增高。另外，由于井下作业时间长，户外活动时间短，睡眠周期被打乱，工人自我防治观念淡薄，高血压检出率明显高于全国平均水平。

第三节　肌肉骨骼疾病

肌肉骨骼疾病（musculoskeletal disease，MSD）是以肌肉、骨骼、神经等系统损伤为主的一大类疾病，主要特征是疼痛、不适和活动受限，临床主要表现为骨关节和肌肉系统的疼痛和活动受限，是一种常见的工作有关疾病。其发生与职业因素存在着密切联系，往往是由于职业性有害因素直接或间接导致，如在职业活动中因为重复操作、不良姿势、静态负荷、体力负荷、振动和频繁举物等引起的肌肉或骨骼的损伤。目前为止，肌肉骨骼疾病采用的名称略有不同，可称为职业性肌肉骨骼疾病（occupational musculoskeletal disease，OMSD）、工作有关的肌肉骨骼疾病（work-related musculoskeletal disease，WMSD）、慢性肌肉骨骼损伤（chronic musculoskeletal injury，CMI），又称为职业性肌肉骨骼损伤（occupational musculoskeletal injury,OMSI）等。国际劳工组织（International Labour Organization，ILO）把工作相关肌肉骨骼疾病（work-related musculoskeletal disease，WMSDs）定义为由于暴露于工作场所相关危险因素所致的肌肉、神经、肌腱、关节、软骨和椎间盘等的损伤或疾病，包括扭伤、负重、撕裂伤、背痛、腕管综合征、肌肉骨骼系统或结缔组织疾病。常见的有下背痛，颈痛，颈、肩、腕损伤（反复性劳损），膝关节骨性关节炎等。ILO 又将其中的桡骨颈腱鞘炎、手腕部慢性腱鞘炎、肘部鹰嘴滑囊炎、髌前滑囊炎、上髁炎、半月板损伤、腕管综合征和上述没有提到且不能排除劳动者的直接接触所致的肌肉骨骼系统疾病等 8 类疾病列入 2010 版国际职业病最新名单。WHO 和欧美等一些国家已经将其列入职业病范畴，美国国家职业安全卫生研究所（National Institute for Occupational Safety and Health，NIOSH）把它列为重点研究的 10 个职业卫生问题之一，我国将工作有关的肌肉骨骼疾病列为工作相关性疾病。这类疾病在工业发达国家职业病发生中占第 2 位，随着我国工业化的发展，肌肉骨骼损伤已经成为危害职工健康的主要职业问题之一。

由于工作性质、劳动方式、劳动强度、劳动条件等的不同，工作有关的肌肉骨骼疾病的好发部位报道也不一致，最常见的肌肉骨骼疾病涉及颈、肩、上肢、下肢、上背、下背（包括腰部）等部位。肌肉骨骼疾病在某些行业或职业的发病率比一般人群要高 3 ~ 4 倍。高发病率的职业包括护理、空中运输、采矿、食物加工、制革、制造业（汽车、家具、电器、纺织、服装）。我国的一些调查表明，肌肉骨骼疾病的患病率为 20% ~ 90%，个别行业高达 90% 以上，几乎涵盖所有行业，如建筑行业为 69% ~ 89%，冶金行业为 24% ~ 82%，纺织行业为 97%，电子行业为 52% ~ 61.1% 等，煤炭行业 67% ～ 78% 等。这些行业中肌肉骨骼损伤的发生主要集中在重复性机械操作、搬运作业、长期不良姿势作业等，其中有 36.9% ～ 44.2% 的作业人员工作 1 年内即发生肌肉骨骼损伤。

由于肌肉骨骼损伤是一种慢性非特异性疾病，而且病因不很明确，缺乏客观性、特异性指标，目前尚缺乏统一的诊断标准，且国内的研究多为针对单一身体部位肌肉骨骼损伤或单一行业工作人员的调查，样本量都较小，导致不同的研究结果差异较大。因此，难以对我国各种行业的肌肉骨骼损伤的发生情况、发生规律、发生原因有整体的认识。

一、腰背痛

腰背痛既是最古老的与工作有关疾病，又是目前最常见的问题。有研究表明，职业人群中约有 70% 的人患过腰背痛，近 80% 的成人在他们的一生中都将遭受腰背痛的痛苦[5]。据估计，一般人群的年患病率为 15% ～ 20%，而职业人群则高达 50%。国内对冷库作业工人、护士、飞行员、司机和坐位工作人员等调查的数据显示，职业性腰背痛的患病率为 9.8% ～ 66%，其他东南亚国家（包括印度、印尼和泰国）职业人群的患病率为 30% ～ 68%。职业性腰背痛复发和慢性化的趋势十分明显。研究表明，约 69% 被调查的患者以前曾患有腰背痛，44% 的患者处于慢性期，即症状持续时间超过 90 天。

腰背痛常见于长期弯腰工作者，建筑业、纺织业、电子工业的患病率分别高达 88.5%、75.0% 和 72.0%。驾龄 10 年以上的大客车驾驶员患病率达 80.4%，缝纫流水线、汽车组装流水线、视屏作业、信件分拣工、机械加工工人患病率也达 52.3%、42.4%、42.6%、38.6% 和 30.7%。以往研究报道也显示，腰背痛是煤矿人群主要的肌肉骨骼损伤类型。煤矿工人腰背痛发病率为 62.9%，井下工的发病率为 67.6%，井上工的发病率为 40.22%[6]。另有研究发现，煤矿工人上肢和腰背的损伤高于一般职业人群，一般人群腰背痛的年患病率为 15% ～ 20%，而煤矿人群高达 50% 以上。

腰背痛表现为腰背部疼痛与不适，有时候呈放射状疼痛，临床表现主要有三种类型：①腰功能不全：表现为下背部疲劳，强直或疼痛，腰痛伴有一侧或双侧腿痛；②腰背痛：腰部剧烈疼痛，活动受限；③坐骨神经痛：疼痛向腿后、侧部放射，脚和趾可有麻木或刺痛。这三种表现可同时发生。

普遍认为，腰背痛的危险因素包括职业和个体两部分。年龄和性别为个体危险因素，而职业是腰背痛的重要危险因素之一。腰背痛与重体力作业、搬举重物和过度用力、弯腰和扭转、全身振动、不良劳动姿势等因素密切相关。腰背痛高发的行业有采矿、运输、农林业和畜牧养殖业；高发的职业有矿工、司机、农民和建筑工、护士、护工、挖掘机或其他大型车辆的操作员。此外，在研究我国煤矿工人腰背痛流行病学调查中发现，潮湿、噪声、进风道的进风量、寒冷、震动等环境因素可能是其腰背痛的危险因素，不良的气象条件也会使该病的发病率增高，例如井下开采煤炭的矿工在阴冷、潮湿的气候条件下作业，腰背痛较易发作。在冷库中作业的人员肌肉骨骼疾病患病率高于一般人群。

二、骨关节炎

骨关节炎（osteoarthritis，OA）以关节软骨变性为特征，累及滑膜、关节囊、软骨下骨、韧带以及关节周围的肌肉和肌腱，是一种全关节病。它是由多种因素综合作用而发生的一种复杂病理过程。主要表现为关节疼痛、僵硬、肿胀、活动受限，影像学上表现为骨赘形成、软骨下骨囊性变、软骨下骨硬化以及关节间隙变窄。骨关节炎是最常见的关节病，也是老年人最常见的慢性病之一和生活质量下降的主要原因。骨关节炎的关节受累情况，受年龄、性别和既往职业史等因素的影响极大。加拿大 16 岁以上人群普查结果表明：该国 21.6% 的人患有骨关节疾病，占慢性疾病的 40%，占长期残疾的 50%。美国 50 岁以上男性中，骨关节炎是导致工作能力丧失的第二位原因（仅次于缺血性心脏病），可使劳动力丧失达 53%。我国 60 岁以上老年人中仅单纯膝骨关节炎患病率就达到了 49%，65 岁以上人群中骨关节炎患病率约为 50%，75 岁以上人群中这一数值增加到 85%。老年男子中，髋部骨关节炎较为常见，而老年妇女则更多累及近端指间（proximal interphalangeal，PIP）关节和拇指基部。职业性因素在此病的发生发展中起着非常重要的作用，反复遭受外伤或使用过多的关节，更易发生骨关节炎。纺织工人易在手和手指发生骨关节炎，矿工则多累及膝和脊椎，而风钻工人更易累及肘、腕。

骨关节炎初期无明显临床表现，因此很多临床无症状的患者，放射和病理检查时也能发现骨关节炎改变，即使是在骨关节炎后期，由关节镜或间接影像技术（X 线、MRI）发现的软骨和骨完整性改变，与临床症状的相关性也很低。疼痛是骨关节炎诊断的主要症状，开始常仅累及一处关节，以后其他关节也相继发生疼痛。患者反应最多的是深在绝痛，并常伴有活动停止一段时间后的关节僵硬（如清晨起床时、从椅子中起立时）。动用受累关节可使疼痛加剧，疼痛还可向周围组织放散；在本病早期，休息常使疼痛缓解。病变加重时，疼痛可持续性，干扰日常活动，影响睡眠，虽经用药亦难解除。但是即使在病情加重时，也不会有发热、体重减轻、贫血和血沉加速等系统证候。骨关节炎还常累及的关节是足部大趾的跗趾关节"趾外翻"或"趾囊炎"。近端和远端指关节（PIP 及 DIP 关节），拇指腕掌关节，以及髋、膝和腰椎、颈椎等。受累关节检查可有压痛、摩擦音和活动受限。关节肿胀可能是由于伴有滑膜积液或骨性增大与骨赘。关节失去稳定性则只见于严重病例和膝内结构紊乱，已有一种以上主要支持组织（如前十字韧带、内侧副韧带）受到破坏。极晚期病例有明显畸形受累关节半脱位。

OA 的发生发展与工作过程中反复的动作对关节的过度使用有一定关系。文献报道反复使用拇指（且缺乏足够的休息），以及拇指负担过大的工作（如理发师、裁缝、清洁工、秘书等）是第一腕掌关节（carpometacarpal joint，CMC）OA 的危险因素。一项关于法国人民的膝、髋、手 OA 患病率与职业的关系的大型研究显示，不同职业人群的 OA 患病率明显不同，其中引起 OA 的头号职业是清洁工（RR 6.2），其次为建筑工、机械工、裁缝、厨师（女性 RR 3.2 ~ 5.0，男性 RR 1.9 ~ 2.8），农民的 OA 患病率也高于一般人群（RR 2.7）。长期的蹲、跪姿势也会增加膝 OA 的风险。工作中需要跪、蹲坐、举重物的男性以后发生膝关节骨关节炎的风险要比不从事这些工作的男性高 2 ~ 3 倍。

三、上肢和颈部疾病

工作相关性颈部和上肢疾病（work-related neck and upper limb desease，WRNULD）将导致颈部和上肢部位（包括肩、肘和手部）一系列的炎症和退行性病变。上肢肌肉骨骼疾病在从事体力工作的人群中具有较高的发病率，如店员、邮递员、清洁工、包装工。颈肩痛通常是由于反复从事某个动作或持续某种工作姿势使肩及上肢的软组织，如肌腱、神经或关节周围的组织紧张性或累积性劳损所致，多见于流水作业工、久坐办公室职员及视频显示终端操作者。调查发现家禽加工流水线作业女工职业性颈肩腕疾病（如肩周炎、尺管综合征、腕管综合征、腱鞘炎、肱骨内外髁炎）总发生率为 39.60%，视频显示终端（visual display terminal，VDT）作业颈部、肩部肌腱不适发生率分别为 44%、47%。中国疾病预防控制中心职业卫生与中毒控制所对几个大城市的各行业职业人群的调查结果显示，颈部、肩部疼痛分别超过 19.40% 和 17%。在服装行业缝纫机操作工人中颈部肩部症状阳性率更是高达 32%。

这类疾病包括慢性颈部和上肢疼痛，颈部紧张，斜方肌肌痛和颈肩综合征。上肢常见的肌肉骨骼疾病包括肌腱疾病（肌腱炎、腱鞘炎、腱鞘囊肿、髁炎）、外周神经卡压综合征（腕管综合征、盖恩隧道综合征、桡管综合征、旋前圆肌综合征、肘管综合征）、神经血管 / 血管疾病（手 - 臂振动综合征 / 雷诺综合征，尺动脉血栓）、肌肉疾病（局部肌张力不全症、纤维性肌炎、肌炎、肌痛、颈紧张综合征）和关节 / 关节囊病变（骨关节炎、黏液囊炎、滑囊炎、关节囊粘连）五类。腕管综合征多见于腕部需要频繁重复用力活动的作业，或从事手及腕部直接用力压迫的工作，以及手部使用局部振动工具者。颈肩腕综合征是指与工作有关的颈、肩、腕疼痛，不适和（或）功能障碍为主要特征的一类慢性肌肉骨骼损伤。常见于坐姿作业，如视屏作业、缝纫作业、伏案工作及银行出纳等人员。主要原因是，长时间保持一种姿势，特别是不自然或不正确的姿势使颈、肩、腕部位经常处于或动或静的紧张状态。主要症状为颈、肩、腕处疼痛、疲乏，活动受限及局部压痛，肌张力减低，感觉过敏或麻木，同时可有头昏、头胀、失眠、眼睛胀痛、视力疲劳等。导致疾病的职业危害包含若干因素，如机械损伤和毒剂感染，物理机械性危害包括上肢反复用力活动、静态作业、不适的工作姿势、强迫体位，化学危害包括重金属和挥发性毒剂等。另外，低温、高温的作业环境对上肢肌肉骨骼疾病的发生也起到一定的促进作用。

第四节　电磁场相关疾病

电磁场（electromagnetic field，EMF）是有内在关系的、互相依存的磁场、电场的统称。按频率可粗略分为：工频（50 Hz、60 Hz）、高频或射频（1000 Hz ~ 100 MHz）、微波（> 1 GHz）；也被分为中频（300 Hz ~ 10 MHz）、射频（10 MHz ~ 300 GHz）和极低频（0 ~ 300 Hz）。极低频电磁场（extremely low frequency electromagnetic fields，ELF EMFs）主要由电力供应和各类家用电器产生，其中 50 ~ 60 Hz 的极低频电磁场（即工频磁场）与生产、生活关系最为紧密。目前，大多数关于电磁辐射效应的研究均显示电磁场对生物机体的影响是可耐受的，并不会产生直接可测的效应。然而，很多流行病学调查显示，极低频电磁场可能影响机体健康，导致某些疾病（如肿瘤、先天性畸形、神经系统疾病等）的发生。而有关极低频电磁场暴露可能产生生物效应机制的研究至今仍未得到认可。

自然界的生物都处在电磁场的海洋里，地球本身就是个巨大的磁场，地球表面的雷电等都会引起电磁辐射，人类身边的天然磁场、家用电器、手机、太阳光等都会产生不同程度的电磁辐射。电磁辐射的能量跟频率有关，频率越高，能量越大，像 X 线和伽马射线因为频率极高，足以令原子和分子电离，又称为电离辐射；而工频电磁波由于频率较低，不能破坏分子的化学键，称为非电离辐射。非电离辐射和电离辐射均属于电磁辐射中的特定波段，以电磁波的形式在空间向四周辐射传播。众所周知，电磁辐射广泛地存在于人类的生产环境之中，随着对电磁辐射作用机制的了解，人们开始越来越多地应用其生物学效应来为人们的健康服务。但是，随着科技进步，网络、通信、广播、电视及电力事业迅猛发展，各种家用电器广泛普及，电磁场暴露源日益增加，电磁场暴露的时间和强度随之增加，已逐渐成为威胁人体健康和安全的一种新的环境污染因子，并日益引起关注。

自 20 世纪 70 年代流行病学调查发现，在电力线附近居住的儿童白血病发病率超过一般儿童的 1.2 倍之后，其危害已成为生物电磁学的一个研究热点。工频电磁场对健康影响包括短期效应和长期效应，其中短期效应主要表现为对人的生物学热效应、非热效应。热效应方面，一定强度的电磁辐射引起水分子热运动加剧，进而影响到体内器官的正常功能。体温如果升高会引起很多症状，如心悸、白细胞减少、视力下降等。非热效应，是指人体在不升温的情况下由电磁场引起的生理效应。电磁波效应主要是非热效应，人体内的组织器官也会有稳定有序的微弱电磁场存在，当人体内电磁场环境受到低频电磁场的干扰，影响到人体一些正常的生理功能，例如神经系统反复受到低频电磁波影响后，可能导致条件反射被抑制、心跳过缓等。长期受到低强度微波辐射，会引起免疫系统、内分泌系统的部分紊乱。这些热效应以及非热效应对人体的影响，短期内可能体现不出来，但这种伤害由于来不及自我修复，会产生累积效应，长时间作用下就会引起一些病症。国内外的流行病学调查和大量的实验研究表明，电磁辐射可造成广泛的生物损伤效应。

有研究资料表明，电磁辐射对人体的中枢神经系统、心血管系统、血液系统、内分泌系统、免疫系统和生殖系统等均有不同程度的影响。WHO 和国际癌症研究所已将工频电磁场定为可疑致癌物。极低频电磁场与白血病（尤其是儿童白血病）、乳腺癌、皮肤恶性黑色素癌、神经系统肿瘤、急性淋巴性白血病等有关，这些结果通过细胞学研究得到了理论验证。基于流行病学调查研究手机使用与人胶质瘤发生相关性的结果，最近国际癌症研究中心将射频电磁场也归类为人类可疑致癌物。

一、发生情况和疾病类型

目前，国际上正从三个方面逐步深入研究，一是与白血病发生的关系；二是对生殖的影响；三是对中枢神经系统的影响。

1. 电磁场与白血病的关联研究 人类一直暴露于电磁场的环境中，包括日照、宇宙射线及地面的辐射，近年来尤其是低频电磁场的隐形暴露越来越多。已有许多流行病学研究表明[7]，职业接触或者生活居住暴露于低频电磁场可能是诱发白血病或者其他肿瘤的因素之一。但既往报道的结论并非完全一致，存在争议。Wertheimer 等在 1982 年首先报道了居住环境中高压线与儿童癌症有关。有限的研究指出居住环境或工作场所暴露于电磁场环境均可引起成年人白血病。国内外对工频电磁场与白血病的关联已经有多次系统性分析。Greenland 等对 12 项流调研究进行了 meta 分析，发现工频电磁场高暴露组（$> 0.3\ \mu T$）儿童白血病发病率显著性升高，OR = 1.68（95% CI：1.23 ~ 2.31）；Ahlbom 等采用了更加严格的文献入选标准，最终选择了 9 份研究报道，meta 分析显示高暴露（$> 0.4\ \mu T$）儿童的白血病危险性升高，OR = 2.0（95%CI：1.27 ~ 3.13）；在一项关于职业暴露与各型白血病发病危险性的 meta 分析中，基于 38 项研究得出相对危险度（RR）值为 1.2（95% CI：1.1 ~ 1.3），而急性髓系白血病（AML）RR 值为 1.4（95% CI：1.2 ~ 1.7）；然而丹麦一项全国性的队列研究显示，在 28 224 名职业暴露至少 3 个月以上人员中，未见到罹患肿瘤的危险度上升。国内收集发表于 1980 ~ 2010 年共 9 篇相关病例对照研究进行 meta 分析显示，电磁场暴露与白血病的 OR 值为 1.24（95% CI：1.11 ~ 1.37），得出极低频电磁场可能是成年人白血病的危险因素之一。电磁场暴露的强度和距离的亚组分析也支持接触电磁场是白血病发病危险因素，且无论职业接触还是生活接触，高强度暴露均是危险因素。与生活暴露相比，职业暴露更具有高危险性[8]。对国内外公开发表的 8 篇关于极低频电磁场与儿童白血病的流行病学研究文献进行综合定量再分析，发现极低频电磁场与儿童白血病之间总 OR 值为 1.58，95% CI 为 1.24 ~ 2.03，表明极低频电磁场与儿童白血病具有高度联系，是儿童白血病的危险因素之一。

2. 电磁场对生殖系统的危害 电磁辐射对生殖系统的危害及其引起的生殖障碍也日益被各国学者所关注[9]。近 30 年来，陆续有研究报道妊娠期暴露于极低频电磁场可导致流产、宫内生长发育迟缓、先天畸形、低出生体重、死胎、性别比改变等不良妊娠结局，引起公众的迫切关心和学者的广泛关注。在微波辐射作用下，如睾丸的温升达到 10 ～ 20℃，皮肤虽然没有疼痛感，但男性生殖功能可能已经受到微波辐射的损伤。受微波辐射后，可能引起暂时性或永久性不育。同样，电磁辐射还会造成女性月经不调等妇科疾病。女性暴露于视频显示终端可引起子代先天畸形、产期死亡、胎儿宫内发育迟缓、流产早产等，还大大增加了不孕的危险性。母亲职业暴露工频磁场增加了后代脊柱裂和畸形足的发生率，相对于每周少于 4 h 暴露者，每周大于 24 h 暴露者后代脊柱裂患病的 OR 为 2.33（95% CI：1.10 ～ 4.94）。病例对照研究显示，以 0.63 μT 为界分为高、低强度暴露，发现高强度暴露者发生早期流产的危险度是低强度暴露者的 5.1 倍。然而，也有研究显示居住环境电磁场暴露和流产、早产、低出生体重、宫内生长发育迟缓不存在必然的联系。这些研究的暴露评价指标大都采用时间加权平均值，但是由于电磁波对妊娠结局的影响很可能存在暴露强度阈值，用时间加权平均值就可能会因把无生物学效应的阈值下强度暴露计算在内而淡化了超阈值暴露的效应，因此有学者倾向于把最大暴露值单独作为一项暴露评价指标。大规模前瞻性研究发现，尽管时间加权平均值与自然流产发生率无联系，但最大暴露强度超过 1.6 μT 者，RR 为 2.9（95% CI：1.6 ～ 5.3），且随暴露强度的增加而增加；在早期流产亚组中 RR 为 5.7（95% CI：2.1 ～ 15.7）；在有不孕或流产史的亚组中 RR 为 4.0（95% CI：1.4 ～ 11.5）。在以先天畸形为观察指标的队列研究报道，妊娠期居住于高压输电线附近可使胎儿食管畸形的发生率增高，而心脏、呼吸道畸形的发生率降低。此后的病例对照研究又发现妊娠期居住于高压输电线附近可致脑水肿和心脏畸形的发生率增高。国外对 2967 名电热毯使用者进行的队列研究结果表明，使用电热毯不增加低出生体重、宫内生长发育迟缓、先天畸形的发生率。对同一人群的调查发现使用电热毯者自然流产的发生率增加，调整混杂因素后优势比（OR）为 1.74（95% CI：0.96 ～ 3.15）。国内的病例对照研究也发现，在排除干扰因素后，妊娠早期使用电热毯增加自发流产率，OR 为 1.95（95% CI：1.31 ～ 2.90）。

3. 电磁场对中枢神经系统的影响 阿尔茨海默病（Alzheimer' s disease，AD）是神经退行性疾病之一，又称为老年痴呆症，它是一种进展性发展的致死性神经退行性疾病。目前有较多研究证实阿尔茨海默病发生的危险性与工频电磁场暴露相关[10]，且相关危险度一般大于 1.5，也有学者认为此病与电磁场并无相关性。2008 年国外学者对阿尔茨海默病发生与工作场所的电磁场之间关联的研究结果进行了 meta 分析，结果显示：病例对照研究合并值 OR = 2.03，队列研究合并值 RR = 1.62，即工频电磁场暴露与阿尔茨海默病发病率增加成正相关性，但是剂量效应关系还没有得到证明。肌萎缩侧索硬化症（amgotrophic lateral sclerosis，ALS）是一种进行性运动神经元变性疾病，病因不明，对职业环境中工频电磁场暴露与肌萎缩侧索硬化症之间的关系进行 meta 分析，发现二者之间存在关联（RR = 1.31，95% CI：1.03 ～ 1.66），但没有发现剂量效应关系。

4. 电磁场对人体的其他影响 大量资料表明，电磁能使人出现头昏脑涨、失眠多梦、记忆力减退等症状；超短波、微波除了引起比较严重的神经衰弱症外，最突出的是造成自主神经功能紊乱，主要在心血管系统有反应，其中以副交感紧张反应为多，如心动过缓、血压下降或心动过速等。但至今，关于电磁辐射对心血管系统影响的研究仍未取得较为一致的结论，还有待进一步的探索。高强度电磁辐射可使人眼晶状体蛋白质凝固，轻者浑浊，严重者可造成白内障，还能伤害角膜、虹膜和前房，导致视力减退甚至完全丧失。人眼在短时间内经微波辐射后，出现视疲劳、眼不适、眼干等现象，视力明显下降，夜晚更为突出。目前，大量研究结果表明工频电磁场能对人体的细胞免疫和体液免疫产生一定的抑制作用。而有关电磁场的作用机制尚不清楚，有人认为它直接损伤免疫活性细胞，或通过神经内分泌系统发挥作用，也有人认为是通过增加自由基造成 DNA 氧化损伤而影响了免疫功能。

二、与工作有关的危险因素研究

电磁场来源于两个方面：天然电磁场和人工电磁场。天然电磁场由地球地磁场和宇宙射线等产生；人工电磁场由雷达、广播电视发射台、通信技术设备、高压输电线路、家用电器、电动工具以及医疗设备等产生。一般情况下，人类工作和生活环境中的天然电磁场的强度远低于人工电磁场，且人类是在天然电磁场的环境中进化的，所以人工电磁场是影响人类健康的主要来源。现实生活中主要的电磁辐射源有超高压输电线路及变电站、高频加热设备（如高频焙炼，高频焊接）、无线发射设备（如电视台、雷达、移动电话及其发射基站）、微波加热设备（如微波炉、微波理疗仪等）。这些设施在运行过程中都可以在工作或生活环境中产生一定强度的电磁辐射，当人群长期暴露于此环境中，尤其是高强度的电磁场环境时，电磁辐射会对人体健康造成损伤。

1. 工频电磁场 这是由各种电压等级的输电线及各种电器所产生的一种极低频电磁场，我国和欧洲一些国家使用 50 Hz 为工作频率，而西方一些国家（如美国、加拿大等）采用 60 Hz。各种电器设备是人在建筑物中受到的工频电磁场暴露的主要来源。与输电线产生的电磁场相比较，电器设备产生的工频电磁场具有能量低、波动大的特点，但是与人类工作生活最为密切，且距离近、接触时间长，已成为影响人体健康的主要暴露源。一般情况下，带有电动马达的电器表面会产生很强的工频磁场，最高可达几十微特斯拉，如剃须刀和吹风机等。随着电力的广泛运用，极低频电磁场无处不在，特别是工业上某些高电压和强电流的特殊要求，使职业环境存在大量的极低频电磁场污染。供电企业由于涉及高负荷电力的运输，特别是在电压等级的不停转换过程中，产生较高剂量的工频电磁场。

2. 射频电磁场 当今社会中，随着移动通信的普及，人们暴露于射频场的强度和时间不断增加，普通生活环境中的射频场主要由移动电话、手机基站、广播电视发射塔、微波炉、电磁炉和雷达等产生，而职业环境中的高频感应加热、高频介质加热、微波加热及发热等设备也能产生射频场。手机是低功率射频发射器，其发射峰值为 2W 左右。它的辐射只有在使用时才产生，并且在信号接通前达到最大值。当手机在使用时天线紧贴着耳朵，头部距离天线只有 2 ～ 5 cm，在手机的近场辐射区，受到的电磁辐射比较大。

在科学技术快速发展的背景下，我国民众受电磁辐射呈现以下三个特点：①广泛性。电力设施（工频电磁场）、广播电视和手机基站（射频电磁场）等已经覆盖了全国的各个城镇和农村，电器设备也已成为人们工作生活的必需品，从而使得民众不同程度地暴露于人工电磁场中。②不可避免性。电磁辐射在传播中具有反射、折射、衍射、散射等传播规律，以及一定的穿透能力，除远离暴露源外，人们很难通过其他主观行为来降低受到的电磁暴露。③持久性。迄今为止，人们周围的电磁场暴露源有增无减，加上缺乏有效的防护措施，使得民众持续地暴露于电磁场中，且该暴露甚至可以持续终生。

第五节 皮肤疾病

皮肤是人体最大的器官，暴露在周围环境中，是机体同外界环境接触的第一道防线，任何生产性有害因素，皮肤总是最先接触。因此，职业性皮肤病在职业病中占有较大比例。职业性皮肤病是指劳动者在劳动中接触化学、物理、生物等职业性有害因素，引起的皮肤及其附属器（毛发、汗腺、皮脂腺、指甲和趾甲）的一类职业病。其特征是除了皮肤改变外，还有职业性特征，也就是说皮肤改变是由于职业因素的作用而发生的，如接触某些化学物质引起的接触性皮炎和色素异常改变等。关于职业性皮肤病，我国早在公元 27 ~ 100 年，王充的《论衡》就记载有“冶工之消铁也，以土为形，燥则铁下，不则跃溢而射。射中人身，则皮肤灼剥”。可见，我国人民自古至今对职业性皮肤病有一定的认识。我国自 2013 年 8 月 1 日起实施的 GBZ 18-2013《职业性皮肤病诊断标准总则》，为职业性皮肤病的诊断提供了标准 [11]。

一、发生情况和疾病类型

（一）发生情况

从发病情况看，由于工种、劳动条件、接触物的性质以及防护措施的不同，职业性皮肤病的皮肤改变也各不相同。2002 年国内对职业性皮肤病调查发现，接触化学因素为主的工人中，职业性皮肤病的患病率为 46.8%，接触机械性因素的工人，患病率为 49.7%，暴露于物理因素中的工人，患病率为 70.3% [12]。中国疾病预防控制中心曾对某化工厂接触氯苯类化合物的工人进行调查，其氯痤疮患病率达 62.6%；从国外情况看，美国劳动局 1980 年统计显示：全国 8 个行业职业病患病者为 130 200 例，其中皮肤病患者为 56 200 例，占职业病的 43%。多种行业的调查发现，几乎各工种均有职业性皮肤病发生，其中石油、焦油化工、合成树脂、橡胶、电镀、制药、玻璃纤维、涂料类行业发病尤为普遍。

（二）疾病类型

职业性皮肤病的致病因素众多，临床类型各异。同一致病因素可引起不同临床表现，同一临床表现又可由不同致病因素引起。职业性皮肤病的发生与接触时间、物质的浓度以及机体的反应性有直接关系，因而所表现出的症状也不同。

1. 职业性皮炎 职业性皮炎是最常见的职业性皮肤病，临床类型共四类。

（1）接触性皮炎：常发生在作业者的面、颈、手、前臂等暴露部位，其表现为大片红肿、红斑、丘疹、水疱、出水、瘙痒和刺痛等。如皮炎长期反复发作，可形成慢性湿疹样表现，皮肤浸润增厚或呈苔藓状，有的甚至可成为“职业性湿疹”。

（2）光接触性皮炎：该病发病必须具备两个条件，首先是接触到光敏物，然后是受到日光或人工紫外线光源照射后才会发病。该病按照发病机制的不同，可分为光毒性和光变应性皮炎。光毒性皮炎主要发生于夏天，皮损只限于暴露部位，有明显的界限。光感性皮炎多表现为瘙痒、灼热、肿胀、皮肤潮红、疼痛，甚至出现水疱等。这种病状尤以夏季室外作业时较为常见。光变应性皮炎发病有一定的潜伏期，在同样条件下只有少数人发病，表现多呈湿疹样改变，皮损初发于暴露部位，后可向全身扩散，有剧烈的瘙痒感，如不停止接触可反复发病而长期不愈。

（3）电光性皮炎：该病为接触人工紫外线光源（电焊器、碳精灯、水银石英灯）引起的皮肤急性炎症。当作业人员的暴露部位在上述光源照射后，数小时乃至一天，其皮肤会出现明显界限的水肿性红斑，有灼感和刺痛感，并伴有眼痛、流泪、结膜充血等症状。

（4）药疹样皮炎：接触三氯乙烯等化学物后，会引起皮肤、黏膜炎性反应，严重时伴发热和内脏病变。

2. 职业性皮肤色素变化 职业性皮肤色素变化的临床类型主要表现为以下 2 类。

（1）职业性黑变病：长期接触煤焦油及矿物油、橡胶成品及其添加剂、某些颜（染）料及其中间体等，均可引发慢性皮肤色素沉着。该病多发于中年人，女性多于男性。色素沉着前或初期常有不同程度的阵发性红斑或刺痒，待色素沉着较明显时，这些症状即减轻或消失；皮损多呈网状式斑（点）状，有的融合成大片弥漫性斑片；色调呈深浅不等的灰黑色、褐色或紫黑色，表面往往有污秽的外观，发病以面部为主，也可发于四肢、躯干以至全身；有些患者可伴有乏力、头昏、食欲减退等全身症状。

（2）职业性白斑：长期接触苯基酚或烷基酚类化合物，可引发皮肤色素脱失斑。该病主要发生在手、前臂等接触部位，也可累及颈面部等其他部位。白斑会在不知不觉中发生，无自觉症状，脱色程度与接触致病物的时间和量有一定关系。

3. 职业性痤疮 接触煤焦油、页岩油、天然石油及其高沸点分馏产品与沥青等会引起油痤疮；接触某些卤代芳烃、多氯酚及聚氯乙烯热解物等，会引起氯痤疮，这两种痤疮均称为“职业性痤疮”。职业痤疮易发于脂溢性体质的人群中。油痤疮主要发于面部、四肢、外阴等直接或间接接触油的部位。该病常见有炎性皮疹、毛囊炎、结节及囊肿，较大黑头粉刺挤出栓塞物后，常留有特殊形态的“压模样”瘢痕。氯痤疮的皮损以黑头粉刺为主。

4. 职业性皮肤溃疡 接触铬、可溶性铍盐等化合物，会引起“鸟眼型溃疡”。铬化合物引起的溃疡俗称“铬疮”，多见于镀铬行业或铬盐生产的工人。铬化合物的粉尘、烟雾侵犯作业人员的鼻中隔黏膜时，可引起鼻中隔糜烂、溃疡以至穿孔。

5. 职业接触性荨麻疹 生产作业中因接触天然橡胶，或接触某些食品、动植物、药物、金属及其化学物等，会引起皮肤风团样反应，常伴有瘙痒及红斑，严重时会出现全身症状。

6. 职业性皮肤癌 作业中长期接触砷等，会引发鳞状细胞癌、基底细胞癌及鲍温病（一种原位皮肤鳞状细胞癌）等。

7. 职业性感染性皮肤病 生产作业中接触某些细菌、病毒等微生物，会引起皮肤炭疽、类丹毒、挤奶员结节等职业性皮肤损伤。

8. 职业性疣赘 长期接触沥青、煤焦油、页岩油及高沸点馏分矿物油等，皮肤会引发扁平疣样、寻常疣样及乳头瘤样皮损；如长期接触石棉，在接触部位的皮肤会引发石棉疣。

9. 职业性角化过度、皲裂 长期接触有机溶剂和碱性物质，以及长期受到机械性摩擦等，会引发皮肤粗糙、增厚与裂隙。

10. 职业性痒疹 螨、尾蚴等会引发皮肤丘疹性荨麻疹样损伤。

11. 职业性浸渍、糜烂 长期浸水作业，会引发皮肤乳白色肿胀、起皱与糜烂。

12. 职业性毛发改变 皮肤长期接触矿物油、沥青等，会引起毳毛折断或增生等毛发异常。

13. 职业性指甲改变 作业中长期接触碱类物质、矿物油等，会引起平甲、匙甲、甲剥离等甲损伤。

14. 其他 如接触玻璃纤维、铜屑，以及多种化学物的粉尘或气体，会引发皮肤瘙痒症。

二、与工作有关的危险因素研究

导致职业性皮肤病的致病因素多种多样[13]，通常可分为三大类。

（一）化学因素

这是职业性皮肤病的主要原因，占职业性皮肤病的 90% 以上。对皮肤有危害的化学物质按其作用性质可将其分为原发性刺激物、致敏物和光敏物 3 种。

1. 原发性刺激物 指对皮肤能产生刺激作用的化合物，其特点是接触这类化合物的时间、浓度、剂量达到一定程度后，所接触的局部皮肤就会有炎症反应。原发性刺激物对皮肤的损伤，是皮肤或黏膜对该刺激物的直接反应。皮肤损伤发病与否，主要取决于接触物质刺激性强弱，同机体自身关系不大。

2. 致敏物　指对皮肤能引起过敏反应的化合物，其特点是皮肤第一次接触这类化合物时并不起反应，而以后再接触时却引起炎症反应。

3. 光敏物　指能引起皮肤光敏反应的化合物，光敏反应指某些化合物与皮肤接触并无反应，但经过特定波长的光线照射后，则可引起皮肤炎症的反应。

（二）物理因素

由于作业人员长期处在粉尘、温湿度变化大的环境中工作，可引起皮肤的病变。另外，受机械损伤、处理不及时或不恰当也可引起皮肤病。由其引起的职业性皮肤病的发病率较低，而且在许多情况下是和化合物共同作用而致皮肤病。具体原因可分为以下几类。

1. 机械作用　反复或持续地摩擦和压迫皮肤，可引起局部皮肤的角化过度，并可引起指甲的损伤；搔搓、袖口或靴筒的摩擦，可促进接触性皮炎的发生和发展。皮肤的擦伤可导致皮肤溃疡，或引起化脓性皮肤病的发生。石棉或玻璃纤维刺入皮肤时，会使周围组织增生而生成疣状物等。粉尘可阻塞毛囊口，发生毛囊性皮疹、痤疮、皮肤瘙痒等。爆破时的粉尘可以嵌入皮肤，形成爆炸性粉粒沉着症。

2. 温湿作用　高温辐射能引起皮肤烧伤和热激红斑或色素沉着。高湿多汗能促进可溶性化合物的刺激作用。低温作业时，可引起局部的冻伤、冻疮和皮炎。手长期在热水中工作，会引起手部皮肤浸渍、皮炎和糜烂等。

3. 日光和人工光源　长时间在日光下生产劳动，身体暴露部位可发生急性皮炎，被晒局部出现红斑灼痛，皮肤可出现晒斑和炎症，重者可出现水疱。人工光源对皮肤的危害主要是紫外线，如电焊可引起电光性皮炎。日光和紫外线除其本身可引起急性皮炎外，还会与含有焦油衍生物等光敏物质协同作用，引发作业人员患光敏性皮炎。

4. 放射线　接触X线、钴、镭或其他放射性物质的作业人员，可引起急、慢性放射性皮炎，皮肤角化和皮肤溃疡等。

（三）生物性因素

生物性因素可分为植物和动物两类。植物因素指一些树木和植物的浆汁、花粉具有刺激性和致敏性，可引起皮肤发生病理性的改变。如漆树、野葛、荨麻等能致皮肤炎症反应；茴香、柠檬、芸香、无花果等能引发皮肤光敏性皮炎；动物因素指如螨类可引起螨虫皮炎，水田作业的农场工人因接触家畜血吸虫尾蚴可致稻田皮炎；畜牧业、毛皮加工业或屠宰加工业工人等，可因炭疽杆菌感染而发生皮肤炭疽病；海蜇、水母等刺胞动物引起的刺胞皮炎等。

职业性皮肤病的发生除上述主要原因外，也受到一些其他因素的影响，如年龄、性别、皮肤类型、季节以及个人卫生和劳动防护情况、生产环境情况等。职业性皮肤病是可以预防的，主要是针对职业的特点，采取相应的预防对策。首先应改善劳动条件，尽量采取机械化、密闭化作业方式，减少作业人员直接接触有害物质的机会；第二要加强作业环境的通风，以减少作业车间有害物质的浓度；第三要加强作业人员的劳动保护，要穿戴好防护工作服、工作帽、工作鞋、手套等，减少皮肤接触有害物质的机会；第四要加强个人卫生；第五要定期对作业人员进行体格检查，发现病情应及时治疗，同时要根据不同的职业，加强作业人员的饮食调理，以增强体质。

（肖永红）

参考文献

[1] 郭瑞，王增武．我国常见心血管疾病的流行现状及人群干预效果［J］．中华心血管病杂志，2014，42（4）：357-361．

[2] 姚震，陈林．我国心血管疾病现状与展望［J］．海南医学，2013，24（13）：1873-1876．

[3] 黄文辉，胡丙杰，韩柯，等．职业紧张与高血压关系的研究进展［J］．广州医药，2008，39（4）：4-7．

[4] 王忠旭，秦汝莉，李玉珍，等．我国23家煤矿企业职业病危害因素及其防护现状［J］．环境与职业医学，2009，26（96）：565-568．

[5] 张建萍，鲁世金．煤矿井下工人腰背痛流行病学调查及相关因素分析［J］．实用医学杂志，2010，26（3）：487-490．

[6] 李儒军，林剑浩．骨关节炎流行病学的研究进展［J］．中国临床医生，2010，38（7）：6-10．

[7] 王星，王小钦，顾静文，等．职业暴露和生活接触的低频电磁场与成年人急性髓系白血病—基于病例对照研究的Meta分析［J］．中华流行病学杂志，2011，32（8）：821-826．

[8] 张徐军，闵捷．极低频电磁场与儿童白血病关系的Meta分析［J］．环境与健康杂志，2005，22（6）：447-449．

[9] 谭秋，孙文均，许正平．极低频电磁场孕期暴露对妊娠影响的研究进展［J］．中华劳动卫生职业病杂志，2007，25（07）：444-446．

[10] 楼利剑．高压输电线电磁场对作业人员神经功能的影响［D］．浙江大学，2009．

[11] 刘喜房，李志敏．走近职业性皮肤病［J］．劳动保护，2014，（6）：96-97．

[12] 赵晋椿．我国职业性皮肤病的防治现状［J］．实用医技杂志，2010，17（5）：415．

[13] 王保卫．职业性皮肤病产生原因及预防［J］．安全、健康和环境，2005，5（3）：25．

第十四章

矿山职业人群心理健康

第一节　矿山职业人群心理健康与心理问题

随着经济的快速发展，科学技术的不断进步，矿山企业新材料、新技术、新工艺不断应用，工作对劳动者的心理健康影响越来越深远，职业心理健康问题越来越多地受到人们的关注。

一、心理健康

（一）心理健康的内涵

1946 年，第三届国际心理卫生大会给“心理健康”做出这样一个定义：“心理健康是指身体、智能以及情感上能保持与他人的心理不相矛盾，并将个人心境发展成为最佳的状态。”

心理学家 H.B. English 给心理健康的定义是：“心理健康是指一种持续的心理情况，当事者在那种情况下能进行良好的适应，具有生命力，并能充分发展其身心的潜能；这乃是一种积极的丰富的情况，而不仅仅是免于心理疾病。”

精神医学者 Karl Menninger 认为：“心理健康是指人们对于环境及相互间具有高效率及快乐的适应情况，不只是要有效率，也不只是要能有满足感，或是能愉快地接受生活的规范，而是需要三者俱备，心理健康的人应能保持平静的情绪、敏锐的智能、适应社会环境的行为和愉快的气质。”

社会学者 W.W. Bochm 的看法则是，心理健康就是合乎某一水准的社会行为，一方面为社会所接受；另一方面能为自身带来快乐。

（二）心理健康的标准

对于心理健康，目前还没有一个完全统一的标准。1946 年第三届国际心理卫生大会提出的心理健康的标准是：①身体、智力以及情感十分调和；②适应环境；③有幸福感；④在工作和职业中能发挥自己的能力，过着有效率的生活。

世界卫生组织提出的心理健康标准有三个方面：①具有健康心理的人，人格是完整的；自我感觉是良好的；情绪是稳定的，且积极情绪多于消极情绪；有较好的自控能力，能保持心理平衡；自尊、自爱、自信，而且有自知之明。②一个人在自己所处的环境中有充分的安全感，且能保持正常的人际关系，能受到别人的欢迎和信任。③心理健康的人，对未来有明确的生活目标，有理想和事业上的追求，并能脚踏实地，不断进取。

目前大多数心理学家倾向于用以下几个方面衡量心理健康：①对现实的充分感知。健康的人在估计他们的反应能力或解释客观世界时是十分现实的，他们既不会强求自己承担超出自己能力的任务，也不会逃避具有一定难度的任务。②健全的自我意识。健康的人能够更深地意识到自己的情感与动机，并且能够更有效地进行自我调节。在职业方面，他们能够根据自己的能力去选择合适的岗位，同时还能根据社会的要求主动调整自己的职业价值取向。③自我控制能力。健康的人可以随意运用意志的力量来控制和指导自己的行为，行为具有目的性和自觉性，而不受冲动的控制。④稳定而愉快的情绪。健康的人能够主动控制自己的情绪，使情绪能根据当时的内外环境适度地、协调地表现出来；能及时而有效地克制消极情绪，使其向着有益于社会的方向转化和升华；他们精力充沛，热爱生活，不会沉浸在悲叹、抱怨或悔恨之中，而是奋发向上，积极而独立。⑤自尊和认可。健康的人有明确的人生目标，并且在追求和逐渐接近目标的过程中体验到自我价值以及社会的承认与赞许。他们既从这种认同感中巩固自信与自尊，同时又不会一味地屈从于社会和他人的舆论。⑥和谐的人际关系。面对复杂多样的人际关系网络，健康的人对人际关系有很好的适应能力，他们尊重自己和他人的需要与情感，因而既能保持自己的立场与见解，又不会将之强加于人，更不会己所不欲而施于人。⑦环境适应能力。从某种意义上说，心理是适应环境的工具，人为了个体保存和种族延续，就必须适应环境。人不仅能适应环境，而且可以通过实践和认识去改造环境。

二、职业心理健康

（一）职业心理学

职业心理学是从人与职业的自然和社会环境关系上来研究人在职业过程中心理活动的特点和规律的学科。主要研究适宜的职业条件和环境的设计，职业的选择和培训、职业技能和熟练技巧的形成，过度心理紧张所致的疲劳及职业性疾病、工伤事故的预防，以及相关的心理测验和心理咨询方法等，达到保护和促进职业者健康、提高职业生活质量的目的。由此可见，职业心理健康是职业心理学的研究目的之一。

（二）职业与心理健康

职业本身与心理健康的各个方面紧密相连。例如，工作压力的大小与心理健康程度密切相关；工作中的人际关系是否和谐直接关系到心理健康的状况；个人的情绪状况、精神面貌与工作满意度、工作中个人价值的实现紧密相关等。从这个角度来说，职业心理健康关注的对象是从事职业工作的劳动人群。

三、职业心理问题

矿山行业职业人群与其他职业人群一样，心理健康状态受个性特征、行为方式、社会环境、家庭环境和职业环境影响，故而存在相似的心理健康问题。但是矿山行业职业人群的工作环境有其特殊性，人际交往范围也与其他职业人群不同，故而其心理健康问题又有其特殊性。现将几种常见的职业心理问题做以总结。

职业紧张（job stress）是在某种职业条件下，客观需求与个人适应能力之间的失衡所带来的生理、心理的压力，也被称为职业应激（job strain），在其他学科也称为工作压力（job stress）[1]。研究显示，适度的紧张刺激可以调动劳动者工作的积极性和主动性，有助于增加员工间的竞争力，有效地提高整体的工作效率；相反，过度的紧张刺激，可致使劳动者消极情绪加重，工作满意感下降，工作倦怠增加，降低工作效率。高程度的紧张和长期的紧张状态可以导致劳动者出现一系列生理、心理功能问题和行为改变，进而损害劳动者身体健康状态，增加有关疾病的发生发展，降低工作效率，增加企业乃至国家的疾病负担。目前，职业紧张已经成为职业人群的主要职业心理问题，一些国家和地区（如北欧、美国、日本、及我国台湾、香港等）已经把职业心理因素所致精神疾病定为法定职业病[2-3]。

第二节　矿山职业人群职业紧张的识别

一、职业紧张研究现状

20 世纪初，国外学者便开始了对职业紧张的研究，并提出了相应的理论。随着社会经济的发展，生产结构的转变，职业人群的工作和生产方式也在不断发生着变化，一些不良的组织方式、超量的劳动负荷、不稳定的劳动合同、不断提高的劳动技术要求等职业环境问题对健康的损害逐渐被职业卫生领域专家学者关注，职业紧张的研究也逐渐增多。20 世纪 90 年代，国际劳工组织就提出了当今世界是一个充满紧张的世界，目前，职业紧张问题已经成为世界各国职业卫生领域的一个突出的公共卫生问题。对职业紧张的研究主要集中在职业紧张理论模式的探索、职业紧张识别和评价工具的研究、职业紧张所致健康损害的研究、职业紧张高危人群的识别、职业环境中职业紧张影响因素分析、职业紧张健康干预实施和效果评价研究几方面。

二、职业紧张理论模型研究进展

随着对职业紧张的认识程度不断加深，紧张的理论从最初的强调个体对应激源的反应，到强调紧张的来源、外界环境的刺激因素，最后提出紧张是应激刺激与个体反应相互作用的结果。国内外学者从不同角度提出了职业紧张理论模型，最常见的主要有生态学理论模型、NIOSH 模型、工作要求 - 工作控制和社会支持模型、付出 - 回报失衡模型以及我国学者近年提出的工作负担 - 应对资本理论模型。

生态学理论模型是 Salarza 基于人类生态学理论提出的，主要从个体接触的微观和宏观环境角度探讨个体的生理、心理和适应能力变化，进而探讨职业紧张的发生发展。职业紧张生态模型将职业紧张因素分为作业场所环境、企业组织支持环境、区域社会环境和社会传统、文化环境四个层次。劳动者的个体因素与环境因素相互作用，产生心理、生理和行为的紧张效应，在不同的个体应对能力下导致不同的健康结局。该理论从大的生态环境系统角度阐释了职业紧张的发生发展，但一些宏观因素在职业紧张预防控制中的实际意义不明显，不利于职业紧张干预措施的制订。

美国国家职业安全与卫生研究所（National institute for occupational safety and health，NIOSH）提出了 NIOSH 模型，该模型认为工作条件是职业紧张发生的最初级因素，又称为紧张源，个体及个体经历的社会环境因素在职业紧张发生过程中起到调节作用，可以加重或减弱职业紧张所致的不良健康状态和疾病。工作条件包括工作中的各个方面，从工作任务的性质、管理模式、人际关系、工作角色、职业成长机遇到工作中的物理环境。个体及其经历社会环境因素包括工作、家庭和个人生活之间的平衡，朋友同事的社会支持网络，个体放松积极的态度。该理论模式在职业紧张的预防控制中，有助于识别企业在生产环境、劳动条件和组织管理等各方面存在的引起职业紧张的因素，能够更好地发现职业紧张引起的不良健康危害。有助于职业紧张干预措施的制订和实施及效果评价，且能结合不同企业自身特点识别职业紧张情况。

工作要求 - 工作控制和社会支持模型由 Karasek 于 1979 年基于工作要求和工作控制理论提出。该理论认为工作中劳动者所处的工作环境、需要完成的工作任务及困难程度（工作要求），个体能够对工作行为的自主程度（工作控制），两者相互作用，影响着职业紧张的发生及严重程度，高工作要求、低工作控制程度是职业紧张发生的主要根源。1986 年 Johnson 进一步完善了该理论，使这一理论增加了社会支持维度，Johnson 证实低的社会支持包括家庭、同事和朋友的支持是劳动者健康损害的危险因素，后经 Karasek 和 Theorell 证实，并纳入工作要求 - 工作控制理论模型。该理论模型已经被各国学者广泛接受，对职业紧张的研究探讨也多基于此理论模型。目前，该理论模型在职业人群职业紧张的识别和评价过程中展现出了较高的实用价值，企业开展职业紧张干预、员工健康促进计划及员工帮助计划等职业心理健康促进工作也多基于此理论模型展开。

付出 - 回报失衡模型由德国学者 Siegrist 在 1996 年提出，他从社会交换的角度阐释职业紧张的发生。他认为工作是自我尊重、自我效能感和社会结构的联系纽带，工作付出是在获得工作报酬、尊重和选择良好组织团队中不断调整的过程，工作回报就是工作报酬、社会尊重和社会地位。工作中的付出和获得的潜在收益是基于社会交换中互惠这一基本前提的，工作付出回报失去平衡，劳动者的情绪受到影响，进而发生紧张反应。高的工作付出，收到低的回报，增加个体职业紧张发生的风险，反之能够降低职业紧张发生的风险。目前，该理论模型也被全球各国学者普遍接受，在职业心理健康领域得到广泛的应用[4-5]。

工作负担 - 应对资本模型由中国疾病预防控制中心研究者提出，该理论模型认为个体所承受的工作负担与应对资本发生不平衡，在个体特征的调解下，职业紧张的风险提高或降低。工作负担主要指一些可导致个体生理、心理负荷增加的工作相关因素，包括工作环境、工作内容、组织架构及社会因素等方面。应对资本是个体完成工作任务、缓解情绪、提升工作荣誉感和个体素质等相关因素。个体特征包括个体的紧迫感、竞争性和敌对性。

三、职业紧张识别评价研究进展

（一）调查问卷在职业紧张评价中的应用

职业紧张的识别与评价多基于职业紧张的理论模型展开，最为常用的就是基于该理论模型编制的调查问卷。随着生物技术的发展，各国学者也在积极寻找职业紧张识别和评价的生物标志物，但因紧张的特异性不明显，尚未找到优秀的生物标志物。

目前国际上常用的调查问卷主要有职业紧张量表（Occupational Stress Inventory Revised Edition，OSI-R）、工作内容问卷（Job Content Questionnaire，JCQ），一般职业紧张问卷（Generic Job Stress Questionnaire，GJSQ）和付出 - 回报失衡（Effort-Reward Imbalance Questionnaire，ERI）问卷。

职业紧张量表（OSI-R）由 Osipow 于 1981 年提出并使用，经过反复修订，并经澳大利亚学者 Pithers 等研究证实具有良好的应用价值，1998 年推出修订版 OSI-R。1999 年李健将该量表引入我国并得到广泛的应用。该量表包括职业任务（ORQ）、个体紧张反应（PSQ）和个体应变能力（PRQ）3 个维度，共 140 个条目，采用 5 级评分法评分。职业任务、个体紧张反应及个体应对能力得分越高，说明职业紧张程度越高，紧张反应越强烈，个体应对能力越强。该问卷因条目多在较大人群的研究中受到限制。

工作内容问卷（JCQ）由美国 Karasek 教授 1979 年基于工作要求 - 工作控制理论模型（Job Demand-Control Model）基础上编制。1990 年进行修订加入社会支持维度。我国学者李健基于英文版问卷开发了简体中文版，并证实具有良好的信度和效度。目前，JCQ 中文版问卷经过多次修订，共有 22 个条目，包括工作要求、工作控制和社会支持 3 个维度，每个条目取值范围均为 1 ～ 4 分，每个维度的条目得分相加，即为该维度的得分。工作要求得分越高，工作控制得分越低，表示工作要求与工作控制越不平衡，职业紧张程度越高，社会支持具有缓解紧张程度的作用，得分越高社会支持状况越好。

1996 年德国学者 Siegrist 在提出付出 - 回报失衡模型的基础上编制了付出 - 回报失衡问卷（ERI）。2005 年李健博士将该问卷引入我国，经我国学者反复修订具有良好的信度和效度。该问卷共有 23 个条目，包括工作付出、工作回报和内在投入 3 个维度。工作付出和工作回报部分采用 1 ～ 5 级赋分法赋分，内在投入部分采用 1 ～ 4 级赋分法赋分，通过计算 ERI 指数进行职业紧张评价。

$$ERI = (Effort/Reward) \times (11/6)$$

式中，ERI：付出 - 回报失衡指数；Effort 为工作付出维度得分；Reward：工作回报维度得分。

ERI 越接近 1，付出回报越平衡，越不容易发生职业紧张；ERI ＞ 1 表示高付出 - 低回报，付出回报失衡，职业紧张程度高；ERI ＜ 1 表示低付出 - 高回报，职业紧张程度较低。

1988 年美国 NIOSH 编制了一般职业紧张问卷，该问卷从职业紧张源、紧张因素、紧张缓解因素、紧张反应几个方面系统地进行了对职业紧张进行评价。1998 年余善法教授将其引入我国，并进行了信度效度检验。该问卷共有 225 个条目，包括工作压力源、非工作因素、个体因素、缓解因素、心理反应、行为反应和躯体疾病几个部分。该问卷项目较多，评价内容详细有助于发现紧张的影响因素，在企业健康监护、职业心理健康干预方面得到了很好的应用。

职业紧张调查问卷识别和评价紧张程度存在一些不可避免的问题，问卷的内容很难涵盖所有紧张源、紧张调解因素和紧张反应，即使覆盖比较全面，问卷的条目又过多，不利于现场调查的使用和调查所得结果在紧张程度评价方面存在不足。另外，紧张问卷多基于不同的理论模型，所得结论存在不一致性。对我国而言，多数问卷为国外引入，经过本土化翻译和信度、效度测评推广使用。尽管经过众多专家学者的评价，但仍与我国社会文化背景符合度低，在使用中仍存在条目解释把握尺度不一致，以致外推性和可比性效果不理想，且不便于开展大规模人群的多中心调查。

（二）职业紧张识别与评价分子标志物的筛选

特定的职业紧张生物标志物应该是职业紧张评价的理想指标，客观、稳定，能够很好地反映机体的状态。神经内分泌系统分泌释放的代谢激素、神经递质、细胞因子是职业紧张生物标志物研究的主要内容，近年来随着基因检测技术的发展，一些分子生物标志物的研究也逐渐出现。研究者依据职业紧张引起健康损害的机制，分别从下丘脑 - 垂体 - 肾上腺皮质系统（hypothalamic-pituitary-adrenocortical，HPA）、交感神经 - 肾上腺髓质系统（sympatho-adrenal medullary，SAM）、肾素 - 血管紧张素 - 醛固酮系统（renin-angiotensin-aldosterone system，RAAS）、免疫反应、炎症反应、代谢等方面进行了客观评价指标或分子标志物的选择。基于 SAM 轴研究者探讨的血压、心率和近期探讨的心率变异性（heart rate variability，HRV），均发现职业紧张能够引起几个指标的改变，并在多个人群中经不同的研究方法验证 [6-7]。瑞典学者对 43 593 名劳动者研究显示，在调整人口统计学信息、健康行为习惯等资料后，工作压力与包括血压在内的众多心血管疾病相关指标升高相关。一项对白领工人的队列研究证实，职业紧张与工人 5 年高血压发病率相关，与动态收缩压升高相关。然而结果也不尽一致，一项对南非阿姆斯特丹移民的研究显示，没有发现心理压力与高血压之间存在显著关系。存在结果不一致的原因主要与职业紧张的评价标准不同、样本量大小不一致有关。一项荟萃分析针对不一致结果进行了探讨，得到结论支持职业紧张与高血压存在相关性的结论。对护士健康状态的研究发现，在一年内进行2次职业紧张评价后，发现长期职业紧张与护士心率变异性相关。一项对工人周末休息时工作压力与睡眠和心率变异性的研究显示，工作压力与工人夜间心率变异性不存在显著关系。对职业紧张与几个指标的研究结果不尽一致[8]，可见几个指标的特异性不足。

与HPA轴激活释放有关的激素等标志物，目前主要集中在对糖皮质激素的研究方面。多项研究证据表明糖皮质激素水平能在一定程度上反映职业紧张状态[9-11]。糖皮质激素在机体多种体液和组织中存在，为减少对机体的损害，对机体尿液中、唾液中、血液中、头发中皮质醇含量均进行了大量的探讨。一项对头发皮质醇含量的研究显示，一年中2次测量头发皮质醇含量，未发现头发皮质醇含量与工作压力相关。对唾液皮质醇的研究显示，皮质醇高觉醒反应与自我报告的低工作控制和工作决策相关，高的职业紧张与皮质醇水平减低相关，性别对两者关系具有调节作用。然而，在不同的研究中还存在着不一致性，同时由于机体不同时间不同状态糖皮质激素分泌是不均衡的，即使同一天不同的时间段内糖皮质激素的分泌也不相同，不同的组织和器官糖皮质激素含量更受多种因素影响。因此，糖皮质激素作为职业紧张生物标志物还需进一步深入细化研究。

免疫反应和炎症因子方面指标主要有同型半胱氨酸、C反应蛋白（C-reactive protein）、白介素和肿瘤坏死因子等，与职业紧张的关系均被研究。Bosch等对537名工厂工人研究发现，工人的职业紧张与CD27、CD28细胞计数升高和CD4/CD8比值降低显著相关。对经付出-回报失衡评定后具有慢性职业紧张的白领工人研究发现，自然杀伤NK细胞和B细胞与工作努力、回报相关，但没有发现女性钢铁工人付出-回报失衡与自然杀伤细胞和B细胞相关。澳大利亚学者对男性工人C反应蛋白、唾液皮质醇研究发现，ERI失衡与唾液皮质醇升高相关，C反应蛋白升高与ERI失衡与代谢综合征患病风险增高显著相关。一项心血管疾病的队列研究显示，对1027名研究对象平均随访12年，病例组高职业紧张的研究对象单核细胞趋化蛋白-1、IL-8和IL-18水平显著高于非病例组高职业紧张的研究对象，但高敏C反应蛋白、IL-6和可溶性细胞间黏附分子-1在病例和非病例组无显著差异，无论职业紧张程度如何。调整混杂因素后，职业紧张与心血管病发病风险相关，炎症相关因子具有调节作用。研究者在免疫反应和炎症因子指标方面做了一定的研究，但因研究较少，研究设计类型简单，研究结果存在不一致性，因此该方面职业紧张识别评价指标的筛选还有待大量的研究加以验证。

按照职业紧张导致健康不良后果的机制，代谢异常是中间环节，在多种职业紧张相关疾病的发生发展中起到关键作用。因此研究者在代谢相关指标的方面做了大量研究。

塞尔维亚学者对男性司机研究表明，职业紧张指数升高与高血压患病率和血脂异常患病率显著相关，高职业紧张指数与低密度脂蛋白胆固醇、三酰甘油升高和高密度脂蛋白胆固醇降低相关。研究者还探讨了基于空腹血糖、高三酰甘油、高低密度脂蛋白、低高密度脂蛋白胆固醇、腹型肥胖诊断的代谢综合征与职业紧张的关系。德国一项4141名工人付出-回报失衡与代谢综合征患病率的研究显示，ERI失衡与代谢综合征患病风险升高相关。日本学者对符合条件的8篇文章进行meta分析，发现职业紧张与代谢综合征显著相关，OR值为1.47（1.22，1.78）。日本学者对1040名19～48岁制造业工人随访3年观察发现，工作要求与代谢综合征的发病率升高相关。无论是基于单项指标的研究还是基于代谢综合征联合多项指标的分析显示，职业紧张与三酰甘油、胆固醇、低密度脂蛋白胆固醇、高密度脂蛋白胆固醇、空腹血糖和糖化血红蛋白等代谢相关指标存在显著性联系。但代谢有关指标与饮食、运动和个体的内分泌系统功能密切相关，且目前职业紧张与代谢相关指标变化的病理学机制探讨有所欠缺。故代谢相关指标用于识别评价职业紧张还需进一步研究。

随着分子生物技术的发展，基因组、代谢组及表观遗传组学的发展，职业紧张相关基因的研究与探讨逐渐增多。血清素转运体基因（SLC6A4）和 5- 羟色胺（5- hydroxytryptamine，5-HT）被发现与下丘脑 - 垂体 - 肾上腺皮质轴（HPA）参与的紧张反应有关。一项研究早期压力和近期压力与 SLC6A4 甲基化和 5-HTTLPR 基因多态性的关系中发现，无论是早期还是近期压力均与 SLC6A4 甲基化、5-HTTLPR 基因型有关，两者变化还与糖皮质激素分泌有关。这一研究结果也被研究者在高工作压力的护士中证实。日本学者对 774 名工人唾液 DNA 分析发现，脑源性神经营养因子（brain derived neurotrophic factor，BDNF）甲基化水平与职业紧张有关，高职业紧张评分 BDNF 甲基化率升高。另外，该研究者课题组也发现高职业紧张与酪氨酸羟化酶基因（TH）CpG 位点为 5’端启动子区甲基化水平升高显著相关。目前分子水平探讨职业紧张与基因的关系方兴未艾，利用分子生物学技术研究紧张的生物标志物识别易感人群还需开展更多的工作。

总而言之，目前职业紧张的识别与评价均仍是经过问卷调查实现，这十分不利于识别工作场所职业心理健康高危劳动者，不利于工作场所职业心理健康干预的实施[13]。方便、快捷的职业紧张早期识别方法亟待解决。

近年来，非稳态负荷（allostatic load）理论得到广泛的关注，该理论认为机体处在一个动态平衡状态，当外界刺激作用于机体时，机体通过神经内分泌调节维持新的平衡，当过高或过长时间的刺激作用于机体，机体不断调整适应动态过程，生理功能被磨损（tear and wear），异常生理状态出现，引起机体损害。基于该理论研究者针对交感神经兴奋、心血管功能、糖代谢、脂代谢几个方面选择一些本检指标对非稳态负荷进行评价，进而评价紧张程度及职业紧张所致健康损害的预测。这一理论在职业紧张健康损害效应早期识别评价中得到了较好的应用。

第三节　矿山职业人群职业紧张对健康的影响

一、职业紧张对身体健康的影响

在职业场所，职业紧张可以长期存在，适度的紧张对劳动者的工作和生活是有利的，但长期过度的紧张可损伤劳动者身心健康。职业紧张不仅与工人职业倦怠有关，降低出勤率，增加事故率，影响企业的生产效率，还与众多不良健康状态有关。近年研究也发现，长期累积的职业紧张可增加全因死亡率。澳大利亚学者对 23 000 余名研究对象观察发现，高工作需求与低工作控制男性劳动者自杀的危险因素。

（一）职业紧张对心脑血管疾病的影响

大量研究证实，职业紧张不仅是脑血管疾病 CVD 发生的独立危险因素，而且还与脑卒中发病风险有关。英国 Whitehall 对来自 20 个英国城市 11 万办公室职员随访 11 年的研究发现，高工作需求和低工作控制增加研究对象 CVD 的患病风险。芬兰一项对来自 10 个城市 22 430 名劳动者的研究发现，因公司裁员导致的职业紧张可使被裁减员工的心血管死亡率提高 2 倍。Kivimäki 对 7 个队列 102 633 名研究对象的前瞻性观察发现，职业紧张可使患有心血管疾病研究对象的死亡率明显增加。meta 分析结果也证实职业紧张与心血管疾病的关系，一项对 1985 年至 2006 年 13 个欧洲队列发表和未发表的研究结果荟萃分析发现，职业紧张人群心血管疾病的发生率是不紧张人群的 1.23 倍，人群归因危险度为 3.4%，职业紧张因素导致心血管疾病发生率要高于吸烟等因素。对中年女性职业紧张和心血管疾病的 meta 分析显示，职业紧张可增加中年女性患心血管病的风险。巴西研究者对 11 351

名巴西健康成人职业紧张与心血管健康评分的关系研究显示，职业紧张与心血管健康评分高度相关。

对职业紧张与高血压的关系研究中，职业紧张也证实是高血压的危险因素，长期的紧张刺激引起机体的神经内分泌失调，释放激素和神经递质，导致血压升高。我国学者在不同职业人群的研究中也发现，随着工作负荷加重，职业紧张程度增高，舒张压和收缩压也随之增高。对斯里兰卡高级白领和管理人员的研究显示，付出 - 回报失衡和高付出可使高血压患病风险增加 2 ～ 3 倍。日本学者研究发现，舒张压与工作控制水平存在交互作用；在日本男性中，工作控制是舒张压升高的独立影响因素。对包括职员、裁缝、医务工作者在内的 416 名女性进行工作压力与高血压的关系分析，发现从事医务工作的女性，高职业紧张与高血压患病存在显著关系。Landsbergis 等通过对 1985—2012 年的 22 个职业紧张单次暴露横断面研究 meta 分析和 1 个病例对照研究、3 个职业紧张累积暴露研究系统综述后发现，职业紧张与收缩压和舒张压的增高相关。我国学者进一步探讨了职业紧张与高血压易感基因的交互作用，发现职业紧张与 rs2397771 位点基因对高血压患病具有联合作用，同时也发现 NET 基因启动子区 DNA 甲基化调控职业紧张对高血压的影响。

职业紧张与脑卒中的研究也发现职业紧张是脑卒中的风险因素。一项病例对照研究分析心理压力与短暂脑缺血发作和轻度卒中的关系，通过付出 - 回报失衡问卷评价心理压力后，发现高付出、高内在投入是其危险因素，高回报是其保护因素。日本学者对 3190 名男性和 3363 名女性（65 岁或以下）、无心血管疾病病史的工人职业紧张与脑卒中分析发现，11 年随访期间，职业紧张程度高的男性（高工作要求和低工作控制）发生卒中的概率比一般人群高出近 3 倍；在低职业阶层的男性工人中（蓝领和非管理工作），职业紧张也与更高的卒中风险有关。相反，高职业阶层（白领和管理工作）男性工人职业紧张与突发卒中风险关系无统计学差异。女性更加明显，职业紧张程度高的女性患病风险提高 5 倍，高职业紧张的白领和管理类女性工作者患病的风险更大。

（二）职业紧张对代谢综合征的影响

目前研究认为，职业紧张是心血管疾病的发病率和死亡率的预测因子，代谢综合征作为心血管病发生的前期基础，被认为是职业紧张导致心血管疾病发生通路上的中间环节 [14-15]。对 210 名职业健康门诊患者的研究显示，高工作要求、低决策自由度和高社会支持的女性患代谢综合征的风险较低；有高决策自由度的男性与女性相比代谢综合征患病风险更高。一项对 383 名放射科医师的研究发现，高度职业紧张提高放射医生代谢综合征的患病风险。德国研究者对 4141 名工人随访观察 3 年发现，付出 - 回报失衡与代谢综合征的发病率增加相关。Bergmann 对 39 个研究的系统综述也证实职业紧张与代谢综合征相关。对 410 名健康护理人员的研究发现，职业紧张与健康护理人员高血压患病相关，但与健康护理人员代谢综合征患病差异不显著。

（三）职业紧张对糖尿病的影响

职业紧张是血糖升高的危险因素，已经在大量的流行病学研究中证实。我国学者通过对 1751 名高校教师研究发现，与行政人员比较，职业紧张得分高的一线教师，糖尿病患病率明显偏高。德国学者对 2674 名研究对象分析发现，付出 - 回报失衡与糖尿病患病和糖尿病前期风险增高相关。巴西学者对 7503 名研究对象联合应用 JDC 和 ERI 评价职业紧张后发现，女性研究对象高度职业紧张与糖尿病前期和糖尿病均相关。国外学者 Heraclides 通过对 5895 名中年公务员随访观察发现，工作压力是女性研究对象糖尿病发病的独立危险因素，可提高发病率 1.95 倍。瑞典的一项对 5432 名研究对象随访 8 ～ 10 年的研究发现，高工作需求导致的工作压力使女性糖尿病的发生风险增加 2 倍，高工作需求是男性研究对象糖尿病发病风险的保护因素。一项对 60 岁以上老年人随访 5 年后的研究发现，女性职业紧张与糖尿病发病风险升高有关，在男性中未发现显著差异。meta 分析结果也显示工作压力与糖尿病有关，一项对欧洲 13 个队列研究的 124 808 名研究对象分析发现，与职业不紧张研究对象比较，职业紧张研究对象糖尿病危险度为 1.15。

（四）职业紧张对身体健康其他方面的影响

研究显示，职业紧张可引起肌肉紧张程度增加，进而造成骨骼和肌肉疾病的发生。对风电场运行维护人员研究发现，职业紧张与其下背痛、颈肩部和腰背部肌肉骨骼损伤相关，在对医院护理人员肌肉骨骼相关疾病的研究中也发现同样的结果。吴金贵等研究发现付出 - 回报失衡是肌肉骨骼疾病的危险因素，可预测肌肉骨骼疾病的发生。瑞典的一项对 36 332 名女性随访观察 12 年的队列研究显示，高工作要求、低工作控制全职女性的乳腺癌发病风险是低工作要求、高工作控制女性的 1.4 倍，在兼职女性中未发现职业紧张与乳腺癌患病风险相关，两项针对护士的队列研究也得到相同的结论。然而，一项对欧洲 12 个队列 116 056 名研究对象的荟萃分析也发现，工作压力与乳腺癌、直肠癌、肺癌和前列腺癌发病不相关。

二、职业紧张对心理健康的影响

职业人群的心理健康问题所造成的经济负担在世界各国健康支出中占有很大比重，职业心理健康问题越来越成为当今社会影响职业人群生命质量的重要问题。职业紧张是影响职业人群的心理健康的主要因素。

1. 职业紧张与抑郁　目前研究表明长期处于职业紧张状态，容易引发抑郁等精神心理疾病[13]。在职业人群中，职业紧张是引起抑郁的危险因素，能够增加抑郁的发生率。通过联合应用 JDC 和 ERI 问卷评价研究对象职业紧张状态，5,473 名研究对象职业紧张与抑郁症发生密切相关。对儿科护士的研究也发现，高职业紧张增加抑郁患病风险，职业倦怠起到中介调节作用。日本学者对 15 256 名工人随访 5 年发现，职业紧张可作为抑郁障碍所致工人病假率增高的预测因子。比利时研究者对 2821 名工人随访观察 6.6 年，发现工作压力使得抑郁得分增加，在高要求低控制女性中，抑郁发病风险明显偏高，男性不明显。两项 meta 分析职业紧张与抑郁患病风险，无论是自评抑郁症状还是临床诊断抑郁症，高要求低决策度的职业紧张均提高抑郁患病风险；在荟萃分析大量已发表和未发表的研究后，职业紧张增加抑郁患病风险不变。

2. 职业紧张与职业倦怠　研究认为，职业倦怠的发生是职业紧张的直接后果，职业倦怠具有 3 个维度：情绪耗竭、人格解体和职业效能感下降。高工作压力与职业倦怠有关。日本对乡村医护人员的研究显示，高工作需求是职业倦怠的影响因素，提高工作控制技能和社会支持可以预防职业倦怠的发生。对德国初级医师的研究显示，工作自主权、工作控制与离职意愿显著相关，社会支持和工作负荷与离职意愿不相关。美国对麻醉科医师研究的显示，工作要求与情感耗竭显著相关，同时社会支持与个人成就感显著相关。

3. 职业紧张与工作能力　工作能力是劳动者开展、完成劳动任务的一种总体表现，是完成劳动任务过程的一种综合能力。我国学者对 805 名电厂工人职业紧张和工作能力的研究发现，工作需求与工作能力呈负相关，工作控制与工作能力呈正相关。巴西的一项对 432 名工人随访 3 年的研究显示，职业紧张与工作能力下降显著相关，付出回报失衡与工作能力下降也显著相关。我国学者对教师、医师、科研工作者、管理人员和石油工人职业紧张与工作能力的研究显示，职业紧张持续存在会降低职业人群的工作能力，进而导致工作有关疾病的发生和工人伤残患病率的增加。唐金华对脑力劳动者的研究显示，职业紧张也可影响脑力劳动人群的工作能力，职业紧张程度越严重，脑力劳动者的工作能力表现越差。国外学者回顾性分析显示，高工作要求、低工作控制对工作能力得分存在负向影响，同时一些研究还显示，工作负荷重、缺乏社会支持、角色模糊、组织氛围差等也与工作能力得分相关。

4. 职业紧张与失眠 流行病学研究表明，职业紧张是睡眠紊乱的危险因素。然而近年来研究发现，睡眠与职业紧张的作用是双向的。Johanna的一项前瞻性研究显示，从紧张到睡眠，所有职业紧张以及感知紧张状况都预示着入睡困难和维持睡眠困难。在非恢复性睡眠中也发现了同样的情况，但决策权除外。相反，难以维持的睡眠预示着工作需求和职业紧张的增加。研究结果指出，失眠与感知紧张以及职业紧张源之间存在潜在的恶性循环[15]。美国学者Haynes[16]对191名近期失业人员的横断面数据进行分析显示，在控制挑战压力和显著的人口统计学因素时，职业紧张与当前整体、慢性和急性失眠症增加的可能性有关。即使在工作结束后，工作压力因素也会增加失眠的发生率。一项分析职业紧张与失眠和昼夜节律基因多态性研究显示，职业紧张与失眠显著相关，昼夜节律基因多态性存在。

第四节　矿山工人职业紧张评价预测方法

大数据时代的到来，循证医学、精准医学等概念的提出，使个体化医疗预防控制技术逐渐成为可能。疾病预测模型通过对大数据的筛选分析，拟合相应的数学模型，为疾病的诊断、治疗策略的选择和预后效果分析提供了切实可用的工具。预测模型的构建旨在通过少量的、方便获得的、成本低廉的变量或因素对一些事件发生的可能性进行预测。目前，这一技术已经在临床一些慢性疾病、重大疾病预后和传染病流行规律等方面得到较为广泛的应用。预测模型的构建主要经过数据整理、模型预测变量的筛选、模型的建立与评价和模型的验证与应用几个环节。职业紧张已经被各国学者所认可，尽管各不同利益相关者对职业紧张的理解不同，但是职业紧张作为职业人群心理健康的重要影响因素，在降低工作效率、增加疾病负担、影响劳动者职业生命质量方面的作用得到一致认同。目前，职业紧张的评价主要通过调查问卷进行，研究者一直在进行着客观评价指标的探索。在生物信息时代的今天，随着各组学技术方法的不断发展，职业紧张生物标志物的寻找仍在不断研究中。有研究经过综合分析各种预测模型的适用场景和构建条件，拟构建职业紧张预测模型，为职业紧张的评价提供新思路或新视角。职业健康检查是我国法定的职业人群健康保护措施之一，各职业人群均应进行年度健康体检。

目前，职业紧张评价主要采用调查问卷进行。基于工作需求和工作控制理论编制的工作内容问卷，经各国学者的研究修订后，已经成为各行业劳动者职业紧张评价的公用标准。然而在人群调查中，问卷调查需要耗费大量的人力、物力，不但费时费力，而且数据整理、职业紧张结果判定也需要做大量的后期工作。这对识别职业人群中职业紧张劳动者存在一定的障碍，不利于我国职业人群健康保护行动提出的消除或减轻工作场所职业压力工作的开展。为此，对职业人群职业紧张方便快捷的评价方法的研究急需开展。

有研究通过在识别工作场所劳动者职业紧张的主要影响因素基础上，构建职业紧张预测模型，并采用Nomogram图展示模型，达到方便快捷评价劳动者职业紧张的目的。同时，研究考虑职业环境相关因素对职业紧张的解释程度，进一步依据非稳态负荷理论在预测模型中引入职业紧张所致健康损害的早期生理改变指标，提高了预测模型效能。

1988年，Sterling和Eyer提出了非稳态（allostasis）的概念。非稳态是内稳态概念的一个扩展，是机体受到外界环境中物理因素、化学因素及心理相关因素刺激时，机体为更好地应对和适应应激刺激，生理系统通过反馈调节发生一系列神经内分泌、免疫因子和炎症反应因子改变和变化，进而维持机体生理活动和功能的动态平衡[17]。这一动态调整平衡过程便是非稳态。机体通过维持非稳态来适应应激，一旦应激长时间作用于机体，机体的非稳态状态出现过度磨损或耗竭，不能够继续维持这一动态平衡，这便是非稳态负荷（allostatic load）。

非稳态负荷能够导致几个主要的生理调节系统失调，如 HPA 系统、交感神经调节系统和免疫调节系统。研究认为，非稳态负荷对健康的影响可以看作一个逐渐加深的三级负荷过程。初级负荷时，机体出现一些紧张、焦虑、担心等心理反应，生理反应主要有糖皮质激素（cortisol）升高，硫酸脱氢表雄酮（dehydroepiandrosterone-sulfate，DHEA-S）升高，肾上腺素（epinephrine）、去甲肾上腺素（norepinephrine）升高，白介素 -6（Interluken-6）升高等，出现头痛、疲劳、睡眠障碍等不适躯体症状。次级负荷时，机体会出现一系列的生理功能指标变化，包括免疫系统的纤维蛋白原增加，C 反应蛋白增加、免疫球蛋白增多等，心血管系统的静息血压升高、心率加快、心率变异性增加等改变，代谢系统也发生变化，包括体重指数（BMI）、腰围、腰高比、胰岛素、空腹血糖、血清胆固醇、三酰甘油等改变。三级负荷时，机体会出现一些不良健康结果，主要包括心脑血管疾病、糖尿病等躯体疾病，抑郁、双相情感障碍等精神障碍性疾病。

2001 年 Mc Ewen 提出应用非稳态负荷指数（allostatic load index，ALI）评价紧张对健康的影响，为职业紧张相关疾病的早期识别与评价提供了新的方法，对相关疾病的二级预防具有重要意义。目前，国内外学者已经通过不同的研究方法证实，医师、教师、管理人员、工人等多个人群中非稳态负荷指数和职业紧张的联系。目前，非稳态负荷指数构建常用心血管健康相关指标、代谢相关指标和炎症反应相关三类指标，主要包括舒张压、收缩压、心率、心率变异性、空腹血糖、胰岛素、三酰甘油、总胆固醇、高密度脂蛋白胆固醇、低密度脂蛋白胆固醇、BMI、同型半胱氨酸、血清白蛋白、肾小球滤过率、白介素等。

一、常用的预测模型

（一）LASSO 回归

Lasso（least absolute shrinkage and selection operator）是一种与岭回归相似的缩减方法。与岭回归在思想上是一致的，都是通过调整参数 λ，进而实现偏差和方差之间的均衡。岭回归在线性回归最小二乘法估计回归系数时加入一个平方项，Lasso 回归将该平方项转为绝对值项，如此可使得某些变量的回归系数估计值强制为 0，进而把该变量从模型中剔除，达到变量筛选的目的。这便是 Lasso 回归构造的惩罚函数。在建模过程中进行模型变量选择时，为避免遗漏重要自变量，造成模型偏差，通常需要选择尽可能多的自变量进入模型。通过惩罚函数，得到较为精炼的模型，既保证了岭回归的优势，又克服了岭回归不能进行变量筛选的不足。Lasso 回归在处理研究变量共线性问题中具有独特的优势，通过强制回归系数为 0 的设置，有效地选择重要解释变量，解决共线性问题。目前该算法已经在广义线性回归模型中广泛应用。

Lasso 回归的重要参数 λ 与模型的方差和偏差密切相关。通过调整 λ 值，达到模型方差（回归系数方差）与偏差（预测值与真实值的差异）的均衡。可通过交叉验证法选择最优的 λ 值。

Lasso 回归又称套索回归，1996 年被 Robert 开发用于变量选择的统计分析技术。该方法基于拟合广义的线性模型，并采用了 L1 正则化方法进行线性回归系数的调整。套索回归与岭回归相似，均是在回归系数估计时加一项。通过设置绝对值项为零，从而实现变量的选择。Lasso 回归既保留了岭回归相对于最小二乘法的优点，又克服了岭回归难以实现变量选择的缺点，故在拟合广义线性模型时对变量进行筛选和复杂度调整。该方法处理共线性数据效果理想。

（二）随机森林算法

随机森林算法是一种机器学习语言，一种以决策树（classification and regenssion tree，CART）为基本分类器的集成分类预测算法。通过有放回的 bootstrap 方法不断地在样本集中随机抽取一定数量的样本。将每次抽得的样本分别建立决策树，在多次种树的过程中，能够实现对常规误差的无偏估计。最终根据每棵分类树的分类结果，进行投票得到最终的分类结果。随机森林算法将多个决策树组合，预测准确率高。在进行模型构建过程中具有独特的优势：①能够处理非平衡数据、缺失数据、高维数据和含异常值的数据；②对多因素间的共线性不敏感；③对回归问题、分类问题都能够进行处理；④不会造成过度拟合。本研究模型构建供选择的变量众多，且在一些指标间存在多重共线性，故选择随机森林算法对变量重要性进行排序，较好的筛选了预测变量。

随机森林算法两个重要参数 mtry（节点中用于二叉树的变量个数）和 ntree（随机森林所包含的决策树棵数）。参数 mtry 进行逐一尝试，当模型误差最小时对应的值即为最优值，可通过 R 语言 for 循环实现。当确定 mtry 后，绘制不同 ntree 取值的模型误差变化图，当误差变化稳定后，所对应的 ntree 值即为最佳值。

二、模型的验证指标

（一）区分度（discrimination）

区分度表示模型的判别能力，即模型区分发生结局事件的个体和未发生结局事件个体的能力。C 统计量等同于 ROC 曲线下面积 AUC，取值范围 0 ～ 1，C 统计量越接近 1，表示模型的预测能力越强。ROC 曲线又称受试者工作特征曲线，以 1- 特异度为横坐标，灵敏度为纵坐标，将每个截断值对应的灵敏度和 1- 特异度在坐标轴上的点连接起来，即为 ROC 曲线。

（二）校准度（calibration）

校准度能够评价模型预测某个个体发生结局事件概率的准确程度，反映由模型预测结局事件的发生概率和实际观察到的事件发生概率的一致程度[14]。Hosmer-Lemeshow 拟合优度检验常用来衡量模型的校准度。具体步骤为：①首先用构建的预测模型评价每个研究对象的结局事件发生概率；②将预测到的概率从小到大排列，按照十分位分成 10 组；③分别计算各组的结局事件的实际观察数和模型预测的数；模型预测数等于每个人的预测概率数之和；④计算每组实际观察数和模型预测数的 χ^2 值，χ^2 值越小，对应的 P 值越大，则模型校准度越好。

三、模型预测能力改进判断指标

（一）净重新分类指数（net reclassification index，NRI）

可以比较两个模型在给定切点处把观测对象正确分类的变化情况，能够对两个模型或模型修正前后预测准确性进行综合判断。在两个模型比较时，克服了 C 统计量和 AUC 不敏感、实际意义不强的缺点。当 NRI 值大于 0 时，为正改善，表示新模型的预测能力较旧模型预测能力有所提高；当 NRI 值小于 0 时，为负改善，表示新模型的预测能力较旧模型预测能力有所下降；如果 NRI 值等于 0，那么认为新模型较旧模型没有改善。

（二）综合判别改善指数（integrated discrimination improvement，IDI）

两个模型预测能力的比较，可以采用 AUC、NRI 和 IDI 三个指标。AUC 在实际应用中意义不明显，NRI 比较设定切点处的分类差别，IDI 在 NRI 的基础上克服了切点设定的缺点，能够综合评价各切点预测概率的变化，两个模型预测概率的差别。与 NRI 一致，当 IDI 值大于 0 时，为正改善；当 IDI 值小于 0 时，为负改善；如果 IDI 值等于 0，那么认为新模型较旧模型没有改善。

四、预测模型的结果展示列线图

列线图（Nomogram）也称诺莫图，能够将复杂的预测模型公式图形化，以简单的图形形式展示，便于实际应用。诺莫图通过整合模型中的多个预测指标，将每个预测指标的预测力用带有刻度的线段进行表示，把所有预测变量绘制在同一平面的图形中，根据每个预测变量在模型中对结局事件预测的贡献程度进行赋分，线段的刻度对应预测变量的取值，每个预测变量相应的取值对应一个评分，所有变量取值评分之和对应着相应的预测概率。在实际应用中，列线图能够针对每个个体，简便快捷地得出结局事件发生的概率。

（李小明　许向辉）

参考文献

[1] 邬堂春．职业卫生与职业医学［M］．8 版．北京：人民卫生出版社，2017．

[2] 余善法，崔明煊．日本和中国台湾地区职业紧张所致精神疾病的认定标准［J］．环境与职业医学，2016，33（11）：1055-1058．

[3] 余善法．加强职业紧张研究促进职业人群身心健康［J］．中华预防医学杂志，2014，48（4）：248-250．

[4] 李小明，宋杨，崔诗悦，等．钢铁工人付出 - 回报失衡与失眠关系结构方程模型分析［J］．中国职业医学，2019，46（6）：662-667．

[5] 李小明，崔诗悦，宋杨，等．钢铁工人职业紧张与失眠的关系研究［J］．环境与职业医学，2019，36（8）：710-717．

[6] 李小明，许向辉，李佳，等．矿山救护队员职业伤害原因及其影响因素［J］．职业与健康，2016，32（5）：703-705．

[7] 李小明，许向辉，李佳，等．不同救灾经历的矿山应急救援人员职业紧张情况［J］．环境与职业医学，2015，32（10）：956-959．

[8] 李小明，许向辉，李佳，等．矿山救护队员工伤事故分析［J］．职业卫生与应急救援，2015，33（3）：209-210，212．

[9] 李小明，姚三巧，李佳，等．矿山应急救援人员工作心理控制源与工作满意感的关系［J］．工业卫生与职业病，2013，39（4）：215-218．

[10] 李小明，许向辉，李佳，等．矿山救护队员战备值班与职业紧张关系［J］．中国公共卫生，2014，30（08）：1062-1065．

[11] 李小明，姚三巧，李佳，等．不同工种矿山救护队员职业紧张分析［J］．中国预防医学杂志，2012，13（7）：560-562．

[12] Yamaguchi M，Eguchi M，Akter S，et al．The association of work related stressors and their changes over time with the development of metabolic syndrome：The Furukawa nutriton and health study．J Occup Health．2018，60（6）：485-493．

[13] 李小明，王汝柱，李佳，等. 矿山应急救援人员抑郁症状与职业紧张的关系［J］. 中国煤炭工业医学杂志，2011，14（7）：1057-1060.

[14] Li X，Xu X，Wang J，et al. Study on Prediction Model of HIV Incidence Based on GRU Neural Network Optimized by MHPSO［J］. IEEE Access，2020，8：49574-49583.

[15] Li X，Cui S，Wu J，Wang L，et al. Job category differences in the prevalence and associated factors of insomnia in steel workers in China［J］. Int J Occup Med Environ Health，2020，33（2）：215-233.

[16] Haynes PL，Wolf RL，Howe GW，et al. Unemployed individuals reporting hindrance work stress at previous Job have increased likelishood of insownia disorder［J］. Int J Behav Med. 2021，28（1）：39-47.

[17] Li X，Xu X，Song Y，etal. An association between cumulative exposure to light at night and the prevalence of hyperuricemia in steel workers［J］. Int J Occup Med Environ Health. 2021，34（3）：385-401.

第十五章

矿山突发公共卫生事件流行病学

2003年SARS暴发，国务院紧急颁布了《突发公共卫生事件应急条例》[1]，突发公共卫生事件开始引起人们的关注，成为当今威胁人类健康、社会安全和造成社会经济损失的公共卫生问题。2020年年初至今流行的新型冠状病毒肺炎，同样引起了全社会的广泛关注。矿山企业是我国经济发展的重要支柱产业，伴随着高效益和高产出，矿难等突发事件频频发生。探索矿山突发公共卫生事件的发生、发展规律，以及研究预防事件发生、控制事件发展、消除事件危害的对策和措施，是矿山职业流行病学的一项重要任务。

第一节　概　述

一、矿山突发公共卫生事件的界定

《中华人民共和国突发事件应对法》中，将突发事件（emergency events）定义为突然发生，造成或者可能造成严重社会危害，需要采取应急处置措施予以应对的自然灾害、事故灾难、公共卫生事件和社会安全事件[2]。由此可见，突发公共卫生事件是广义的突发事件的一个特例。

根据2003年5月9日国务院颁发的《突发公共卫生事件应急条例》，突发公共卫生事件（emergency public health events）是突然发生，造成或者可能造成社会公众健康严重损害的重大传染病疫情、群体性不明原因疾病、重大食物和职业中毒以及其他严重影响公众健康的事件。这里突发公共卫生事件必须具备的两个基本要素，一是事件突然发生，出乎意料，二是威胁到公众的健康。可以这样认为，凡是与公众健康有关的突发事件，都能被认定为突发公共卫生事件，包括自然灾害、事故灾难、社会安全事件。

在矿山职业病防治中，例行的接尘工人年度查体，每次都会发现若干新发尘肺病患者，虽然所有患者几乎是同时被发现，但并非人们预料之外，因此不构成突发事件。但是如果一批新入矿工人，接尘后不久突然被发现多人患有尘肺，出乎人们预料，就构成了突发性公共卫生事件。

矿山的突发事件多以事故灾难或职业性有害因素暴露为主，界定是否为突发公共卫生事件的依据是：①事件为突然发生，出乎人们预料；②有人员伤亡或可能危及矿工及周围居民生命和健康安全；③必须采取措施控制事态，否则危害将进一步扩展或蔓延；④需要多部门参与，启动应急预案。如果事件是突然发生的，但并未构成人员伤亡形成危机，不能称之为突发公共卫生事件。

二、矿山突发公共卫生事件的类型

按照《突发公共卫生事件应急条例》，矿山突发公共卫生事件也可分为重大传染病疫情、群体性不明原因疾病、重大中毒、其他严重影响公众健康的事件四大类。

（一）重大传染病疫情

重大传染病疫情是指某些危害严重的传染性疾病，在人群中暴发或流行。在历史上，传染病引发的突发公共卫生事件曾给人类带来极大灾难，是突发公共卫生事件的主要类型，尤其在矿区，人数多而且集中，生活艰苦，卫生条件差，是肠道传染病、呼吸道传染病、虫媒传染病的好发场所，是传染病的重灾区。随着社会的发展，预防和控制传染病的技术不断提高，矿区医疗卫生状况和生活水平得到保障，使得传染病的发病率和死亡率大幅度下降。但这并不意味着传染病的威胁就不存在，相反由于社会经济活跃，人们交往更加频繁，人口流动范围更加广泛，增加了传染病的传播与扩散的机会，同时一些新的传染病还在不断出现，构成新的威胁。因此，由传染病引发的突发公共卫生事件仍然占有重要地位。

（二）群体性不明原因疾病

在突发公共卫生事件中，有时是以人群中突然出现大量原因不明，但均具有相同临床表现的病例开始的，这种情况称为群体性不明原因疾病。一部分群体性不明原因疾病随着现场调查与处理的进展，导致疾病的原因会逐渐显露出来。例如，云南某村 77 名务工人员，先后有 36 人患病，12 人死亡，被认为务工人员集体患“怪病”，后经调查发现，是这些务工人员从事的采石加工石英砂所致的矽肺。但也有一部分始终难以得到确切结论。例如，SARS 开始只被认为是一种呼吸道疾病，命名为非典型肺炎，关于它的病原体以及病原体的来源在早期一直争论不休。后来证实了它是由一种新发现的冠状病毒引起，但这种病毒的来源至今无确切定论。

群体性不明原因疾病由于原因不明确，为现场救治和处理带来了困难，如果该病危害严重，且出现迅速扩散的趋势，将会引起人们的恐慌。采取积极措施对症处理和通过科普宣传正确引导，对稳定局面、控制局势非常重要。

（三）重大中毒事件

重大中毒是指突然发生的群体性中毒事件，在《突发公共卫生事件应急条例》中，主要包括食物性和职业性中毒两大类。

1. 重大食物中毒 造成大规模群体食物性中毒的原因是许多人共同摄入了含有有毒有害物质的食物，食物中的有毒有害物质包括生物性和化学性，可以来自食品生产加工、储存运输过程中的污染，或误用，或食物自身含有。例如，2004 年 4 月 13 日铜川矿务局陈家山煤矿报称，井下 5 名职工出现恶心呕吐、胸闷、心慌、发热、抽搐等症状。此后，又有 10 多名一线矿工也出现此症状。矿上首先对瓦斯、通风状况进行严密监测，查无问题。进一步调查发现，出现此症状的职工均食用了该矿第一职工食堂的葱花饼，此次共计 74 人中毒，所幸无人死亡。

2. 重大职业中毒 重大职业性中毒是指劳动者在生产过程中接触到有毒有害物质引发的群体性中毒事件，往往是由于生产事故造成。例如，2009 年山西一煤矿发生一起炮烟中毒事故，11 人因抢救无效死亡，6 人受伤。

（四）其他严重影响公众健康的事件

这类事件主要包括自然灾害和事故灾难。

1. 自然灾害 自然灾害可以直接造成人员伤亡，也可以通过破坏人类生存的环境引发疾病的流行，造成对公众健康的间接损害。矿山多处于地质条件复杂的地段，洪水、滑坡、塌陷、崩塌、泥石流等自然灾害高发。仅2010年汛期，全国就有119座煤矿、金属与非金属矿山被淹和部分被淹，特别是甘肃省甘南、陇南、天水部分地区普降强暴雨，引发山洪、泥石流等灾害，致使9座尾矿库溃坝、10座尾矿库尾砂外泄、112座尾矿库遇险，严重威胁矿工和周边居民的生命安全[3]。自然灾害种类繁多，表现复杂。气象灾害利用现代科技手段多数可以预测、预报，并有明显的季节性，有利于加强防范，但这类灾害通常影响范围广泛，受灾面积大，需要投入大量的社会资源进行抗灾。

2. 事故灾难 在工矿企业，事故灾难是主要的突发公共卫生事件，一旦发生，危害严重，社会反响很大，例如，每年因煤矿矿难造成的人员伤亡和财产损失触目惊心。矿山事故灾难主要包括冒顶、片帮、边坡滑落和地表塌陷；瓦斯爆炸、煤尘爆炸；冲击地压、瓦斯突出、井喷；地面和井下的火灾、水灾；爆破器材和爆破作业发生的危害；粉尘、有毒有害气体、放射性物质和其他有害物质引起的危害；其他危害如机械伤害、高空坠落伤害、烟炮中毒、触电事故等。

三、矿山突发公共卫生事件的特征

矿山突发公共卫生事件具有一般突发公共卫生事件的基本特征，包括突然性、不确定性、紧迫性、群体性、社会性。除此之外，以职业性有害因素和事故灾难导致的矿山突发公共卫生事件还具有以下特征。

（一）以职业有害因素导致的突发公共卫生事件特征

1. 原因明确 正规的矿山企业作业环境的有害因素是明确的，因此一旦发生由这些有害因素引发的突发事件，原因基本是清楚的，因此救援抢险措施明确。

2. 持续存在 如果生产工艺没有彻底改造，有害因素是始终存在的，因此类似事件有可能重复出现，表现出再现性特征。

3. 可控可防 由于原因明确，此类事件是可以预防和控制的，采取措施消除隐患，可以杜绝类似事件的再次发生。

（二）以事故灾难导致的矿山突发公共卫生事件特征

1. 灾难性 突发性灾害事故往往造成多人伤亡或井下人员的生命受到严重的威胁，对事发企业、个人、家庭和社会都是灾难性打击，所造成的生命、财产和心灵创伤是不可估计的。由于事件发生突然，人们对事件的基本信息掌握有限，难以在短时间内做出准确反应，容易出现恐慌和措手不及状况，特别是在抢险救灾的初期，容易出现人为的失误，造成灾难的扩大。

2. 破坏性 突发性灾害事故往往使矿井生产系统遭到破坏，造成人员的伤亡，它不但使生产中断，井巷工程和生产设备损毁，同时也给抢险救灾增加了难度。特别是通风系统的破坏，使有毒、有害气体发生大范围的扩散，会造成更多人员的伤亡。这就要求煤矿管理人员或者抢险救灾指挥者在救灾决策时，要充分考虑矿井设施、各类系统的情况，煤矿井下通风系统的破坏与否对制订抢险救灾方案起着决定性的作用。

3. 继发性 突发事故后，往往有时候在短时间内重复发生同类或者诱发其他的事故。如矿井的火灾可能诱发瓦斯或煤尘的爆炸，也可能引起再生火源；爆炸事故可能引起火灾，也可能引起连续的爆炸；由于事故组发性的存在，就要求决策者在制订救灾方案时全面系统地分析事故，同时要采取有效的措施避免继发性事故的发生，或者一旦发生了继发性事故能临危不慌有效地进行处理。

四、矿山突发公共卫生事件的分级

（一）非事故灾害性突发公共卫生事件分级

《国家突发公共卫生事件应急预案》中，根据突发公共卫生事件性质、危害程度、涉及范围，将突发公共卫生事件划分为特别重大（Ⅰ级）、重大（Ⅱ级）、较大（Ⅲ级）和一般（Ⅳ级）四级。

1. 特别重大（Ⅰ级）突发公共卫生事件

（1）肺鼠疫、肺炭疽在大、中城市发生，并有扩散的趋势，或肺鼠疫、肺炭疽疫情波及两个以上的省份，并有进一步扩散的趋势。

（2）发生传染性非典型肺炎、人感染高致病性禽流感病例，并有扩散趋势。

（3）涉及多个省份的群体性不明原因疾病，并有扩散趋势。

（4）发生新传染病，或我国尚未发现的传染病的发生或传入，并有扩散趋势，或发现我国已经消灭的传染病的重新流行。

（5）发生烈性病菌株、毒株、致病因子等丢失事件。

（6）周边以及与我国通航的国家和地区发生特大传染病疫情，并出现输入性病例，严重危及我国公共卫生安全事件。

（7）国务院卫生行政部门认定的其他特别重大突发公共卫生事件。

2. 重大突发公共卫生事件（Ⅱ级）

（1）在一个县（市）行政区域内，一个平均潜伏期内（6天）发生5例以上肺鼠疫、肺炭疽病例，或者相关联的疫情波及2个以上的县（市）。

（2）发生传染性非典型肺炎、人感染高致病性禽流感疑似病例。

（3）腺鼠疫发生流行，在一个市（地）行政区域内，一个平均潜伏期内多点连续发病20例以上，或流行范围波及2个以上市（地）。

（4）霍乱在一个市（地）行政区域内流行，1周内发病30例以上，或波及2个以上市（地），有扩散趋势。

（5）乙类、丙类传染病波及2个以上县（市），1周内发病水平超过前5年同期平均发病水平2倍以上。

（6）我国尚未发现的传染病发生或传入，尚未造成扩散。

（7）发生群体性不明原因疾病，扩散到县（市）以外的地区。

（8）发生重大医源性感染事件。

（9）预防接种或群体性预防性服药出现人员死亡。

（10）一次食物中毒人数超过100人并出现死亡病例，或出现10例以上死亡病例。

（11）一次发生急性职业中毒50人以上，或死亡5人以上。

（12）境内外隐匿运输、邮寄烈性生物病原体、生物毒素造成我国境内人员感染或死亡的。

（13）省级以上人民政府卫生行政部门认定的其他重大突发公共卫生事件。

3. 较大突发公共卫生事件（Ⅲ级）

（1）发生肺鼠疫、肺炭疽病例，一个平均潜伏期内病例数未超过5例，流行范围在一个县（市）行政区域以内。

（2）腺鼠疫发生流行，在一个县（市）行政区域内，一个平均潜伏期内连续发病10例以上，或波及 2 个以上县（市）。

（3）霍乱在一个县（市）行政区域内发生，1 周内发病 10 ～ 29 例或波及 2 个以上县（市），或市（地）级以上城市的市区首次发生。

（4）一周内在一个县（市）行政区域内，乙、丙类传染病发病水平超过前 5 年同期平均发病水平 1 倍以上。

（5）在一个县（市）行政区域内发现群体性不明原因疾病。

（6）一次食物中毒人数超过 100 人，或出现死亡病例。

（7）预防接种或群体性预防性服药出现群体心因性反应或不良反应。

（8）一次发生急性职业中毒 10 ～ 49 人，或死亡 4 人以下。

（9）市（地）级以上人民政府卫生行政部门认定的其他较大突发公共卫生事件。

4. 一般突发公共卫生事件（Ⅳ级）

（1）腺鼠疫在一个县（市）行政区域内发生，一个平均潜伏期内病例数未超过 10 例。

（2）霍乱在一个县（市）行政区域内发生，1 周内发病 9 例以下。

（3）一次食物中毒人数 30 ～ 99 人，未出现死亡病例。

（4）一次发生急性职业中毒 9 人以下，未出现死亡病例。

（5）县级以上人民政府卫生行政部门认定的其他一般突发公共卫生事件。

（二）矿山灾害事故突发事件分级

按照事故灾难的可控性、严重程度和影响范围，将矿山事故分为Ⅰ级（特别重大事故）、Ⅱ级（重大事故）、Ⅲ级（较大事故）、Ⅳ级（一般事故）。

1. Ⅰ级（特别重大事故） 造成或可能造成 30 人以上死亡，或造成 100 人以上中毒、重伤，或造成 1 亿元以上直接经济损失，或特别重大社会影响等。

2. Ⅱ级（重大事故） 造成或可能造成 10 ～ 29 人死亡，或造成 50 ～ 100 人中毒、重伤，或造成 5000 ～ 10000 万元直接经济损失，或重大社会影响等。

3. Ⅲ级（较大事故） 造成或可能造成 3 ～ 9 人死亡，或造成 30 ～ 50 人中毒、重伤，或直接经济损失较大、或较大社会影响等。

4. Ⅳ级（一般事故） 造成或可能造成 1 ～ 3 人死亡，或造成 30 人以下中毒、重伤，或一定社会影响等。

五、矿山突发公共卫生事件的分期

突发公共卫生事件根据事件是否发生可分为平常期和发生期[4]。平常期是突发公共卫生事件发生前的一个间期，各种疾病和伤害处于散发状态，该期的主要任务是做好预防和应对突发公共卫生事件的准备工作，包括制订预案、物质储备、加强预警、系统建设、人员培训等。发生期是事件发生后出现危害到事件彻底平息，不再有新的危害发生的一段时间，这是真正意义上突发公共卫生事件，大致可分为四个阶段或时期。

1. 前兆期 事件发生前出现一些迹象，预示突发事件的危险性增加的一段时期，例如恶劣的气候可能诱发地质和洪水灾害等，但对于以事故为主的灾难性矿山突发公共卫生事件，往往缺乏前兆期或非常短暂，难以捕捉。如果能够通过蛛丝马迹，发现一些突发事件的征兆，采取积极行动，启动预警和应急系统，这一时期将是预防和控制突发事件的关键时刻。

2. 爆发期 事件发生并开始威胁、危害人群健康的时期，也是事件的发生期。爆发期持续时间可长可短，对于多数事故或急性中毒类事件，是瞬时发生，瞬间结束，但对于传染病暴发或慢性职业危害，则需要持续一定时间。该时期是应急响应阶段，社会各方面急需确切信息，并随时准备启动相应的应急反应系统。快速、准确、科学、理性的反应是这个时期的关键。

3. 处理期 当应急系统正式运转，各方面已经开始正常工作，此时进入处理期，除了传染病暴发或慢性职业危害，这一阶段危害可能已经停止，主要任务是依据突发公共卫生事件的性质，采取措施开展现场伤病救治、现场调查、环境处理、保护人群、消除隐患、预防次生灾害、稳定社会情绪等，此阶段持续时间相对较长。

4. 恢复期 当事件得到有效控制，危害平息，则进入恢复期，该阶段的主要任务是恢复和评估，包括社会秩序恢复、受损人员身心健康恢复、受损的生活、生产、卫生服务设施的恢复，评估突发公共卫生事件危害的程度等。

第二节 矿山突发公共卫生事件流行病学调查

矿山职业流行病学在矿山突发公共卫生事件中的主要作用，是承担流行病学调查任务，流行病学调查的目的包括：①查明原因，包括导致事件的原因、造成健康损害的直接和间接因素、环境中存在的隐患和不利因素等；②损伤评估，包括事件造成的健康伤害种类、程度、波及范围、危及人群、可能的继发性损伤等；③资源评估，包括可用于救护和预防的医疗卫生人员、设施、物资、技术等；④趋势预测，包括突发事件的发展趋势、危害的程度、可能的次生灾害等；⑤提出措施，根据调查分析结果提出具有针对性的处理措施，控制事件对人群健康危害的进一步发展；⑥效果评价，对采取的措施是否有效及效果如何进行评价。

一、暴发调查

当某局部地区或单位，在短时间内突然出现异常多的相同疾病病例，为疾病暴发（outbreak），是造成突发公共卫生事件的一个重要原因，暴发不仅仅是传染性疾病可以发生，非传染性疾病也可以发生，如非生物性的食物中毒、某种职业病等，只要符合短时间内出现异常多的相同病例这一特点，即可认为有暴发发生。“异常多”是个相对概念，对于本地区从未出现过，或原来有过但已经消灭多年的传染病，出现病例就可以认为是暴发，如鼠疫、霍乱等。针对暴发开展的一系列现场调查为暴发调查，适用于由各种疾病引发的突发公共卫生事件，尤其是重大传染病疫情、群体性不明原因疾病和食物中毒等。通常疾病暴发的初始阶段原因不明，因此迅速开展调查，查清疾病的来龙去脉，对暴发控制至关重要[5]。

（一）暴发调查的主要内容

1. 发病因素调查 通过对疾病的分布调查，可以获得线索，形成初步的病因，或暴发起因的初步假设，进一步通过分析性和实验性调查，查明暴发的原因。

2. 传播途径调查 切断传播途径是传染病暴发时控制疫情蔓延与发展的关键措施，通过调查传染病的临床表现及流行病学史可以获得有关传染病的传播途径及传播方式。

3. 疫情预测调查 疾病暴发后，有关疫情的严重程度、发展趋势、持续时间等现场信息是暴发控制决策的重要依据，通过现场调查可以掌握疫情的动态变化规律、疾病的流行规律，是进行预测的基础。

4. 控制对策及措施的效果考核　在控制疾病暴发的过程中，要采取一系列对策与措施，这些对策与措施采取后效果如何，必须通过调查进行考核与评价。

（二）暴发调查流程

暴发调查的流程见图 15-1。由于暴发调查的时间紧迫，现场工作复杂，为了争分夺秒抢时间，调查的一些步骤经常是同时进行的，例如在接到报告时，初步的假设已经开始形成，在派人核实现场信息时，准备工作已经开始。调查是一个反复的过程，只要有新病例出现，不论调查进行到哪个阶段，病例调查必不可少。有关暴发的起因、传播途径、暴露源等问题，也不是一次调查就能解决问题，有时暴发平息了，原因也没有查清。

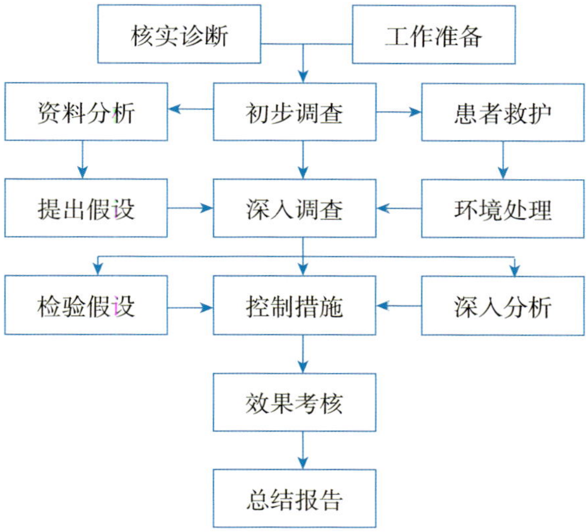

图 15-1　暴发调查流程图

（三）暴发调查步骤

1. 核实诊断　在接到疾病暴发的信息后，从事现场调查的机构首先是要派出经验丰富的专业人员迅速到达现场，核实信息的真实性，确认是否发生暴发。因为，有时会出现由于偶然事件造成具有某种症状的人集中出现，而实际上并不是患有同一种疾病，这时不能认为是疾病暴发，或人为夸大了事实，而实际上远远达不到暴发的程度。

核实诊断需要到现场查看病例，根据临床表现、实验室检查、流行病学资料和相同病例的数量做出是否暴发的结论。如果暴发不成立，需要向公众说明真相，避免猜疑，造成不必要的社会恐慌。如果确认暴发发生，应立即根据疾病的特征，做好现场调查的准备工作。

2. 现场工作准备　疾病暴发时间非常紧迫，需要在派出人员进行核实诊断的同时，开始着手进行必要的准备。准备工作的基础是根据暴发的信息做出初步假设，例如暴发的疾病是传染性疾病还是非传染性疾病，如果是传染性疾病，属于哪一类传染病，以及可能的病原体、传播方式等，准备工作内容有以下几个方面。

（1）组织准备：现场调查需要统一领导和指挥，需要根据暴发的初步假设，选择相关的技术人员组成调查组。调查组领导根据调查的范围，确定调查方案，并进行人员分工，落实岗位、工作程序以及技术要求。

（2）物资准备：现场调查所用的物资包括调查器材、交通通信工具、办公用品、必需的生活用品、个人防护用品、消毒器械及制剂、标本采集及包装运输装置、救护装备、药品及经费等。

（3）实验室准备：现场采集的标本需要立即进行实验室检验，在出发前应通知相关实验室做好相应的准备工作。

3．初步调查确定 暴发后，调查组进入现场，调查工作从以下几个方面开始。

（1）病例调查：首先对已经发现的全部病例进行调查。根据初步假设，选择相应的暴发调查表，如果没有事先设计的调查表，可以临时设计，内容包括姓名、年龄、性别、职业、住址、单位、发病时间、主要临床表现、辅助检查结果、临床处理经过、病情发展情况等。

当调查到一定数量的病例后，要根据多数病例的临床表现、实验室检测等指标，制订病例诊断标准，包括确诊病例（confirmed）、可能病例（probable）、疑似病例（possible）的判定标准。传染病的暴发调查，要边发现边调查，边调查边发现。为了防止遗漏病例，可进驻医疗单位、监测点，或通过社区、学校、单位调查，或逐门逐户调查等方式发现病例。在医疗单位以外的地方发现病例，应积极进行救护和处理。

（2）基础资料调查：为了全面掌握暴发地区和人群的基本特征，为进一步分析疫情和制订决策提供基础，需要迅速调查当地人口资料、环境资料、气象资料，以及社会生活和生产、人口流动等资料，特别是发病的地区或单位与不发病地区或单位的对比资料。

（3）标本采集：对可疑的因素需要在调查的同时采集标本，以便取得实验室的证据，有利于病因推论。采集标本要注意抓紧时间，否则难以捕捉到有价值的信息，特别是病原微生物、环境变化以及服用抗生素均可影响生存。

4．资料分析 初步调查的资料分析主要是围绕疾病的三间分布描述，获得对暴发比较全面的认识，并得到有关暴发来龙去脉的线索，提出有关暴发起因、传播途径、扩散方式、发展趋势的初步假设，提出控制措施和对策。三间分布描述的内容如下。

（1）人群分布：分别计算各人群特征，如年龄、性别、职业、工种等因素的罹患率，通过对比分析可以获得人群的分布特征。

（2）时间分布：通常采用绘制流行曲线（epidemic curves）的方式描述疾病的时间分布，流行曲线是以时间为横坐标，如小时、日、旬、月等时间单位，以各时间点发生的病例数为纵坐标绘制的直方图或线图。流行曲线可以比较直观地反映暴发的时间特征，如起始时间、时间波动、发展趋势等，也可以反映造成暴发的暴露类型、传播方式等，也可以利用流行曲线推算暴露日期，是追踪暴露源、传播途径的重要线索。

（3）地区分布：可以通过计算各地区的罹患率进行描述，根据罹患率地区间的差别，获得有关暴发源的线索。也可以将病例发生的地点标注在地图上得到地区分布图，这样可以直观地观察到疾病的分布与地区的关系。

5．深入调查 经过初步调查所产生的有关暴发起因、暴露源、传播方式等假设，需要通过深入调查进行检验与验证。深入调查通常采用病例对照研究和队列研究方法，尤其是病例对照研究具有快速、可行的优点，是暴发调查最为常用的分析研究方法。

6．采取控制措施 疾病暴发控制的措施有特异性和非特异性。在暴发的初期阶段，多数情况下原因不明，只能根据疾病的性质采取非特异性措施，如根据临床表现进行对症的医疗救护和预防控制。特异性的措施，理论上应该根据调查的结果制订，但实际情况下是边调查边采取措施。初步调查只是形成假设，但我们可以依据假设采取措施，随着调查的深入，这些措施将不断修改和完善。

7．控制措施效果考核 控制措施和策略采取后能否达到控制暴发的目的，需要进行效果考核。

如果采取措施后，罹患率迅速下降或不再有新病例发生，表明措施有效，疫情得到控制，否则说明措施不利或真正的原因没有发现。因此，控制措施的效果考核也可以对病因假设进行检验。

8. 总结报告　暴发调查的总结报告包括阶段性和终末性的。在疾病暴发期间的总结报告是阶段性的，目的是及时将暴发的一线信息报告有关部门，便于制订决策，调整工作方案。阶段性报告要保持边调查、边分析、边报告，关键是及时、准确。在暴发终止后形成的总结报告为终末性的。终末性总结报告有工作报告和技术报告两种。

（1）工作报告：是有关暴发调查的工作总结，重点是关于暴发的发生时间、地点、性质、程度、危害、起因，以及调查工作的组织、投入人力、物力资源、工作的时间、采取的措施与策略、取得的经验和教训与建议。工作报告要按照规定报有关部门。

（2）技术报告：是有关暴发调查的技术性总结，重点是关于在暴发调查中采取的技术性措施以及所取得的结果，包括调查对象、调查内容、调查方法、资料分析处理、假设形成及检验、采取的控制措施及效果评价等。技术报告可以作为学术论文发表或参加学术交流。

二、事故调查

事故调查是针对矿山事故引发的公共卫生事件开展的流行病学调查，由于此类突发事件具有原因明确、危害严重等特点，调查的重点与暴发调查不同。如果事故没有造成或无可能造成人员的健康损害，不需要进行流行病学调查。

（一）事故调查的主要内容

1. 事件的类型　当矿山事故发生后，首先应该查明事件的类型，常见的矿山事故包括机械伤害事故、高空坠落伤害事故、片帮、坍塌伤害事故、矿井突水事故、重大火灾爆炸事故、烟炮中毒事故、触电事故、坍塌滑坡事故等。事件的类型不同，对遇险人员的伤害不同，因此明确事件的类型有利于判断和估计伤害的性质及其程度。

2. 伤害性质和程度　矿山事故伤害主要有躯体创伤、挤压伤、爆炸伤、烧伤、中毒、电击伤、溺水、职业病等，明确伤害性质和程度是医疗救护的基础。

3. 波及范围及程度　调查内容包括：①事故直接的危害范围和程度；②可能危及的范围和程度；③潜在的危害范围及程度。要从生理、心理和社会的角度综合分析事故的影响。例如，某煤矿一个工作面发生瓦斯爆炸事故，直接影响的是该工作面的作业工人，而整个矿井，甚至矿区都受到危及，灾难对公众心理和精神以及社会、生产、生活秩序造成潜在危害。

4. 医疗救护力量　调查内容有：①当地的卫生资源配置，包括可用于救援的专业人员、设施设备、药品器材等数量和质量；②专业人员的素质和技术；③周边地区可利用的资源；④运送伤员和物资的交通、通信保障等。

5. 继发伤害及次生灾害　调查的内容有：①继发伤害的类型及诱发原因；②次生灾害的类型及其危险性。

6. 环境卫生状况　调查的内容包括：①事故现场及周边环境的卫生状况；②企业职业危害管理状况；③人群保护措施等。

7. 救援措施的效果评价　重点调查对遇险人员的救护措施，如创伤救治、营养维持、心理干预等，评价这些措施是否全面、规范，是否可行、有效等。

8. 灾后评估　当事故灾难救援工作结束，事件平息，需要及时进行灾难评估，流行病学调查的任务是评估人员健康和生命财产的损失程度，包括灾难范围及遇险人数、伤亡人数、伤亡类型、伤亡原因、波及范围、潜在影响、应急措施、工作投入、效果评价等。

（二）事故调查流程

事故的流行病学调查流程见图 15-2。疾病暴发是纯粹的突发公共卫生事件，所以医疗卫生部门是事件调查处理的主要力量。而由事故引发的矿山突发事件，抢险救援工作，特别是井下事故时，通常是由专业的矿山救护队或矿山应急救援队承担，医务人员很少有机会到达事发现场。即使事件平息，事故的直接原因通常由专业工程技术人员调查。因此，在矿山事故灾难性突发公共卫生事件的调查处理中，流行病学调查是辅助的和外围性的。但这并不意味着，流行病学调查不重要或可有可无，因为毕竟人的生命是最重要的，流行病学调查的意义在于查明事故造成的机体损伤的性质及原因，发生次生灾害的可能性及干预措施，为制订医疗救援计划，最大限度降低事故对生理、心理和社会的影响提供科学的依据[6]。调查的信息要发挥作用，必须及时反馈到相关部门，因此现场调查是一个反复的过程，即现场调查—信息反馈—再调查—再反馈的循环过程。

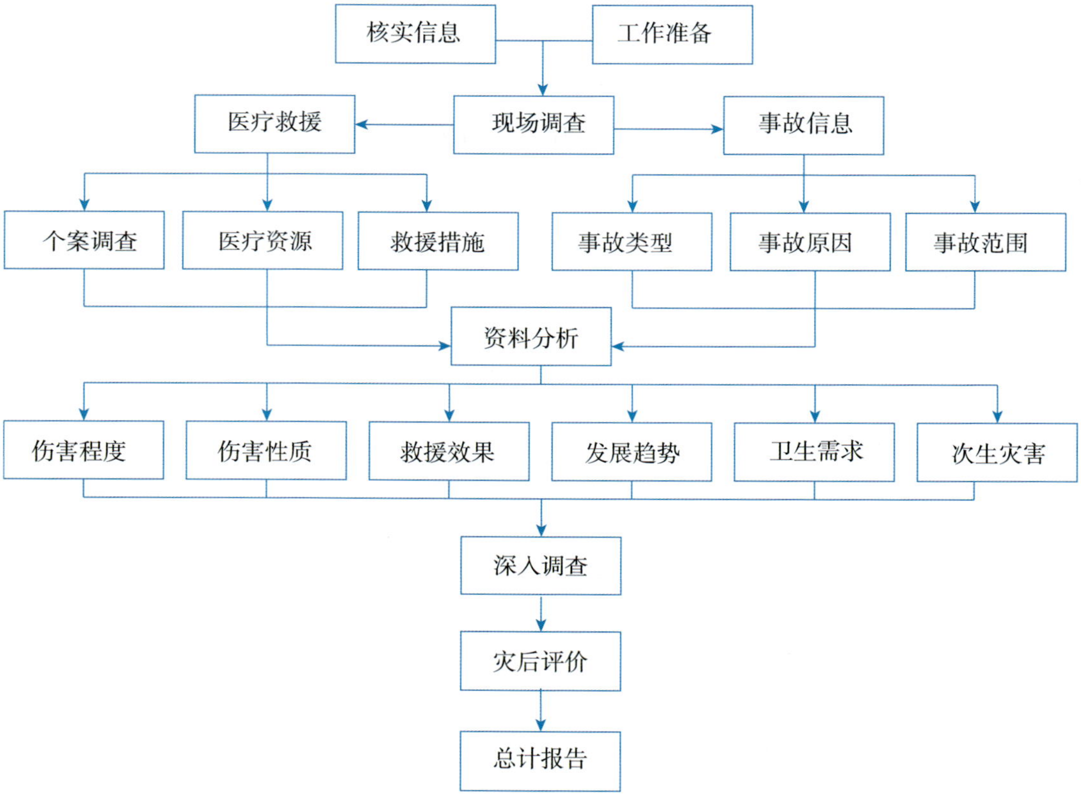

图 15-2　事故流行病学调查流程图

（三）事故流行病学调查步骤

1. 核实信息　一般情况下，矿山生产事故的信息是比较准确的，但有时可能存在夸大或掩盖的现象，作为负责流行病学现场调查的人员，在接到有关信息后，应立即派出工作人员对事故现场进行快速侦察，一方面确认事故是否导致了突发公共卫生事件发生，另一方面对事件的类型、伤害性质、程度及事发地区的基本特征进行初步了解。

2. 工作准备　在派出人员核实事故现场信息的同时，做好现场调查的组织和物质准备。事故现场通常比较混乱，参与的部门和人员较多，调查组何时进入现场，需要得到救援指挥中心的通知和许可。调查计划和组织形式需要向指挥中心报告，一般情况下调查人员与医疗救护人员一同行动。事故发生后现场仍有可能存在危险因素，应做好个人防护。

3. 现场调查

（1）病例调查：对已经发现的病例实施边救治边调查，调查的内容主要是临床表现和个人基本特征、伤害的性质、造成伤害的原因，区分直接伤害和间接伤害，为进一步发现病例以及为伤害的救治和预防提供科学依据。如果事故造成的伤病不具有传染性，可以采用抽样的方法对部分病例进行调查。

（2）基础信息调查：主要包括事故影响的区域范围、人口数量、地理位置、基础设施、交通、通信、气候特点、自然环境、生活习惯、卫生状况、主要经济活动和水平等。

（3）事件信息调查：主要包括事故原因、伤亡人数、失踪人数、需要救护人数、需要提供卫生服务的人数、当地居民生活保障（清洁饮水、食物、住所、衣物等）及环境卫生状况（垃圾、污染物、人及动物尸体的处理）、社会反应及公众情绪、人口流动及转移的数量与方向、继发伤害及次生灾害的危险性等。属于有毒有害物质造成的事故，需要对现场的空气、土壤、水质采样，进行实验室检测分析。

（4）医疗救护信息调查：当地医疗卫生设施的基本情况、事故中受损情况、能够提供卫生服务的能力（医务人员、医疗设施、药品器械）、医疗救护措施、预防继发伤害和次生灾害的措施、有关措施的效果及存在的问题、需要紧急援助与支持的内容等。

4. 资料分析　对现场调查得到的数据资料进行分析，重点是评估事件造成的危害和影响、估计需要提供的卫生服务内容和需求量、评价目前当地能够提供卫生服务的能力和需要提供的援助、考核采取的对策与措施的效果、预测事故发展的趋势及次生灾害的危险性。

5. 深入调查　通常矿山事故灾难的应急处理过程会迅速结束，个别情况下会持续较长时间。例如，2010 年 8 月 5 日智利圣何塞铜矿发生严重塌方，导致 33 名矿工困于 700 m 井下，历时 69 天全部获救，创造了矿难救援史上的奇迹。救援结束后，应对事故进行深入的调查，包括具体伤亡人数、救援人数、波及人数、波及范围、事件原因、直接伤害原因、间接伤害原因、伤害构成、分布特征、继发伤害和次生灾害发生情况、卫生服务需求量、医疗卫生应急措施等。属于有毒有害物质造成的事故，要调查分析环境中的污染物是否达到卫生标准。

6. 灾后评价　事件完全平息后，应根据现场流行病学调查结果，结合抢险救援报告、医疗救护结果、环境监测分析结果，进行综合评价，内容包括事故危害程度、近期和远期效应、应急预案和措施的效果等。

7 总结报告　与暴发调查类似，当事件宣布终止，参与调查的工作人员应当做好总结，完成工作报告和技术报告，为今后类似事件的处理积累宝贵的经验。

三、调查原则

1. 先行原则　准确、完整的信息是突发公共卫生事件应急反应的依据，流行病学调查是获得相关信息的重要途径，决定后继工作的成败，因此，流行病学调查人员也被称为应对突发公共卫生事件的侦察兵。在突发公共卫生事件发生后，流行病学工作人员要迅速做出反应，在最短时间内率先进入现场，开展流行病学现场调查，为应急反应提供确切的信息。

2. 同步原则　理论上控制突发公共卫生事件的措施需要在流行病学调查的基础上制订和实施，但实际上由于突发公共卫生事件的突然性和紧迫性，流行病学现场调查工作与现场控制和处理工作必须同步进行。开始所采取的措施往往是非特异性的，但随着流行病学现场调查的进展，事件的原因逐渐明朗，现场处理措施也不断调整，达到最终彻底控制突发公共卫生事件的目的。

3. 持续性原则 现场流行病学调查贯穿于突发公共卫生事件的始终，并随着事件的发展，不断调整调查内容与方式。在突发公共卫生事件的早期阶段，以病例调查为主，目的是确定突发公共卫生事件是否发生，对事件的性质及可能的起因做出初步判断，并提出控制措施。中期阶段的任务是开展深入调查，以病例对照研究为主，进行有关危险因素的研究，同时对已经采取的措施和策略进行评价，及时调整控制措施。晚期阶段的主要任务是收集证据，对事件起因、影响因素、控制措施等进行检验和验证，为今后预防和控制突发公共卫生事件积累经验。

4. 互动性原则 突发公共卫生事件现场工作是由多个部门参与的，流行病学调查人员虽然是侦察兵，但不能孤军奋战，必须与各部门保持信息沟通，使整个现场成为一个有机的整体，避免出现遗漏和工作上的脱节。

第三节 矿山突发公共卫生事件调查资料的分析

一、暴发资料分析

（一）时间分布

在疾病暴发调查中，资料分析重要的内容是时间分布的描述，分析的方法是绘制流行曲线（epidemic curves），即以时间为横坐标，以各时间点发生的病例数为纵坐标，所绘制的直方图或线图。绘制流行曲线的意义是：①观察病例的时间分布及发展趋势；②推论流行类型；③推测可能暴露时间。

1. 发病趋势 如果流行曲线随时间呈上升趋势，则表明事件仍在继续，如果呈现下降的趋势，则表明事件开始好转，采取的防控措施起到作用。

2. 流行类型 疾病暴发常见的流行类型如下。

（1）同源暴发：同时暴露于相同的污染源所导致的暴发，常见于饮水、食物被污染，或工作环境存在危险因素。若暴露是一次性的，例如提供矿工的食物被污染，则流行曲线为单峰型（图15-3），若暴露源为持续存在的，流行曲线为单峰拖尾型，只有当暴露因素被彻底清除，暴发才可以平息，例如某金矿岩层石英含量非常高，加之作业条件简陋，缺乏必要的防护措施，致使速发尘肺暴发，此时只要不改善工作条件，该危险因素将持续存在，还会有速发尘肺病例出现。

（2）传播暴发：传染性疾病可以由人与人接触，或与感染的动物、媒介接触传播，这种传播途径不易实现，因此流行曲线没有突升突降的现象，呈波动状态，持续时间较长。多见于皮肤性传染病及媒介昆虫引起的疾病。

3. 推测暴露时间 暴露时间是指开始暴露于危险因素的时间，推测暴露时间可以缩小调查范围，有利于追查暴露源，是暴发调查的主要目的之一。由暴露到暴发需要一定时间，这段时期在传染性疾病称为潜伏期，在非传染性疾病称为潜隐期或诱导期。传染病的潜伏期基本是明确的，因此可以利用流行曲线推算暴露时间。

图15-3是某煤矿甲型肝炎暴发的流行曲线，本次暴发起始于7月17日，持续近1个月，共计发

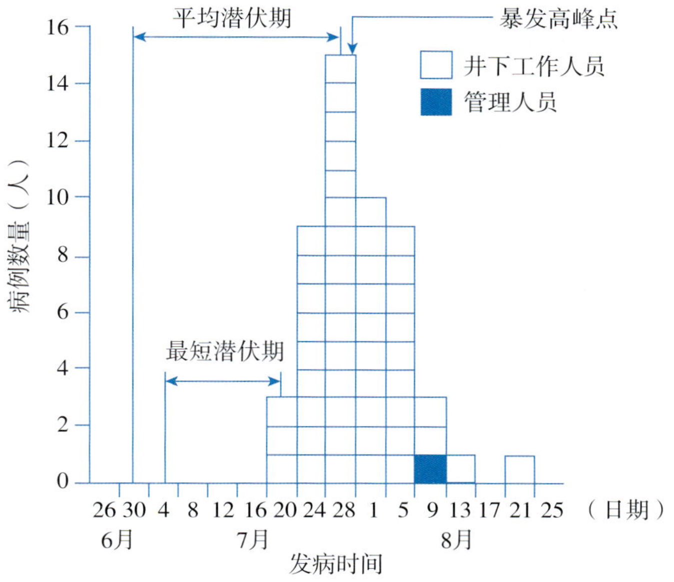

图 15-3　同源一次性暴发流行曲线

生病例 58 人，是一次典型的同源一次性暴发，根据资料推算暴发的暴露时间，具体步骤如下。

（1）确定该病的平均潜伏期和最短潜伏期，甲型肝炎的平均潜伏期为 30 天，最短潜伏期为 15 天。

（2）确定暴露的最早时间，由曲线的高峰点，即 7 月 26 日，由此点向前推移 1 个平均潜伏期 30 天，为 6 月 26 日，这一天就是暴露的最早时间。

（3）确定暴露的最晚时间，由曲线的起始点，即 7 月 17 日，由此点向前推移 1 个最短潜伏期 15 天，为 7 月 2 日，这一天就是暴露的最晚时间。

（4）确定可能的暴露时间，6 月 26 日～ 7 月 2 日为此次暴发可能的暴露时间。

如果暴发的暴露时间是明确的，例如职业暴露从就业开始或从事故开始，根据流行曲线可以推测暴露至发病的潜隐期，即暴露时点到曲线的高峰时点这一段时间。

（二）地区分布

在矿区可以根据工作场所、居住地等进行地区分布分析，分析的方法可以采用病例分布图，即按照每个病例的发生地，在地图上进行标注，观察发病密度在区域间差别；也可以计算各区域的罹患率，根据差别，追查可疑的暴露源。

（三）人群分布

分别计算各人群的罹患率，如不同职业、工种、年龄等，不暴露者不得病是重要的判断暴露源的依据。如果怀疑暴发与井下饮水有关，首要的证据是无井下饮水经历者无发病。

（四）假设检验

经过初步的调查分析，可以对本次暴发的来源、传播方式、传播途径、危险因素、高危人群等提出假设。假设是否成立需要开展深入的调查研究进行假设的检验和验证，通常病例对照研究是首选方法。例如，某煤矿食物中毒事件中共有 76 人发病，其中井下工人 45 例，初步调查怀疑食堂的葱花饼与此次事件有关。对此进行病例对照研究，结果见表 15-1，分析表明假设成立，进食食堂的葱花饼是食物中毒事件的危险因素。

表 15-1　2004 年某煤矿食物中毒危险因素病例对照研究分析

葱花饼	病例组	对照组	合计	*OR*	95% *CI*
吃过	42	26	68	12.92	3.54 ~ 47.23
未吃	3	24	27		
合计	45	50	95		

$x^2 = 19.89$，$P < 0.0001$

（五）控制措施效果评价

控制措施包括特异性和非特异性，效果评价主要针对特异性措施，如对患者的救治措施、保护易感人群的措施、控制暴露的措施等，评价的依据是采取措施后的反应，如果患者的病情好转或治愈，发病人数逐渐降低或不再有新病例出现，可以认为措施有效。如果事件波及的范围较广、持续时间较长，而且存在不同的干预方案，可以在不同区域或人群之间进行对比试验，例如 2003 年 SARS 早期，南方以激素治疗为主，北方则以抗生素治疗为主，经过对比分析，南方方案优于北方，后来统一采用南方方案。对特异性措施的效果评价也可以用来验证假设，相当于实验性研究。例如，假设井下饮水污染造成疾病暴发，那么改变供水渠道和方式应该不再有新病例发生，否则假设是错误的，需要重新提出假设调查。

二、事故资料分析

（一）病例分析

1．三间分布描述　对于创伤性或一次大剂量暴露的职业性中毒事故造成的突发事件，病例往往是同时出现，在时间分布上没有特点，流行曲线就是一个点，在人群和地区分布上仅限于作业场所和作业人员。但对于一些低剂量或慢性中毒事件，或需要一定潜隐期的职业性暴露引发的不明原因群发疾病事件，三间分布特征仍是重要信息，对于查找规律、发现剂量反应关系有帮助，如不同暴露时间、暴露剂量人群罹患率的比较等。如果暴露的时间和暴露的剂量可以确定，根据病例时间分布的流行曲线，可以估计暴露剂量与潜隐期的关系。

2．伤亡性质分析　矿山事故造成的人员伤害的性质有时是相同的，如职业中毒、电击伤等；但有时是多样性的，例如煤矿井下的瓦斯爆炸，伤害性质包括挤压伤、砸伤、中毒、烧伤、缺氧、饥饿等多种形式。对可能出现的伤亡性质及程度的分析，有利于指导救援工作。

（二）现场卫生学分析

对事发现场及可能波及的环境、人群进行卫生学评价，包括生产和生活区的卫生质量评价、职业危害评价，发现潜在的安全隐患和发生次生灾害的危险性。

（三）发展趋势分析

根据事故的性质、波及的范围、危害的程度、伤害性质及程度、企业背景、救援资源进行综合分析，提出事件的严重程度、发展趋势的预测，包括可能的伤亡人数、受到威胁的人数、需要保护的人数、继发伤害及次生灾害发生的类别及可能性等。

（四）卫生需求评估

根据伤害程度及趋势的预测，分析实施救治的卫生服务需求量，包括专业技术人员、救护设施、医药器械等，并根据当地医疗卫生资源的实际情况评估能否满足救援需要，对不能满足的部分提出补救措施。

（五）灾后评估

流行病学的灾后评估重点是从卫生学角度，包括近期影响和远期效应两项内容。近期影响是指事故造成的直接健康伤害程度，评价的指标有伤亡人数、伤残人数、治愈人数、死亡率、罹患率、伤残率、治愈率等；远期效应是指事故造成的人群身心创伤和环境破坏对人群生活质量的影响，评价的指标有疾病负担、经济负担等。

第四节　矿山突发公共卫生事件的处理

当矿山突发公共卫生事件发生后，发生地医疗及疾病控制中心除了承担现场调查任务以外，根据事件类型，按照专业规程进行现场防疫工作。具体任务包括伤病人员的救护、现场处理以及人群保护等工作。

一、伤病人员救护

突发公共卫生事件的一个突出特点是突然出现大量的伤员或某种疾病的患者，因此在突发公共卫生事件的初期阶段，首要任务是救治伤病人员，包括诊断、救治、分类、转运、隔离等，确保伤病员获得及时有效的医疗救护。对于重大传染病疫情，必须设立定点医院，组织专门的医务人员，集中收治，并将确诊病例与疑似病例分开管理，避免交叉感染。对事故伤员，按照伤情类别及轻重缓急，实施分类集中救治，将危重患者，或可能出现继发伤害的伤员优先实施救治，并转送到条件好的医院医治。

对参与化学性、放射性、生物性突发公共卫生事件的现场救护人员，必须做好个人防护，在确保安全的情况下，进入现场实施救护。接触传染病患者的工作人员、运输工具、医院，应当实施隔离。

如果伤病人员的数量或救治的技术要求超过事发地区的承受能力，要积极向救援指挥中心申请增援或申请向外地运送伤病员。伤病员在临时医疗点待援或转运过程中，医务人员实施巡回检测，掌握每个人的病情，预防继发伤害的发生。

二、现场处理

1. **疫源地处理**　对于重大传染病疫情，或事故灾难引发的传染病流行，现场处理的第一项任务是对疫源地实施消（消毒）、杀（杀虫）、灭（灭鼠）。

2. **环境卫生处理**　为了防止传染病疫情的扩散，或事故发生后继发传染病疫情，需要加强对事发地的环境卫生管理，主要措施包括开展爱国卫生运动，清除垃圾及各种有利于病原滋生的环境因素；对公共场所实施消毒，杀灭蚊蝇等传播媒介；设立临时垃圾处理场，对粪便、垃圾及动物尸体进行无害化处理，切断疾病的传播途径。对化学性污染事故的现场，需要进行无害化处理，使其达到环境卫生标标准。

3. **饮食卫生管理**　加强对事发地饮水与食品供应的监督、检测，确保饮食卫生与安全，是控制突发事件蔓延，预防次生灾害的重要环节，尤其是重大矿山事故灾难，人群的身心健康遭受严重打击，自然环境、社会环境被破坏，正常的生活秩序被打乱，极易导致疾病的暴发。要做到大灾后无大疫，必须严把饮食卫生关，特别是保障清洁卫生的饮水供应。如果水源被污染，应当寻找新的安全水源。如果是集体供餐，要检测餐具、厨具及工作人员的健康与卫生情况。

三、人群保护

1. 普通人群 对事发地普通人群的保护措施包括：①风险沟通，事件发生后要与宣传部门密切合作，通过媒体等宣传手段，及时发布突发公共卫生事件的确切信息及有关的科学知识，正确引导群众做好个体防护，将有利于稳定公众情绪，避免谣言造成的恐慌心理和一些不理性的行为发生；②积极预防，如果需要服用药物或疫苗进行预防，应该做好药物发放或疫苗接种的组织管理工作；③疏散避险，对于一些化学性、放射性灾害事件，需要做好人口疏散和转移工作，只有当危害彻底清除，才能返回事发地，例如2003年重庆开县气矿井发生的特大井喷事故，瞬间大量含有硫化氢的天然气喷出，造成243人死亡，6万多人被紧急疏散转移。

2. 接触者 在重大传染病疫情发生时，发现、调查、观察传染病的密切接触者，是传染病疫情控制的一项重要工作，有利于及时发现患者，及时隔离，及时救治，控制疫情蔓延发展。对甲类传染病的密切接触者应当在指定地点实施隔离观察，对乙类和丙类传染病可根据情况，决定医学观察的方式，观察期限为该传染病的最长潜伏期。对于潜伏期较长的传染病，可对接触者预防接种，或采用药物预防，但前提是药物预防有效，避免滥用药物。

3. 遇险者 在事故灾难发生时，发现、抢救、保护受困的遇险人员是一项极其重要的工作，通常发现和抢救遇险人员是抢险救援人员的任务，医务人员的责任是对抢救出来的人员提供保护和监测，避免由于处置不当诱发伤害；对仍在受困的人员提供营养和心理支持，提高机体适应能力，争取获救时间。

4. 流动人口 在出现重大传染病疫情时，要尽量减少人口流动，降低疾病的传播与蔓延，必要时可以实施疫区封锁。在没有实施封锁的区域，对流动人口采取预防工作，落实控制措施，对传染病患者、疑似患者采取就地隔离、就地观察、就地治疗的措施，对密切接触者根据情况采取集中或居家医学观察。

四、心理干预

矿山突发公共卫生事件发生后，尤其是矿山重大事故灾难性突发事件，会在遇险人员、抢险救援人员、遇难者亲属、工友等人群中造成极大恐慌，产生严重心理创伤。因此，在积极救治伤病员的同时，应该根据实际情况和需要，组织专业人员开展心理危机干预，这不仅可以避免由于过度的心理反应造成心理和精神疾病，减小灾难的远期效应，而且有利于稳定情绪，便于救援工作的开展。

第五节 矿山突发公共卫生事件的预防与应急准备

《中华人民共和国突发事件应对法》中明确指出，突发事件应对工作实行预防为主、预防与应急相结合的原则。尽管多数突发事件缺乏先兆，难以预测，但应对突发事件的原则仍然是预防为主。预防为主的原则就是要求全社会高度重视突发事件应对能力的建设，包括平常对突发事件的监测、预警、预案等制度的建立和工作的开展，减少重大突发事件的发生；同时预防工作要与应急准备相结合，平时多训练、多研究，战时就会少流血、少损失，最大限度减轻重大突发事件的影响。

一、矿山突发公共卫生事件的监测与预警

为了预防突发事件的发生，做到早发现、早报告、早处置，降低突发事件造成的危害和损失，国家实施突发事件监测和预警制度。对突发事件实施科学的监测和预警是预防突发事件的重要手段。

（一）监测

对矿山突发事件实施卫生学监测是矿山职业流行病学的一项重要任务。监测是长期、连续、系统地收集和分析与突发公共卫生事件相关资料信息的过程，例如常年的生产环境有害因素的卫生学监测与评价，监测的目的在于及时发现能够引发突发公共卫生事件的危险因素的变化规律，为突发公共卫生事件预测、预警提供科学的信息，为预防和控制突发事件提供具有针对性的措施，提高突发公共卫生事件的应急效果。

目前我国已经建立了全国统一的突发事件信息系统，各级医疗、疾病预防控制、卫生监督等机构负责突发公共卫生事件的日常监测工作，对重点传染病和事故灾难类突发公共卫生事件按照国家统一规定和要求，开展主动监测，信息系统实现互联互通，加强跨部门、跨地区的信息交流与情报合作。

1．监测机制　监测包括信息采集、综合分析、预测预报三个程序。

（1）信息采集：现场调查和环境检测是当前监测中信息采集的主要手段。矿山突发公共卫生事件现场调查主要收集职业病发病状况、矿区人群传染病发病状况等信息，例如通过定期、不间断的作业人员健康检查，发现职业病及职业暴露对健康的早期影响；通过传染病报告和监测点观察，发现人群传染病等。环境检测主要收集作业场所有害因素水平、矿区环境卫生检测等信息，包括按计划定期测试和随机测试。随着科学技术的发展，有关生物标志物的检测技术逐渐被利用到职业暴露的监测，可以提高监测灵敏度。

监测需要的信息，一部分来自流行病学人员的主动调查和现场检测，一部分由其他相关部门提供，如传染病的信息来自医疗机构，作业场所粉尘浓度数据来自专业的测尘部门。因此建立有效的信息系统，实现信息共享，是体改监测效率的重要机制。

（2）综合分析：根据采集到的数据类型选择相应的模型和方法进行分析，通常是先将系列监测数据，按照监测的时点依次绘制监测曲线，或按照监测地点绘制空间分布图，或计算传染病、职业病的发生概率，再与基线或历年的平均水平进行比较，分析动态变化情况。根据统计学显著性检验结果作出科学评价和推测。

（3）预测预报：当显著性检验提示，某危险因素水平异常升高，或人群中某疾病发病人数异常增多，或某区域的危险因素、发病人数异常升高，都可能是突发公共卫生事件的前兆，应当引起高度重视，并依据有关法律、法规和制度，向矿山企业决策机构提出预测评估报告。

2．职业卫生安全监测内容

（1）企业基本情况：企业类别、规模、地质条件、生产工艺、主要职业危害因素、职工总人数、危害因素暴露总人数等。

（2）职业健康检查情况：岗前体检人数、岗间体检人数、离岗体检人数、职业病人数、治疗人数等。

（3）工作场所职业危害因素检测情况：职业危害因素检测种类、检测方法、检测频率、检测点数、检测结果等。

（二）预警

预警是突发公共卫生事件发生前发出的预报和警报，对全社会做好应急准备，迅速做出应急反应，最大限度预防和控制突发事件至关重要。国家要求各级人民政府的卫生行政部门要根据医疗机构、疾病预防控制机构、卫生监督机构提供的监测信息，按照公共卫生事件的发生、发展规律和特点，及时分析其对公众身心健康的危害程度、可能的发展趋势，及时做出准确的预警。

1. 预警级别 根据预测分析结果，对可能发生和可以预警的自然灾害、事故灾难和公共卫生事件进行预警，并根据突发公共事件可能造成的危害程度、紧急程度和发展势态，划分为四个等级：Ⅰ级（特别严重）、Ⅱ级（严重）、Ⅲ级（较重）和Ⅳ级（一般），依次用红色、橙色、黄色和蓝色表示。预警级别的划分标准由国务院或者国务院确定的部门制订。

2. 预警机制 目前我国已建立健全了突发事件预警制度，并在不同领域建立了突发事件预警系统，如煤矿安全预警系统、突发公共卫生事件网络直报系统等，实行由专门机构负责管理、多部门共同参与的运行机制，为有效防范突发事件提供了有利条件。

预警工作应当根据突发事件的类别，制订监测计划，科学分析、综合评价监测数据。对早期发现的潜在隐患以及可能发生的突发事件，依照规定的报告程序和时限及时报告。预警信息包括突发公共事件的类别、预警级别、起始时间、可能影响范围、警示事项、应采取的措施和发布机关等。

发布三级、四级警报，宣布进入预警期后，县级以上地方各级人民政府应当根据即将发生的突发事件的特点和可能造成的危害，采取下列措施：①启动应急预案；②责令有关部门、专业机构、监测网点和负有特定职责的人员及时收集、报告有关信息，向社会公布反映突发事件信息的渠道，加强对突发事件发生、发展情况的监测、预报和预警工作；③组织有关部门和机构、专业技术人员、有关专家学者，随时对突发事件信息进行分析评估，预测发生突发事件可能性的大小、影响范围和强度以及可能发生的突发事件的级别；④定时向社会发布与公众有关的突发事件预测信息和分析评估结果，并对相关信息的报道工作进行管理；⑤及时按照有关规定向社会发布可能受到突发事件危害的警告，宣传避免、减轻危害的常识，公布咨询电话。

发布一级、二级警报，宣布进入预警期后，县级以上地方各级人民政府除采取上述措施外，还应当针对即将发生的突发事件的特点和可能造成的危害，采取下列一项或者多项措施：①责令应急救援队伍、负有特定职责的人员进入待命状态，并动员后备人员做好参加应急救援和处置工作的准备；②调集应急救援所需物资、设备、工具，准备应急设施和避难场所，并确保其处于良好状态、随时可以投入正常使用；③加强对重点单位、重要部位和重要基础设施的安全保卫，维护社会治安秩序；④采取必要措施，确保交通、通信、供水、排水、供电、供气、供热等公共设施的安全和正常运行；⑤及时向社会发布有关采取特定措施避免或者减轻危害的建议、劝告；⑥转移、疏散或者撤离易受突发事件危害的人员并予以妥善安置，转移重要财产；⑦关闭或者限制使用易受突发事件危害的场所，控制或者限制容易导致危害扩大的公共场所的活动；⑧法律、法规、规章规定的其他必要的防范性、保护性措施。

3. 信息发布 预警信息的发布、调整和解除可通过广播、电视、报刊、通信、信息网络、警报器、宣传车或组织人员逐户通知等方式进行，对老、幼、病、残、孕等特殊人群以及学校等特殊场所和警报盲区应当采取有针对性的公告方式。

有事实证明不可能发生突发事件或者危险已经解除的，发布警报的人民政府应当立即宣布解除警报，终止预警期，并解除已经采取的有关措施。

二、矿山突发公共卫生事件的应急准备

（一）应急预案

应急预案是突发事件平常时期根据国家的法律、法规，针对各类突发事件的性质、特点和可能造成的社会危害而制订的应对方案。建立健全突发事件应急预案体系是各级政府部门和社会各单位的法定任务，是应急准备的重要内容。

1. 编制应急预案的原则

（1）以人为本：把保障公众健康和生命财产安全作为首要任务，最大限度减少突发公共事件及造成的人员伤亡和危害。

（2）预防为主：坚持预防与应急相结合，常态与非常态相结合，做好应对突发公共事件的各项准备工作。

（3）统一领导：实行统一指挥、分类管理、分级负责，条块结合、属地管理为主的应急管理体制。

（4）依法规范：应急预案必须依据有关法律和行政法规，使应对突发公共事件的工作规范化、制度化、法制化。

（5）快速反应：建立反应灵敏、功能齐全、协调有序、运转高效的应急管理机制。

（6）依靠科技：采用先进的监测、预测、预警、预防和应急处置技术及设施，提高应对突发公共事件的科技水平，避免发生次生、衍生事件。

2. 编制应急预案的基础 应急预案应当在开展风险评估和应急资源调查的基础上进行。

（1）风险评估：针对突发事件特点，识别事件的危害因素，分析事件可能产生的直接后果以及次生、衍生后果，评估各种后果的危害程度，提出控制风险、治理隐患的措施。

（2）应急资源调查：全面调查本地区、本单位第一时间可调用的应急队伍、装备、物资、场所等应急资源状况和合作区域内可请求援助的应急资源状况，必要时对本地居民应急资源情况进行调查，为制订应急响应措施提供依据。

3. 编制应急预案的内容 应急预案应当包括以下主要内容。

（1）突发事件应急处理指挥部的组成和相关部门的职责。

（2）突发事件的监测与预警。

（3）突发事件信息的收集、分析、报告、通报制度。

（4）突发事件应急处理技术和监测机构及其任务。

（5）突发事件的分级和应急处理工作方案。

（6）突发事件预防、现场控制，应急设施、设备、救治药品和医疗器械以及其他物资和技术的储备与调度。

（7）突发事件应急处理专业队伍的建设和培训。

4. 建立应急预案体系 矿山企业突发公共事件应急预案体系包括如下内容。

（1）企业突发公共事件总体应急预案：总体应急预案是矿山企业应急预案体系的总纲，是企业应对突发公共事件的规范性文件。

（2）企业突发公共事件专项应急预案：专项应急预案主要是企业内部应对某一类型或某几种类型突发公共事件而制订的应急预案，如突发公共卫生事件应急预案等。

（3）企业突发公共事件部门应急预案：部门应急预案是企业内部各有关部门根据总体应急预案、专项应急预案和部门职责为应对突发公共事件制订的预案，例如矿区的医院、疾控、职业病防治等

部门制订应急预案。

（4）举办大型会展和文化体育等重大活动，主办单位应当制订应急预案。

（二）应急演练和培训

1．应急演练 应急预案编制单位应当建立应急演练制度，根据实际情况采取实战演练、桌面推演等方式，组织开展人员广泛参与、处置联动性强、形式多样、节约高效的应急演练。专项应急预案、部门应急预案至少每3年进行一次应急演练。

2．教育 教育是针对社会公众采取的一项措施，目的是普及有关突发公共卫生事件的科学知识，了解突发公共卫生事件特点和危害，掌握灾害发生时的规避、自救、互救常识，熟悉有关突发事件的法律法规，提高全民的防范意识和应急反应能力。在SARS的初期，由于人们缺乏知识，盲目听信一些传言，造成了许多不必要的慌乱和浪费。而在2005年东南亚海啸事件中，一个少年儿童的科普知识，挽救了数十人的生命。

对公众开展突发事件应急知识的专门教育，增强全社会对突发事件的防范意识和应对能力，是各级人民政府卫生行政主管部门和其他有关部门的任务和义务。公众教育的方式多种多样，可以利用媒体（报刊、广播、电视、互联网、手册）等形式，也可以通过会议、课堂教学等方式广泛开展突发公共卫生事件应急知识的普及教育，宣传卫生科普知识，指导群众以科学的行为和方式对待突发公共卫生事件。要充分发挥有关社会团体在普及卫生应急知识和卫生科普知识方面的作用。

3．培训 培训是针对专业人员采取的一项措施，目的是使专业人员明确处理突发事件的流程，熟练技术，规范操作，提高专业队伍整体的应急反应速度和工作水平。专业人员的培训和演练需要有计划定期开展，保持常备不懈。

（徐应军）

参考文献

[1] 突发公共卫生事件应急条例．中华人民共和国国务院令第376号．2003年．

[2] 中华人民共和国突发事件应对法．中华人民共和国主席令第69号．2007年．

[3] 国家安全监管总局关于切实做好防范自然灾害引发矿山生产安全事故的紧急通知．安监总明电〔2010〕31号．

[4] 中华人民共和国矿山安全法实施条例．1995年10月11日国务院批准1996年10月30日劳动部令第4号发布．

[5] 安全事故报告和调查处理条例．中华人民共和国国务院令第493号，2007年．

[6]《国家突发公共事件总体应急预案》2005年1月26日，国务院第79次常务会议通，2006年1月8日发布并实施．

第十六章

矿山职业流行病学研究报告的撰写

第一节 概 述

一、撰写研究报告的重要性

撰写研究报告的目的和意义

进行任何一项科学研究（无论是调查研究，还是实验研究）都要经历一系列阶段，每一个阶段都至关重要。首先是要提出科学问题，然后根据提出的科学问题进行科研设计，再根据设计方案进行实施，收集资料，最后撰写研究报告。

撰写研究报告是科学研究工作的最后一步，但这一步反映了科学研究工作的全过程，做不好就会前功尽弃。

撰写研究报告的目的在于对所做的研究工作进行总结，通过研究报告，可以了解本研究工作的工作量、开展研究工作的方式、研究工作的最终结果等。研究报告可以表明研究者对所研究课题的立场、观点和方法，同时可反映研究者研究此课题所达到的课题水平，即专业水平和创造力。

研究报告的质量好坏直接关系到其实际应用价值。一个好的研究报告应既具有理论价值，又应具有实用价值。一个研究报告意义大小，取决于它在理论上是否站得住脚，在实际中是否能够应用。

研究报告与工作总结不同，工作总结是给上级部门审阅或者向本部门的群众汇报。然而，研究报告既是研究工作的总结，又不完全等价于研究工作的总结。它的受众对象不局限于本单位的职工，而是广大的同行，故受众对象非常广泛。而且研究报告不是受众对象必须阅读的内容，因此研究报告要引起广大受众对象的注意，必须要具有一定的吸引力，而且要有说服力。研究报告是否有人愿意阅读，阅读之后将做何反应，这都取决于报告的质量。质量好的研究报告影响力极大，在国内外均可产生一定的影响[1]。因此，提高研究报告的质量是非常重要的。

二、影响研究报告质量的因素

（一）报告质量受课题研究质量的影响

一份研究报告的质量好坏是由很多因素决定的。首先，研究问题的创新性及重要性，此研究问题是否是危害人群健康的重大公共卫生问题，并且迫切希望解决；其次是研究设计的科学性和严谨性，然后是课题的实施，课题实施好坏直接关系到研究报告的质量，课题资料收集要完整，资料必须经过统计学处理，要有实际数据做支持。如果课题的研究工作做得缜密，质量控制到位，不仅报告内容丰富，而且报告质量高。例如，目前迫切需要解决的医学科学问题是如何降低肺癌的发病率，提高肺癌的生存率。这是目前我国及全世界的难题，因此如果从肺癌的发病率及生存率角度进行研究，就会引起广大学者的关注。

（二）报告质量还决定于研究者的能力

研究者的能力有几个方面，首先，研究者的分析综合能力、逻辑推理能力、专业知识的深度和广度以及对课题研究领域实践的了解；其次，还与研究者的学术观点有关。有些人课题研究工作做得很多，但是不善于总结或总结得不够好，这些均与研究者的上述能力有关。分析综合能力是指研究者对所研究的资料进行综合分析的能力，收集的资料要根据研究的目的和意义进行有重点的分析说明，将有重要意义的资料详细说明。研究者的逻辑思维能力具体体现在对所分析资料进行由表及里、由浅入深、由此及彼的推理、论证过程，既要从理论上分析，还要有学术观点，既要理论联系实际，还要突出在实践工作中的指导意义。这样的研究报告才既有深度又有实际价值。最后，研究者的协作能力也至关重要，只有善于表达，研究报告才有说服力，因此研究报告也要写得信达雅。

第二节　研究报告的撰写内容及方法

研究报告在科研发展与管理工作中的作用

广大科研工作者在所从事的科研实践活动中，不断产生获得新的科研成果。科研工作者要将自己取得的成果写成一篇结构严谨、文字简练、论点清晰、论据有力，能全面准确反映自己的发现、发明、创造的研究报告，是非常重要的一项工作。

为什么说科研工作的研究报告是非常重要的一项工作呢？首先，撰写研究报告是科技工作者提高自身科研水平，进行工作经验交流，开拓视野，指导和培养人才的一条重要途径。如果某科研工作者尽管在研究中取得了突破性成果，却不善于用文字表达，或即使用文字表达出来，也是一篇逻辑混乱、文字拙劣的报告，其结果往往使自己的成果大为逊色，甚至可能影响同行和社会对其研究成果的认可度。因此，掌握科技报告的书写方法和技巧是科技工作者的一个重要任务。研究报告是需要经过对具体客观事物进行深入调查、实验、观察等手段，在此过程中获得充分而真实的资料，并且经过加工整理、归纳分析并按照一定的原则组织起来的具有一定创造性研究成果的记录，它是科学研究活动的重要组成部分。研究报告是科学研究技术档案的重要内容之一。科学技术档案保存和利用的好坏直接关系到科研技术资料积累的完整性，只有完整、可靠、详尽的研究报告才能为成果的鉴定、开发和推广提供保证，才能提供竞争力，才能取得真正的效益。只有完整的研究报告，才能为社会提供完整的科技信息，促进技术交流与发展。

（一）研究报告与科学论文的撰写原则

研究报告与科学论文在内容和形式上有共同点，但也有不同之处。二者的共同点是：都属于一次性的文献，所阐述内容都是科学研究中的最新发现，都是对事实性质的报道。对于某些公开发表的研究报告，也可以说是科学研究论文，其体裁结构也基本相同。

二者的不同之处表现为如下几个方面。

1．科学论文更侧重于解释事实和在学术上探讨，供同行专家阅读；研究报告则侧重于报告事实，它的阅读对象既有同行专家，又有主管部门的管理人员。

2．在内容方面，科学论文只是记述、论证严谨课题中具有创造性的部分；研究报告则通常是记述研究的全部过程。

3．科学论文则是公开发表的，不具有保密性；而科学研究的研究报告具有保密性，内容比较专业、深入和具体，一般独立成册。很多最新的研究课题与尖端学科的资料，往往在研究报告中得以体现，并且以保密的方式控制发行。

4．科学研究论文的作用主要是传播、交流研究成果，并取得优先权；研究报告则是向科研资助单位和主管部门汇报研究进展的情况，取得了哪些研究成果。

除上述与科学研究论文不同之处外，撰写研究报告还有如下要求：①研究报告撰写要按照规定的格式和要求逐项认真填写，不能敷衍了事。科研主管部门可根据研究报告了解科研进展情况，做出相应的决策。②研究报告内容要详略得当，主次分明，让人阅读后一目了然。研究报告不等于实验记录或调查工作记录，而是以实验记录或调查记录为素材，经过加工后写成的研究报告。③研究报告撰写时，文字要通俗易懂。尤其向主管部门汇报用的研究报告。④研究报告的语句宜短不宜长。否则，专家阅读起来非常费力，外行则更会感到费解而厌烦。只有容易被人们所理解，才能达到描述科研成果、交流信息的目的。研究报告不只包括研究的最终研究报告，还包括阶段性进展报告，进展报告的撰写一定要写好“本阶段完成的工作”及下一段工作计划，使主管部门的领导或者用户事先做到心中有数，便于提出修改意见。进展报告的撰写要求包括简短、精炼、新颖、易读，而且要有实质性的内容。

（二）研究报告的类型及主要结构

研究报告是一种专门用于科研课题结题验收的实用性报告类文体。它是研究者在课题研究结束后对科研课题研究过程和研究成果进行客观、全面、实事求是的描述和总结，是课题研究所有材料中最主要的技术材料，也是科研课题结题验收的重要依据。

一篇规范、合格的研究报告，需要回答好三个问题。一是“为什么选择这项科研课题进行研究？”即这项课题产生的背景是什么，研究这项课题的理论意义和现实意义是什么。二是“这项课题是如何进行研究的？”要重点讲清研究的理论依据、目标、内容、方法、步骤，阐明研究的主要过程。三是要阐明在“课题研究中取得了哪些研究成果？”

一份规范的科学研究课题研究报告，其基本结构大致包括以下10个部分（也可分为8个部分）。

1．课题提出的背景是什么。

2．课题研究的意义，包括理论意义和现实意义，这个部分也可以合并归入“课题提出的背景”部分）；这两个部分主要阐明上面提出的第一个问题“为什么选择这项课题进行研究？”

3．课题研究的理论依据。

4．课题研究的目标。

5．课题研究的主要内容。

6．课题研究的方法。

7．课题研究的步骤。

8．课题研究的主要过程。

第 3 部分到第 8 部分，主要阐明的是上面提出的第二个问题“这项课题是如何进行研究的？”研究报告的这 8 个部分，从第 1 到第 7 部分在填写课题立项申报表、制订课题研究方案或撰写开题报告中都有要求，内容基本相同。因此，撰写研究报告时，只要照抄或稍作修改就可以。而第 8 部分，则需要通过对整个课题研究过程进行回顾、梳理、归纳、提炼。有时第 7、8 两个部分也可以合起来书写。

9．课题研究成果；这个部分是用来说明上面提出的第三个问题“课题研究取得哪些研究成果？”

10．课题研究存在的主要问题及今后的研究方向。

（三）撰写研究报告的要求

1. 总体要求

（1）要根据科学研究课题研究类型的要求，规范小标题的表述：科学研究课题的类型大致分为两类，即应用性研究课题和实验性研究课题。两种类型课题的研究报告在小标题的表述上是有所区别的，要按照各自的要求来表述，做到前后一致。

（2）要扣紧科研课题的题目中的关键词语撰写研究报告：围绕科研课题题目，尤其是扣紧科研题目中的关键词语，是写好一篇研究报告的基本要求，也是填写课题立项申请书，制订好课题研究方案，撰写开题报告，组织课题研究的基本要求。如果能切实做到紧扣题目，紧扣关键词语，在撰写时研究报告就不会出现大的偏差。例如，《职业性粉尘危害的防治研究》这项课题，其关键词是“粉尘危害”和“防治研究”，在研究报告中就要抓住“粉尘危害防治研究”这个关键词，在“研究成果”部分表述所研究的“粉尘危害防治研究”是什么。

（3）研究报告的结构要完整：要按照 10 个部分（或 8 个部分）的基本结构要求来撰写研究报告，做到结构完整。有些研究报告存在结构性缺失，有的缺失一二项，有的缺失多项，有的自定结构，自设小标题，这些都是不符合规范要求的。

（4）语言文字表达要规范：研究报告运用的语言应是陈述性、报告性的，文字应当简洁流畅。在语言文字的表达中，一要注意不要使用经验总结式的语言；二要准确表达，切忌答非所问；三要简练，文字切忌累赘、重复。

2. 研究报告各部分的基本要求

（1）课题提出的背景：这个部分内容的陈述，要求用两三段简洁的文字讲清选择这项课题进行研究的原因、理由，回答好“为什么选择这项课题来研究”这个问题。

（2）课题研究的意义：包括理论意义和现实意义。这个部分既可以单独作为一个部分来陈述，也可以归入“课题提出的背景”来陈述。这样处理的好处，在于能更充分地回答“我们为什么要选择这项课题来研究”这个问题。

（3）课题研究的理论依据：是进行课题研究的理论指导。课题研究需要在一定的理论指导下进行。这部分的陈述要求理论依据要具体，要围绕课题研究的需要，有针对性地列出课题研究所依据的若干个具体的理论观点或若干项具体的政策，所依据的理论要具有科学性和先进性，所选择的政策要具有时代性。在陈述理论依据时，应切忌将某一专家、学者的整篇著作或某一个文件、某位国家领导人的讲话全文当作理论依据。

（4）课题研究的目标：是本课题研究的方向，是本课题研究所要最终达到的目的。在实验性的课题中，它体现的是“实验假设”。实验假设其实也是实验将要达到的目标。这一部分的陈述只用一二百个字就能说明问题。这个部分的陈述，要注意以下三个问题：一是课题研究目标的确定不要过于空泛，过于原则，或没有扣紧课题题目。二是要注意研究报告结构的内在联系。也就是说，本课题所确定的研究目标最终必须落实到研究成果中去。评价一个课题的研究合格不合格，能不能通过验收，就看在研究成果中，所取得的成果是不是达到了预期的研究目标。在陈述所取得的研究成果时，一定不能忽略研究目标与研究成果之间这一内在的联系。否则，会令人感到这个课题研究并不成功。

（5）课题研究的主要内容：主要内容陈述的是课题研究的范畴，课题研究的着力点。对研究主要内容的表述应当紧扣研究目标，简明扼要，准确中肯。在陈述课题研究的主要内容时，有的将子课题表述成研究的内容，这也是一种简洁明了的表述办法。必须注意的是，课题研究的主要内容与课题研究成果同样有着密切的内在联系，必须在研究成果中予以体现。

（6）课题研究的方法：指的是该项课题在研究时所采用的科研方法。一项课题的研究往往要采用多种科研方法。例如采用实验法，同时也可能采用问卷法、调查法、统计法、分析法等。这部分的陈述一般列出将采用的科研方法，稍加说明即可，花费的笔墨不必很多。

（7）课题研究的步骤：这部分的陈述比较简单。一般将课题研究分成准备、实施研究、总结三个阶段，也有的分成四个或五个阶段。然后，在每个阶段中简要陈述做了几项工作，具体各项工作做什么，简明扼要，不必详细陈述。

（8）课题研究的主要过程：这部分需要花费较多的笔墨来陈述。要通过回顾、归纳、提炼，具体陈述课题研究的主要过程，包括采取哪些措施、策略或基本的做法来开展研究。

“课题研究的主要过程”也可以与“课题研究步骤”合并在一起陈述，在每一个阶段中具体陈述所做的几项工作，所采取的研究策略或措施等。

撰写“课题研究的主要过程”时，应注意不要用总结式的语调来撰写，不要将这部分写成经验总结或研究体会。

（9）课题研究成果：这是整篇研究报告中最为重要的部分。一个研究报告写得好不好，是否能全面、准确地反映课题研究的基本情况，使课题研究成果具有推广价值和借鉴价值，就看这部分的具体内容写得如何。一般说来，这部分的文字内容要占整篇结题报告的一半左右。这部分内容的表述要注意 3 个问题：第一，不要只讲实践成果，不讲理论成果。一个研究报告的研究成果，应当包括理论成果和实践成果两个部分。理论成果就是我们通过研究得到的新观点、新认识，或者新的策略、新的模式等。这些新观点、新认识、新策略、新模式，又往往与我们在“研究目标”或“研究内容”中所确定要达到的成果密切联系。第二，研究成果的陈述不能过于简略。有些课题在研究过程中，撰写出多篇学术论文。这些学术论文就是课题研究的部分主要成果。在研究报告的“研究成果”部分，要将这些论文的主要观点提炼、归纳进去。如果一个课题分为几个子课题来研究，在研究报告的成果表述中，也要将这几个子课题研究的成果进行提炼、归纳。在提炼、归纳时，应注意不要只是简单地罗列这个子课题的主要成果是什么，那个子课题的主要成果是什么，而应融会所有子课题的主要研究成果，归纳出几点。同时也应注意这些子课题的研究成果必须体现所确定的研究目标。第三，有关课题的讨论和建议内容不要在“研究成果”这个部分来陈述。

（10）课题研究存在的主要问题及今后的设想：这部分内容的陈述要求比较简单，但要求主要问题准确、中肯。今后的设想应主要陈述准备如何开展后续研究，或者如何开展推广性研究等。

3．研究报告撰写过程的基本要求

（1）资料的归纳和整理阶段：科研过程中，通过观察、实验或调查，得到大量的原始材料，这些资料要经过必要的加工处理、选择与安排，才能全部写入报告中，否则报告重点不突出。而且必须经过正确的数据处理、材料取舍、归类排列和查阅文献等过程。

①数据的统计学处理：对观察、实验与调查中得到的大量数据进行统计学处理，剔除不合格、不合理数据，根据数据类型选取相应的统计分析指标及统计检验方法，数据要真实可靠，统计图表一定要规范，结果可有一定的重复性，样本能够推断总体，一些真实情况及现场可以通过绘制图表、制作影像等多媒体技术，保留其真实面貌或者显示其内在联系。

②紧紧围绕报告的研究主题，选择研究报告撰写所需的材料：材料的选择要能体现课题的创新性、先进性、研究难度与复杂性等，而且要能反映科学研究价值、社会效果和经济效益等。应选取具体、真实、准确、典型和新颖的材料。尽量要将选取的材料深化，能够充分利用，而且不要大材小用，也不能小题大做。要毫不犹豫地舍去无关或关系不大的材料，切勿贪多。否则，研究报告将庞杂无序，无法体现研究报告的重点和特点。对选择的材料，要认真思考，反复斟酌，尽量使材料深化，突出重点。

③材料的归类安排：研究报告素材的安排要系统完整、层次分明、条理清晰、前后对应，切记杂乱无章。

④查阅文献：撰写研究报告的主导内容要建立充分的立论依据，因此研究者要广泛查阅文献，并进行阅读，同时还要进行研究报告的查新工作，为研究报告的创新性、先进性以及研究报告的学术观点和技术指标提供依据、旁证或对比，同时亦可为开阔自己的思路，汲取他人的精华提供依据。

（2）构思和撰写提纲：提纲主要包括以下几方面内容。

①科学研究研究报告的主旨和范围。

②科学研究报告拟包括几个部分。

③每一部分的中心内容及标题是什么。

④各主要环节如何衔接和联系。

⑤如何从不同角度、不同的方面论证和阐述研究报告的主题；整体体现研究报告所阐述的内容的先进性、创新性与实用性。

⑥科学研究报告要重点强调哪些内容，淡化或者省略哪些内容；需要强调的内容应是研究报告中的创新点，与其他研究结果比较，体现本研究课题的先进性，以及采用该研究成果可能给社会带来的重大的社会效益和经济效益。该研究报告的阐述应是在大量的研究结果和参考资料的基础上形成的，应当避免错误的推测，避免无循证证据而下结论。

⑦在研究报告的研究结果中应列出哪些图表，图表应用规范的三线表，同时要简洁、生动。

⑧研究报告的撰写要规范，段落要合理，结构要符合逻辑顺序。一般内容排列要遵循如下顺序：本课题的任务来源；课题的研究目的和意义；既往工作的研究进展；课题研究的实施方案；调查及实验的研究方法；调查、实验及观察等的研究结果；研究的结论；成果的实际意义及今后的应用前景；研究成果的推广方式建议；存在的问题及今后研究工作的方向；课题组成员组成及变动情况；课题经费的结算，即是否按预算支出的情况等。

（3）撰写初稿：研究报告的提纲拟好后，一定要集中时间写完初稿。叙述内容要合乎逻辑，语言生动简洁，并且将要表达的意思阐述清楚。研究报告中所阐述的支持的任何观点，都要以研究报告的研究结果作为依据，而且所有论述要有实例作为支持。

研究报告的结构要有具体安排和总体布局，其结构应严谨，突出主题，完整协调，适应体裁。表达主题要充分用层次感来阐述。报告的开头要写明研究的背景及意义，范围及研究对象等。结尾是全篇的概括与总结。表达方式多采用记叙法论证。初稿完成后要反复进行推敲、提炼、增补、删除、核对、调整、改正，使题目更与研究内容相符，结构更严谨，概念更清晰，论点明确、数据准确可靠，分析评价客观、修辞讲究、语句精炼、符号统一、图表精美。

第三节　科研论文的撰写

一、科研论文的定义

论文是通过数字、文字和图表总结、表达、解释和传播研究结果的文章。医学科研论文是特定历史背景下对医学科学研究成果和临床工作经验进行总结的文字性报告；也可以是某一时期、医学某一领域发展的文献记载；也可以是医学工作者阐述和表达医学研究成果的书面报告；亦是医学科技信息产生、存储、交流和推广的主要媒介形式。

科技论文是科技信息交流和新知识及时传播的重要手段；发表科技论文是公布研究成果，取得同行承认的主要途径；而论文写作是科技工作者必备的基本功[2]。

二、论文及医学论文的形式

（一）论文的形式

论文可以包括工作报告、监测报告与检查报告、综述和科研论文（著）等多种形式。

（二）医学论文形式

医学论文的形式包括医学科研论文、学位论文、调查报告、文献综述、个案报告和研究简报等。

三、发表科技论文的目的

首先可以用于评估该研究成果及发现的价值；其次可以确定与同类或相关研究结论的异同；再者可以确定结果与资料、方法的符合度；最后便于读者重复研究结果。

四、撰写医学论文的基本要求

撰写医学论文必须满足如下基本要求。

1. **科学性**　即论文所介绍的方法、结果、论点是否用科学方法来证实，能否经得起实际的考验。

2. **先进性**　论文是否达到一定的科学水平、有无创新和（或）大的突破，达到国际、国内或当地领先水平。

3. **实用性**　论文内容是否实用、能否解决实际问题、研究结果能否被重复。

4. **规范性**　论文语言明确精炼、条理层次分明、论述严谨客观、数据资料准确完整。

符合要求的研究论文应满足三个条件：①读者能看懂；②研究结果真实可信；③符合伦理学规范。

五、医学科研论文的写作步骤

（一）论文构思

构思，即论文谋篇布局的设想和设计，就是对观点和财力合理安排的思维过程。构思论文应做到观点鲜明、重点突出、主次分明、详略得当、结构严谨、层次有序。

（二）拟定提纲

可采用标题式提纲或提要式提纲。

（三）论文起草

论文草稿也要合乎文体规范，论点、论据、论证齐全；纲要分明，合乎逻辑，量的符号、单位均要规范。

（四）论文的修改

论文的内容常见问题有：题目不贴切、结构欠合理；概念不清楚、论点不明确；数据不准确、运算有错误；推理不严谨、论证无逻辑；修辞不讲究、语句不精炼；分析不客观、考虑欠周全；评价不全面、机密不保守。

论文表现形式方面的主要问题有：符号不统一、图表不美观；字迹不清楚、标点太混乱；款式不规则、引文项不全。

六、医学科研论文的一般格式

医学科研论文的一般格式包括国际通用的温哥华格式；国内通用的国家标准格式或者遵循所要投稿的期刊对于论文的格式要求。

七、医学科研论文的结构

（一）题名（标题、题目或篇名）

题名一般是反映研究对象、手段、方法与达到的程度；题名需起到提示、评价、吸引、检索作用。题名的种类包括总题名、副题名和分题名。题名的基本要求为：具体确切，表达得当；简短精炼，高度概括；用词规范，可供检索。

（二）作者署名

署名的格式大致有以下几种：姓名在前，单位名称在后；姓名在上行，单位名称在下行；单位名称在前，姓名在后；单位名称在上行，姓名在下行；题名下只写作者姓名，单位名称以脚注的形式放在首页的脚注。

根据温哥华的要求，著者应该对论文有以下方面的实质贡献：①课题的构思与设计，资料的分析、数据采集与解释；②文章起草或对重要内容做出重大修正；③最终完成发表的版本；以上3条必须全部具备方能列为著者。

（三）摘要与关键词

1. 摘要（abstract） 是医学科研论文的重要组成部分。它是以提供文献内容梗概为目的，不加评论和补充解释，简明、确切的记述文献重要内容的短文。

摘要应具有独立性和自明性，并拥有与文献同等量的主要信息，即不需阅读全文，就可获得重要的信息。

内容应包括研究的目的、方法、结果和结论，重点是后两者。摘要一般不分段，不列图、表及化学结构式，也不引用参考文献，字数不宜超过 250 字。论文一般均应有摘要，2000 字以下的研究简报、简讯可不附摘要。

摘要可分为四种类型：包括报道性摘要、指示性摘要、报道 - 指示性摘要和结构性摘要。

结构式摘要的格式如下：①目的：说明研究要解决的问题，突出论文的主题内容；②对象与方法：说明研究所采用的方法、途径、对象、仪器等，新方法、取得的新成果；③结果：介绍所发现的事实、获得的数据、资料，发明的新技术、新方法、取得新成果；④结论：在结果分析的基础上所得出的观点或看法，提出尚待解决或有争议的问题。

2. 关键词或主题词　关键词一般为名词，可以使单字、单词、复合词，不用动词，不用缩略语，形容词亦不单独使用。关键词一般选用 3 ～ 8 个；关键词的位置一般均置于摘要下方，并分别与摘要和正文空开一行书写。

3. 英文摘要和关键词　题目的第一个字母大写，其他一律小写；姓名用汉语拼音，姓在前名在后，第一个字母大写；最好用第三人称书写；注意时态的应用，基本规律用现在时，对象、方法、结果用过去时；缩略语首次出现时要写明英文全称。

（四）正文

正文是科研论文的主体部分或核心部分。一般包括前言、材料与方法、结果和讨论四个部分。由于论文性质和内容不同，其形式也可能有所变动。

1. 前言（introduction）　简洁明确地阐明本研究的目的、意义；叙述研究目的时要紧密结合背景材料来说明本研究的理论和实践的基础所要达到的主要目的；回顾历史背景和理论依据要开门见山，避免大篇幅的叙述；必要时可引出文献扼要提示所用方法和主要成果，但不是具体数据或结论，不应过多地叙述同行熟知及教科书中成熟的内容；字数通常 200 ～ 400 字。

前言内容不应与摘要雷同，也不能写成摘要的注释；前言要言简意赅；不要插图、列表，不进行公示的推导与证明等。

撰写前言的关键点：①综述研究背景：概述本项工作的研究或观察的理论基础，给出简明的理论或研究背景，一定要列举重要的相关文献；②指出存在的问题：说明为什么要做这项工作；③阐述研究目的：说明有别于他人的观点；④引言要与讨论形成呼应关系（use your discussion as a guideline）：这两部分最难写。

撰写前言的注意事项：①要引用最相关的文献，避免刻意回避最重要的相关文献；②避免不恰当地引用作者本人的文献；③解释或定义专门术语或缩写词；④叙述前人工作的欠缺以强调自己研究的创新时，应慎重且留有余地。

2. 材料与方法

（1）对于实验性研究论文来说，要按照如下格式撰写。

①仪器设备：要说明所用仪器设备的型号、厂家和参数等。

②试剂药品：要说明材料的来源、制备、选择标准，包括普通名、剂量和服用规则等。避免用商品名。

③实验对象：指明年龄、性别和其他对象的重要特征。

④实验方法：表述要精确，包括观察和记录方法的指标，涉及计量和单位问题，要根据国家最新标准。

⑤实验程序、操作要点包括获得结果的过程。

⑥统计方法要详细，易理解，并能依据原始数据证实报告结果。

（2）对于临床医学研究论文来说，应该包括如下几点：病例的来源、例数、性别和年龄等；研究对象的选择标准；所用药品的名称、剂型、剂量和给药途径；设置对照的原则和方法；结果的表达方式，数据处理的统计方法和显著性差异的评判标准；样本的抽样及代表性等。

（3）医学科研论文材料方法写作应注意的问题如下。

①不要把结果混入材料和方法中写。

②在材料和方法中，当叙述大量微生物或化合物时，可以列表给出，以便于比较。

③对动物模型的形成过程应介绍清楚。

④对采用多种方法的实验研究，应做全面介绍。

⑤不应忽略观察方法的介绍：观察指标、记录方法及统计方法。

⑥临床研究论文，应详细介绍研究对象的选择标准和原则、诊断标准、治疗方案及治愈标准。

医学科研论文材料方法写作常见问题包括：资料分组叙述不清；随意和随机不分；未设立适当的对照；未给出剔除对象的原因和影响研究结果的因素方法介绍欠详细，统计学方法表述不清。

3．结果（results） 是论文的核心部分。主要包括如下内容：①文字叙述：结果最需要用简洁的语言进行介绍，可采用图或表与文字结合的方式表达；②图的应用要合理；③表的应用：统计表采用三线表；④数据处理：根据资料类型进行相应的统计处理。

写作结果时应注意的问题包括：结果的写作仅限于描述作者首次发表的研究结果，不引用文献资料，不与他人的研究结果或自己以往发表的结果进行比较。不要重复材料和方法中的内容，不要对结果进行推论、说明和解释。样本数、采样、分组应符合统计学要求，原始记录要经统计处理，不能原封不动地列出。为了直观、简明地表达结果，常用图表辅以文字说明。但三者不能重复。

结果中常见的问题包括：文字与图表重复；图表自明性差；表题或标目中没有量的单位；表中罗列原始数据或文字描述，数据未经统计学处理；同一指标的有效位数不一致，或取舍不正确。

4．讨论（discussion） 是论文的精华部分；讨论以研究结果为依据，提出令人信服的观点和见解。重点阐述所得研究结果的创新性和实用价值。论证所得结果和所提出假设的正确性；与国内外同类研究结果比较，对本研究做出恰当的评价。清楚地阐述结论，并提出每一结论的证据；对于研究结果存在的不足或缺陷，应实事求是地说明和评价，并提出解决问题的办法及对今后研究工作的设想。

写作讨论中应注意的问题包括：要结合研究结果，紧扣主题、突出重点展开讨论，阐明自己的观点。为了论证自己的学术观点，可以引用他人的文献或前人的工作，但不要写成某一专题的文献综述；要正确引用论证方法，表明论据与论点之间的必然联系；证据不足时，不要妄下结论；讨论应避免重复。

讨论部分的要求包括：对结果的意义进行阐明、推理和评价；与以往发表的类似研究结果进行比较；阐明方法上的不足和发现的限度，以及对进一步研究的启示；理由充分时应恰如其分地突出新的假说。

讨论中常见错误包括：重述结果中的数据和方法中的资料；随意提出不成熟的论点；提出自己的资料、方法和结果不能够支持的结论；工作尚未完成，就提出或暗示要求首创权。

结果、讨论与结论的侧重不同：结果介绍研究结果，对重要研究结果的描述和说明；讨论探讨所得到的结果与研究目的或假设的关系、与他人研究结果的比较与分析；对研究结果的解释（是否符合原来的期望），重要研究结果的意义；研究展望。结论是主要认识或论点；概述研究成果可能的应用前景及局限性；建议需要进一步研究的课题或方向。

（五）致谢

对研究课题各方面给予帮助或支持的团体或个人表示感谢；致谢的署名对象要征得本人的同意；此外不宜罗列过多的研究对象。致谢并不是论文必需的部分；在参考文献之前列出致谢。

（六）参考文献

对所列参考文献的要求如下。

1．所用参考文献主题必须与论文密切相关。

2．必须亲自阅读过，若为间接引用，需要提及该中间的论文。

3．优先引用最新发表的同等重要的论文。

4．一般不引用专利和普通书籍。

5．避免过多引用作者自己的文献。

6．确保文献著录格式正确无误。

7．遵循拟投稿期刊的体例要求。

（七）与科研和撰写论文有关的伦理学问题

保护患者隐私；要有知情同意（informed consent）和保密原则。

论文写作是科研实践的收获阶段，是研究成果与学术思想反映的重要途径。因此，一定要认真对待，积极尝试，反复实践，逐步提高。

（范红敏）

参考文献

[1] 陈坤，陈忠．医学科研方法学［M］．北京：科学出版社，2011：382-400．

[2] 梁万年．医学科研方法学［M］．北京：人民卫生出版社，2002：557-569．

中英文专业词汇索引

Y

Z